医院高质量发展之路

妇幼健康篇

余雄武　主编

清华大学出版社
北京

内 容 简 介

曲靖市妇幼保健院兼具三级甲等儿童妇产专科医院和三级甲等妇幼保健院两块职能，在业界具备较大影响力；本书通过回溯勾勒余雄武在曲靖市妇幼保健院任职十余年间的改革发展印迹，从"党建统领""调查研究""制度护航""运营管理""专科联盟""清廉奉业"和"文化铸魂"七个方面，多维呈现出医院在高质量发展之路上的日新月异，既有提纲挈领、极富前瞻性的宏观统筹，也不乏细致入微的细节管控、日积月累的文化濡染、从严从实的行风打造、敢攀高峰的战难斗困和善做善成的探索创新，本书兼顾思想性和实践性，可为肩担重责的广大医院管理者和医务工作者提供良好借鉴。

图书在版编目（CIP）数据

医院高质量发展之路. 妇幼健康篇 / 余雄武主编.

北京：清华大学出版社，2024.6. -- ISBN 978-7-302
-66488-8

Ⅰ. R197.5

中国国家版本馆 CIP 数据核字第 2024PS8298 号

责任编辑：肖　军
封面设计：钟　达
责任校对：李建庄
责任印制：刘　菲

出版发行：清华大学出版社
　　　　　网　　　址：https://www.tup.com.cn, https://www.wqxuetang.com
　　　　　地　　　址：北京清华大学学研大厦 A 座　　邮　　编：100084
　　　　　社 总 机：010-83470000　　　　　邮　　购：010-62786544
　　　　　投稿与读者服务：010-62776969, c-service@tup.tsinghua.edu.cn
　　　　　质量反馈：010-62772015, zhiliang@tup.tsinghua.edu.cn
印 装 者：大厂回族自治县彩虹印刷有限公司
经　　销：全国新华书店
开　　本：185mm×260mm　　**印　　张**：21.25　　**字　　数**：356 千字
版　　次：2024 年 6 月第 1 版　　　　　**印　　次**：2024 年 6 月第 1 次印刷
定　　价：158.00 元

产品编号：107817-01

编　委　会

前　言

2014年春，我怀着忐忑而激动的心情告别之前的工作岗位，履新曲靖市妇幼保健院。

忐忑，是因为我所到的这家医院，历史极其悠久，在云南妇幼保健领域享有举足轻重的业界地位。这家1893年始建于上海，几易其名，几经搬迁的百年老院，1972年以"上海市第二妇婴保健院"的身份全建制迁入云南曲靖，从此担负起护佑乌蒙山脉广大妇女儿童生命健康的神圣职责。在这样一家底蕴深厚、久经磨砺的医疗机构担任主要领导，内心深处难免生出些许不安与惶然，唯恐自己力之不至，行之不远，有负她的盛名。

激动，是因为新的使命、新的挑战即将开启。我喜欢这样的挑战，期盼全新的征程。在我漫长而短暂的从医生涯里，历经了多次工作变动，于我而言，每一次变动，都是涅槃与洗礼，都是重生。当我告别每一段倾注我生命所有的过往，我的灵魂都会获得不负韶光、不负使命的抚慰与激励。就是带着这样的憧憬与期许，我走进了曲靖市妇幼保健院的大门，曲靖市妇幼保健院，也彻底融入我的生命。

任何事物，都不可能安静地躺在时光的积淀中而获得蝶变，传承与创新始终是事物发展的原动力。从我走进曲靖市妇幼保健院的那一刻起，我无时无刻不在思考，如何让这家久负盛名的医疗机构再次焕发新的生机与活力，从而实现新时代医疗背景下的腾飞？如何在悬壶济世的漫漫征途中，让医道初心完美地融入对生命的敬畏与真爱？面对这样的叩问，我深知任重道远，不敢丝毫懈怠，松弛片刻。

故此，高质量发展成为我任职期间笃定不弃的使命与责任。如何高质量发展？出路在改革与创新，在管理与服务，在党建引领下的医道铸魂和文化构塑。

十年过去了，如今的曲靖市妇幼保健院，三级甲等儿童妇产专科医院和三级甲等妇幼保健院创等达标工作相继圆满完成，医院在全国妇幼保健机构绩效考核"国考"排名中跻身全国"A＋"行列，"西南领先、云南第一"的愿景已经实现，多院区同步运营管理，集医疗、预防保健、教学、科研于一体的大型妇幼医疗保健机构已经成形，医院已经发展成为妇幼保健业界的样板和旗帜。程序化的医疗活动有了温度和恩典，医务从业者的生命有了厚度和方向，危机感、紧迫感、使命感，已经成为每一个曲靖妇幼人的灵魂紧箍咒。曲靖市妇幼保健院，正在快速健康高质量发展的路上阔步前行。

在曲靖市妇幼保健院改革发展的漫漫历程中，我不敢贪天功为己有，成绩凝聚着每一个曲靖妇幼人的心血与汗水，智慧与付出。但作为一个从医40余年的老医务工作者，内心深处一直有个挥之不去的执念，就是能把我多年来在实践中思考实施并得到实践检验的一些经验和做法，尽可能毫无保留地与业界同僚交流借鉴，以期为更多的妇幼健康服务机构及其他医疗机构的建设发展贡献自己的微薄力量。

本书回溯了我在曲靖市妇幼保健院任职十余年间的点点滴滴，从"党建统领""调查研究""制度护航""运营管理""专科联盟""清廉奉业"和"文化铸魂"七个方面，多维呈现医院在不同时期、不同阶段的改革发展举措，既有宏观统筹，也有细节管控、文化建设、行风打造、破冰斗困和探索创新，相信也诚挚希望能为肩担重责的广大医院管理者和医务工作者提供有效借鉴。

身为医者，编撰著书既非本职，亦非特长，难免有局限性和不当之处，但"医道仁心"的初心始终未变，愿此书能为同行提供方便，亦期待方家批评教指。

余雄武

2024.6.6

目　录

第一章　党建统领

第二章　调查研究

第三章 制度护航

第四章 运营管理

第五章 专科联盟

第六章　清廉奉业

第七章　文化铸魂

第一章

党 建 统 领

在任何时候、任何条件下，我们所做的任何事业，都离不开党的绝对领导。党组织的作用有没有发挥，党员干部队伍的战斗力强不强，是决定成败胜负的关键。只有把党的建设搞好了，将党员培养成为业务骨干，将业务骨干都发展成为党员，这支队伍就能所向披靡一往无前。

1 推动妇幼健康高质量发展的精神动力

　　中国共产党第十九届中央委员会第六次全体会议，于 2021 年 11 月 8 日至 11 日在北京举行。党的十九届六中全会是在我们党成立一百年之际，党领导人民实现第一个百年奋斗目标、向着实现第二个百年奋斗目标迈进的重大历史关头召开的，具有十分重要的里程碑意义。全会审议通过的《中共中央关于党的百年奋斗重大成就和历史经验的决议》(以下简称《决议》)，系统总结了党的百年奋斗伟大成就和宝贵经验，极大丰富了中国共产党人的思想宝库，是马克思主义发展史上的又一鸿篇巨作，是引领新时代中国共产党人开创未来、昭示中华民族伟大复兴光明前景的政治宣言和行动纲领。习近平总书记在全会上的重要讲话，站在政治和全局高度，对学习贯彻全会精神提出明确要求，号召全党同志从党的奋斗历史中汲取智慧和力量，充分展现了大党核心、大国领袖的深邃历史洞察、卓越政治智慧、坚强战略定力、超凡领导艺术。

　　2021 年 11 月 27 日，中国共产党云南省第十一次代表大会在云南海埂会堂隆重开幕。省委书记王宁同志代表中国共产党云南省第十届委员会向大会作了题为《坚定沿着习近平总书记指引的方向阔步前进　为全面建设社会主义现代化　谱写好中国梦的云南篇章而奋斗》的报告，报告中细数了云南省过去五年的成就，正视目前存在的问题差距，并确定了今后五年的主要奋斗目标。

　　2021 年 12 月 13 日，院党委也及时组织开展了党的十九届六中全会精神宣讲会，我在宣讲报告中要求各党支部、各科室和全体党员干部，要通过多种形式对全会精神进行学习。我就这一段时间的所学所思、所想所悟，与大家进行交流。

一、党的十九届六中全会精神的主要内容

　　学习贯彻十九届六中全会精神，要抓住核心要义和实践要求，通读会议公报，可以概括为"理想创引、核心创立、宗旨创设、理论创新、制度创建、精神创铸、改革创举、复兴创业、统战创同、天下创和、军队创强、党建创先"十二个关键词。

　　关键词一"理想创引"：习近平总书记强调，坚定理想信念，坚守共产党人的精

神追求，始终是共产党人安身立命的根本。我们党在百年奋斗中坚持崇高理想，构建起共产主义远大理想、中国特色社会主义共同理想、中华民族伟大复兴中国梦当代理想的理想体系，带领全国人民不懈奋斗。我们要坚持革命理想高于天，筑牢信仰之基、补足精神之钙、把稳思想之舵，胸怀理想、脚踏实地，努力做崇高理想的信仰者、追随者、实践者，自觉投身伟大理想的具体实践。

关键词二"核心创立"：确立核心、维护核心、听核心指挥，是马克思主义建党学说的基本观点，是党的优良历史传统、独特政治优势和重要发展经验。我们党在百年奋斗中坚持党的领导，确立了一代又一代团结带领党和人民勇毅前行的坚强领导核心，推动中国革命、建设、改革的伟大事业从一个胜利走向又一个胜利。新民主主义革命时期、社会主义革命和建设时期，以毛泽东同志为主要代表的中国共产党人，带领中国人民站起来；改革开放和社会主义现代化建设新时期，以邓小平同志、江泽民同志和胡锦涛同志为主要代表的中国共产党人，带领中国人民富起来；进入中国特色社会主义新时代，以习近平同志为主要代表的中国共产党人，带领中国人民强起来。

关键词三"宗旨创设"：全会强调，全党必须永远保持同人民群众的血肉联系，团结带领全国各族人民不断为美好生活而奋斗。我们党在百年奋斗中坚持人民至上，始终牢记全心全意为人民服务的根本宗旨，坚持以人民为中心的发展思想，矢志不渝为中国人民谋幸福、为中华民族谋复兴。我们要坚持把人民放在心中最高位置，牢记江山就是人民、人民就是江山，坚持一切为了人民、一切依靠人民，着力解决发展不平衡不充分问题，推动共同富裕迈出坚实步伐，更好满足人民日益增长的美好生活需要。

关键词四"理论创新"：习近平总书记强调，我们党的历史，就是一部不断推进马克思主义中国化的历史，就是一部不断推进理论创新、进行理论创造的历史。毛泽东思想、邓小平理论、"三个代表"重要思想、科学发展观以及习近平新时代中国特色社会主义思想都是马克思主义中国化的一次次历史性飞跃。我们要坚持不懈用马克思主义中国化最新成果武装头脑，推动学习贯彻习近平新时代中国特色社会主义思想走深走实，做到真学真懂真信真用，善于运用这一伟大思想洞察大势、把握大局、指导实践、推动发展，让当代中国马克思主义放射出更加灿烂的真理之光。

关键词五"制度创建"：习近平总书记强调，制度优势是一个国家的最大优势，制度竞争是国家间最根本的竞争。制度稳则国家稳。我们党之所以带领人民创造了经济快速发展和社会长期稳定两大奇迹，最根本的是建立和完善了中国特色社会主义制度。实践证明，中国特色社会主义制度不仅能办大事实事，还能办急事难事，更能办长远的事根本的事。我们要坚定不移走中国特色社会主义道路，增强制度意识，坚持和巩固制度，完善和发展制度，遵守和执行制度，将制度优势更好地转化为治理效能。制度创建方面，结合我们的疫情防控工作，我深有体会。面对肆虐的新冠病毒感染疫情，中央部署统筹，各级倾力而为，党员在前，群众齐心，全面体现了在党的领导下我们华夏儿女同舟共济、守望相助的精神；彰显了万众一心、众志成城的价值；更证明了"人心齐，泰山移"，社会主义制度能够集中力量办大事的制度优势。回想起来，医院从 2020 年党政主要领导带队驰援武汉到数次派人驰援瑞丽、驰援上海，可以说，哪里有疫情哪里就有我们披坚执锐、逆行出征的身影。最近我也常说，在特殊时期，常态化疫情防控当然是重点工作之一，但在做好疫情防控的同时，全力保障好特殊群体尤其孕产妇、儿童就医才是我们践行人道、医道的最好体现，生孩子等不起，重病发作救治慢不得。全体干部职工要坚决树立"患者生命高于天"的观念，在提供充足医疗资源、保障基本救治的基础上，打通"非绿码"人员就医"最后一米"，着力解决好疫情常态化防控期间人民群众就医"一出一进"和"一来一回"的问题。要妥善处理疫情防控与常规收治病人的关系，坚持一手抓疫情防控，一手抓病员救治，坚决守护好人民群众身体健康，千方百计确保疫情期间群众安全就医，放心看病，确保急危重症病人随到随诊。

关键词六 "精神创铸"：习近平总书记强调，要继续弘扬光荣传统、赓续红色血脉，永远把伟大建党精神继承下去、发扬光大。我们党在百年奋斗中坚持敢于斗争，在艰苦卓绝的斗争中铸就了坚持真理、坚守理想，践行初心、担当使命，不怕牺牲、英勇斗争，对党忠诚、不负人民的伟大建党精神，构建起中国共产党人的精神谱系，彰显一代又一代中国共产党人绵延不绝的精神史诗。当前，百年变局和世纪疫情交织，外部环境更趋复杂严峻，我们要永葆斗争精神、提高斗争本领，坚持底线思维、增强忧患意识，敢于斗争、善于斗争，以前所未有的意志品质，战胜前进道路上的一切风险挑战。说到精神创铸，我想提一下劳模精神。习近平总书记在全国劳动模范和先进工作者表彰大会上还明确指出，要大力弘扬劳模精神、劳动精神、工匠精神。我们 6 月行政早交班每日无论集中学习还是齐唱的内容都与弘扬劳模精神、劳动精神和工匠精神有关。这三种精神，恰恰就是医院改革发展关键期能够引领医院逐步实现高质量跨越发展的强大动力。同志们，5 月 12 日，市人大常委会副主任、市总工会主席谭力华同志代表省、市总工会到医院颁授了省市级"劳模创新工作室"的匾牌,一些同志错误地认为,这只是我个人的一项荣誉,其实这是医院团队的共同荣誉,是大家的全新机遇。我用带头到外省进修学习、带头开展高难度手术等行为想要告诉大家的是,我下定了决心,一定要借助劳模创新工作室的平台,更好发扬三种精神,为更多年轻医务人员在学科建设、科研教学方面寻路探路、带路引路,在带领大家创造出更大更好的舞台后,我还要主动让路,让逐步成长起来的同志们更好接过医院改革发展大业的接力棒。下一步,我将带领院党委,认真贯彻落实新时代党的建设总要求,以弘扬劳模精神、劳动精神、工匠精神为主题,以精神创铸的强大力量,助推医院高质量跨越发展,突出政治强基、精神铸魂,推动基层党建与医院中心大局深度融合,为奋进新征程推动新跨越提供坚强保证。

关键词七"改革创举":习近平总书记强调,改革开放是当代中国发展进步的必由之路,是实现中国梦的必由之路。我们党在百年奋斗中坚持开拓创新,做出了实行改革开放的历史性决策,成为党的历史上具有深远意义的伟大转折、决定当代中国前途命运的关键一招。从党的十一届三中全会开启改革开放,到党的十八届三中全会部署全面深化改革,两个划时代的三中全会一脉相承、持续革新,取得举世瞩目的成就。我们要锚定全面深化改革总目标,积极争当改革促进派、实干家,敢于担当、勇于创新,将全面深化改革进行到底。

关键词八"复兴创业":习近平总书记强调,这种独立自主的探索和实践精神,这种坚持走自己的路的坚定信心和决心,是我们党全部理论和实践的立足点,也是党和人民事业不断从胜利走向胜利的根本保证。我们党在百年奋斗中坚持独立自主,以高度的民族自尊心和自信心,始终把命运牢牢掌握在自己手中。党的十八大以来,以习近平同志为核心的党中央领导人民自信自强、守正创新,创造了新时代中国特色社会主义的伟大成就,中华民族迎来了从站起来、富起来到强起来的伟大飞跃。

关键词九"统战创同":习近平总书记强调,人心向背、力量对比是决定党和人民事业成败的关键,是最大的政治。我们党在百年奋斗中坚持统一战线,把统战的同心圆越画越大,引导海内外中华儿女同心同德、同力同向,共同推动中华民族伟大复兴。我们要高举爱国主义、社会主义旗帜,广泛凝聚共识,广聚天下英才,不断巩固和发展最广泛的爱国统一战线,实现各民族大团结、全国人民大团结、中华儿女大团结。

关键词十"天下创和":习近平总书记强调,和平、和睦、和谐是中华民族五千多年来一直追求和传承的理念。我们党在百年奋斗中坚持胸怀天下，立志人类进步事业，党的十八大以来，以习近平同志为核心的党中央倡导构建人类命运共同体，为建设更加公正合理的国际秩序贡献了中国智慧。

关键词十一"军队创强"：习近平总书记强调，强国必须强军，军强才能国安。我们党在百年奋斗中坚持党管武装，牢记"党指挥枪、建设自己的人民军队"颠扑不破的真理，坚定走中国特色的强军之路。

关键词十二"党建创先"：习近平总书记强调，要不断提高党的建设质量，把党建设成为始终走在时代前列、人民衷心拥护、勇于自我革命、经得起各种风浪考验、朝气蓬勃的马克思主义执政党。党的十八大以来，以习近平同志为核心的党中央全面推进党的建设新的伟大工程，以坚定决心、空前力度推进全面从严治党，坚持自我净化、自我完善、自我革新、自我提高。我们要牢记中国共产党是什么、要干什么这个根本问题，增强政治自觉、坚持自我革命，在为谁执政、为谁用权、为谁谋利上做到头脑特别清醒、立场特别坚定，确保党永远不变质、不变色、不变味，书写好长期执政的世界政党传奇。

以 12 个"创"为核心的关键词，是我们深入学习领会党的十九届六中全会精神的精炼提要。深入学习领会六中全会精神，最重要的核心要义是要明确"两个确立"的决定性意义。"两个确立"是党的十八大以来最大的政治成果、最重要的历史经验。党的十八大以来，党和国家事业取得历史性成就、发生历史性变革，根本在于有以习近平同志为核心的党中央坚强领导，有习近平新时代中国特色社会主义思想指引航向。我们要高举习近平新时代中国特色社会主义思想伟大旗帜，在政治上忠诚核心、思想上紧随核心、行动上捍卫核心，始终在政治立场、政治方向、政治原则、政治道路上同以习近平同志为核心的党中央保持高度一致。

二、云南省第十一次党代会精神的主要内容

云南省第十一次党代会报告全面总结了过去五年云南的发展成就，客观分析了当前面临的形势，科学擘画了未来五年的发展蓝图。我们简要回顾一下报告内容。

过去五年，云南发展亮点多：

脱贫攻坚战夺取新胜利。933 万农村贫困人口全部脱贫，8502 个贫困村全部出列，88 个贫困县全部摘帽，历史性地解决了困扰云南千百年的区域性整体贫困和绝对贫

困问题。

经济发展取得新成就。2020 年经济总量达到 2.45 万亿元，全国排位从 2016 年的第 22 位跃升到第 18 位，2021 年预计全省地区生产总值同比增长 8% 以上。

民族团结进步示范区建设迈上新台阶。

生态文明建设排头兵展现新面貌。

面向南亚东南亚辐射中心建设开创新局面。

保障改善民生和疫情防控有了新突破。社会事业短板加快补齐，人民生活水平显著提高。2017 年以来，财政民生支出占比持续保持在 74% 左右。坚持人民至上、生命至上，全力打赢疫情防控人民战争。

民主法治和平安建设得到新加强。

宣传思想文化工作实现新提升。坚持党管宣传、党管意识形态、党管媒体、党管互联网不动摇，牢牢掌握意识形态工作的领导权和主动权。

全面从严治党焕发新气象。坚持党要管党、全面从严治党，把党的政治建设摆在首位，加强党章党规党纪教育，教育引导广大党员、干部增强"四个意识"，坚定"四个自信"，做到"两个维护"。坚决肃清白恩培、秦光荣、仇和等余毒流毒影响，全省政治生态持续好转。

未来五年，云南这样干：

综合经济实力更强。

民族团结进步示范区建设更深入。

生态文明建设排头兵成效更显著。

面向南亚东南亚辐射中心地位更凸显。

社会文明程度更高。

人民生活更幸福。基本公共服务均等化水平明显提高，高质量教育体系、卫生健康服务体系更加完善，社会保障体系更加健全，中等收入群体比重大幅提高，各族人民共同富裕迈出坚实步伐。

管党治党更有力。党的领导制度体系更加完善，党的建设全面加强，各级党组织政治领导力、思想引领力、群众组织力、社会号召力持续增强，干部队伍精气神全面提振，人才创新创造活力充分激发，风清气正的政治生态和干事创业的发展环境全面形成。

在未来五年奋斗目标里，与我们息息相关的主要有两方面。

一个是"人民生活更幸福",其中提到"卫生健康服务体系更加完善"。同志们,卫生健康服务体系更加完善对于妇幼保健机构来说就是要聚焦妇幼保健领域临床与保健共促共进这一独有的优势,坚持"大专科、小综合、临床保健深度融合"的发展战略,深入挖掘学科潜力,不断开展新业务,成为医院发展新的增长极。我一直在强调,目前医院正处于机遇危机叠加期和蓄积势能进发期。一方面,区域医疗中心的筹划布置带来的同质化竞争对于我们的生存发展正产生巨大冲击,如何在稳住基本盘的同时打好主动仗,实施好医院"奋进新征程推动新跨越三年行动计划"等重点工作,奋力跑出新时代妇幼健康工作高质量发展加速度,值得我们每一个人深入思考并付诸行动;另一方面,新时代妇女儿童个体化、差异化、专业化服务需求不断增加,随着健康中国、健康云南、健康曲靖行动的部署实施,社会各界对"健康融入所有政策"的认识更加深刻,医院作为区域妇女儿童医疗中心,迎来了前所未有的社会环境,如何从压力中激发动力、从挑战中抢抓机遇,以更大力度推动创新、推进工作,同样是我们每个人义不容辞的责任。

另一个是"管党治党更有力"。上个月我们刚开完党建、党风廉政建设工作会,就2021年党建和党风廉政建设工作作简要总结,对2022年的相关工作进行安排部署。在从严管党治党这个问题上,我们任何时候都不能有差不多了、该松口气、歇歇脚的想法,不能有打好一仗就一劳永逸的想法,不能有初见成效就见好就收的想法。接下来,院党委、纪委要持续推进"清廉医院"和"七零科室"建设,最大限度挖掘廉政资源,建设好廉洁文化阵地,不松劲、不停歇,争取全面从严治党更大的战略性成果。

三、领会精神 迈好征程

今天的党课,既是在中国共产党成立101周年之际,学好、悟好、贯彻好党的十九届六中全会、云南省第十一次党代会精神的重要政治任务,更是用会议精神推动指引医院各项工作再上新台阶的新起点。下面,我结合医院当前和今后的重点工作讲三点要求,与会人员务必谨记并及时在会后传达贯彻。

第一,坚持举旗铸魂,坚定不移听党话跟党走。只有高举党的旗帜,沿承党的传统,听党话跟党走,方向才清,目标才明。去年"七一"期间,院党委组织了各基层支部书记和纪检干部到井冈山红色教育基地学习。站在井冈山革命根据地,重温历史，让我们深切感受到"胸怀理想，坚定信念，实事求是，勇闯新路，艰苦奋斗，敢于胜利，依靠群众，无私奉献"的井冈山精神。无论风云如何变幻，形势如何变迁，任务如何变化，医院每一位党员干部始终做到政治信仰不变，政治立场不移，政治方向不偏，始终做到坚定不移听党话，矢志不渝跟党走。说到井冈山，我还要着重强调一下，寥廓院区就是我们曲靖妇幼的井冈山，是我们的改革发展根据地。在克难攻坚、谋求跨越的新时代，寥廓院区的广大职工尤其是党员干部，一定要坚定信心、决心，哪怕天荆地棘，哪怕千辛万苦，要全心发扬好井冈山精神，携手并肩发展好、管理好我们的根据地。

再有，举旗铸魂，必须全面强化党的领导。今后的工作，我们要在医院二次党代会的明确要求中，在党委领导下的院长负责制体制框架内，在二届党委的坚强领导下，真正做到提高站位讲政治、提升自我讲政治。要自觉主动增强"四个意识"、坚定"四个自信"、拥护"两个确立"、做到"两个维护"；要通过不断学习来显著提高我们的政治判断力、政治领悟力、政治执行力，把讲政治从外部要求转化为内在主动；要把思想和行动统一到院党委决策部署上来，树牢坚决执行之念，常怀积极向上之心，做到有令则行、闻令而动。我的党课结束后，还要带领一些新党员同志宣誓，代表院党委欢迎大家的加入并开启新的人生征程。但总的来说，以现在我们1700余人的职工人数，在职党员人数只有285人，这个比例是不理想的。一些专技人员甚至是业务方面的专家，思想上不积极向党组织靠拢，大量的年轻干部也提高不了政治站位，不以党员的更高标准来严格要求自己。习近平总书记曾说过："穿衣服扣扣子，如果第一粒扣子扣错了，剩余的扣子都会扣错。人生的扣子从一开始就要扣好。"因此，无论业务专家还是年轻干部都要认识到积极入党不是为了满足个人提拔等功利主义、个人主义，而是坚定共产主义信仰，只有紧密团结在党组织周围，持续弘扬正能量，对理论、道路、制度更加自信，以实际行动全心全意为人民服务，才能实现自己更高更好的人生价值。

第二，永葆初心本色，以史为鉴、开创未来。美好初心、医者本色，是我们曲靖妇幼人传承百年院史、开创美好未来的炼金石。上周四，我有幸到福建省三明市就"三明医改"模式进行参观调研，整个过程中，我常常被当地积极投身改革的决心和勇气所打动，也为他们打破医改坚冰、取得难能可贵的成就所折服。三明医改其中一条核心经验就是上下联动促进优质医疗资源下沉，对我们来说，由院党委牵头力推的"党建促医改三年行动计划"，就是医院深化医疗改革、促进优质医疗资源下沉的重要实践，是我们坚持为民情怀，坚决办好民生实事的情感所向，是我们党员医务工作者传承百年党史、彰显美好初心和医者本色的重大举措。经过前期的探索积累，经过党政班子成员、各基层支部党员和广大医务工作者的共同努力，现在"三年行动计划"正处于遍地开花、渐入佳境的关键时期。今年的"三年行动计划"宣威站马上就要结束，接下来的征程，希望负责的各位院领导、各牵头支部做好表率，带领大家奋勇争先、主动服务、积极作为，更加自觉地践行我们党员医务工作者的初心使命，用可圈可点的三年行动计划优异成绩，表达我们与人民群众的鱼水深情，展现我们能吃苦、肯奉献、勇进取的优良传统。

第三，强化责任担当，埋头苦干勇毅前行。责任需要担当，担当需要苦干，在苦干实干中，我们才能步履坚实一往无前。"创等达标"这四个字，我们的三甲精神，我们的三甲誓言，时时处处贯穿在我们共同走过的近十年岁月里。现在，创等达标工作再次成为考验我们责任担当的重大任务。6月14日下午，我们召开了三级甲等妇幼保健院复核评审工作动员会，我和邓院长都对开展复核评审工作提出了明确要求。我强调一下，一定要以三级甲等妇幼保健院复核评审工作的开展为契机，找短板、抓改进，真正做到以评促建、以评促改、评建结合，让创建迎审工作成为二次党代会确立的打造妇幼健康新高地目标的重要阵地。工作推进过程中，要充分发挥基层党支部的战斗堡垒作用和党员干部的先锋模范作用，用"使命在肩、奋斗有我"的责任担当，以"争当表率、争做示范"作为光荣使命，始终保持埋头苦干勇毅前行的精神状态，集全院之智，举全院之力，确保复核评审工作顺利推进。院党委也将在复核评审工作进程中建好平台、搭好舞台，通过大家的实际表现来进一步考察识别干部，让更多能积极作为、冲锋陷阵、吃苦奉献的同志能脱颖而出、勇挑重担、收获成长。院党委还将全面落实"双培养双提升"机制，开展好"把党员培养成业务骨干、把业务骨干发展成党员"的"双培养"工程，实现党建能力和医疗管理水平的"双提升"。

征程万里风正劲，重任千钧再奋蹄。在新的赶考路上，我们要埋头苦干、勇毅前行，当好新赶考的答卷人，答好时代出卷人的新考题，接受人民阅卷人的检阅和评价，以优异成绩迎接党的二十大胜利召开！

（这是作者于 2022 年 6 月 30 日在医院交流学习会上的发言）

余雄武

2 新精神催人奋进　新时代建功立业　新征程引领前行

党的二十大胜利召开，习近平总书记代表第十九届中央委员会向大会所作的报告总揽全局、气势恢宏，内容尽显民本思想、制度优势、天下情怀，是一篇高屋建瓴、内涵丰富、思想深邃、意义重大的马克思主义纲领性文献，体现了百年大党立志复兴的大志向、引领时代的大担当、不负人民的大情怀、兼济天下的大格局，是一个指引全党全国各族人民迈上全面建设社会主义现代化国家新征程、向第二个百年奋斗目标进军的政治宣言和行动纲领。按照省委、市委学习宣传要求，今天医院举办"踏响复兴新征程　唱响红色妇幼声"为主题的学习贯彻党的二十大精神专题会议，我从五个方面谈一下学习体会。

一、"大会主题"，吹响全面建成社会主义现代化强国号角

第一个大方面，是大会主题中的"五个宣示"。习近平总书记在党的二十大报告中开宗明义宣示，大会的主题是"高举中国特色社会主义伟大旗帜，全面贯彻新时代中国特色社会主义思想，弘扬伟大建党精神，自信自强、守正创新，踔厉奋发、勇毅前行，为全面建设社会主义现代化国家、全面推进中华民族伟大复兴而团结奋斗"。这86个字，言简意赅、内涵丰富、思想深刻，高度凝练地表达了深邃的意蕴，鲜明宣示了我们党在新时代新征程举什么旗、走什么路、以什么样的精神状态、担负什么样的历史使命、朝着什么样的目标继续前进。报告主要有"五个宣示"：

（1）宣示了我们党始终高举的伟大旗帜。"高举中国特色社会主义伟大旗帜"，郑重宣示了我们党在新的赶考路上，既不走封闭僵化的老路，也不走改旗易帜的邪路，而是坚定不移走中国特色社会主义道路。事实证明，中国特色社会主义是科学社会主义理论逻辑和中国社会发展历史逻辑的辩证统一，是根植于中国大地、反映中国人民意愿、适应中国和时代发展进步要求的科学社会主义，是实现中华民族伟大复兴的必由之路。中国特色社会主义，既是我们必须不断推进的伟大事业，又是我们开辟未来的根本保证。

（2）宣示了党和国家必须长期坚持的指导思想。"全面贯彻新时代中国特色社会主义思想"，郑重宣示了推进新时代党和国家事业发展、推进中华民族伟大复兴历史进程，必须全面贯彻习近平新时代中国特色社会主义思想。党的十八大以来，以习近平同志为主要代表的中国共产党人创立了习近平新时代中国特色社会主义思想，科学回答中国之问、世界之问、人民之问、时代之问，指引中华民族伟大复兴进入了不可逆转的历史进程，全党全国各族人民的理论自信更加坚定。在全面建设社会主义现代化国家、向第二个百年奋斗目标进军的新征程上，我们要深刻领悟"两个确立"的决定性意义，不断增强"四个意识"、坚定"四个自信"、做到"两个维护"，全面贯彻习近平新时代中国特色社会主义思想，不断推进实践基础上的理论创新，让当代中国马克思主义、21世纪马克思主义展现出更加强大的真理力量、精神力量、实践力量。

（3）宣示了我们党走好新的赶考之路的强大精神动力。"弘扬伟大建党精神"，郑重宣示了我们党继续弘扬光荣传统、赓续红色血脉，为完成新时代新征程使命任务提供强大精神动力和丰厚精神滋养的高度自觉。正是在伟大建党精神的引领下，我们党团结带领人民，浴血奋战、百折不挠，自力更生、发愤图强，攻克了一个又一个看似不可攻克的难关，创造了一个又一个彪炳史册的人间奇迹，书写了中华民族几千年历史上最恢宏的史诗。

（4）宣示了我们党以永不懈怠的精神状态迎接新的更大挑战。"自信自强、守正创新，踔厉奋发、勇毅前行"，郑重宣示了我们党以永不懈怠的精神状态迎接新的更大挑战，为全面建设社会主义现代化国家、全面推进中华民族伟大复兴而团结奋斗。历史车轮滚滚向前，时代潮流浩浩荡荡。历史只会眷顾坚定者、奋进者、搏击者，而不会等待犹豫者、懈怠者、畏难者。新时代新征程要有新状态、新姿态。我们唯有自信自强、守正创新，踔厉奋发、勇毅前行，始终保持"苟日新，日日新，又日新"的创新精神，始终保持撸起袖子加油干的拼劲，始终保持踏石留印、抓铁有痕的狠劲，始终保持居安思危、知危图安的忧患意识，始终保持"逢山开路、遇河架桥"的进取精神，鼓起不懈奋进的精气神，集中精力办好自己的事，依靠顽强斗争打开事业发展新天地，才能向人民、向历史交出优异答卷。

党的二十大重要精神的学习把握，更多还是在我们的工作实践中。目前摆在我们面前最大的挑战就是如何圆满完成疫情防控任务并保持医院正常运营，完成好这两项艰巨而且迫切的任务，就是当前我们对党的二十大精神的最好解读、最佳诠释。

10 月 26 日，市委书记在曲靖市领导干部大会上强调"要毫不放松抓好疫情防控，毫不动摇坚持'外防输入、内防反弹'总策略和'动态清零'总方针，对当前严峻复杂的疫情形势保持高度警惕警醒，坚决守牢疫情防控的底线红线"。11 月 10 日，习近平总书记主持召开中央政治局常委会会议，全面分析了当前疫情防控形势，对科学精准做好疫情防控各项工作提出了明确要求。当前疫情形势空前严峻，麒麟区、经开区、富源县、沾益区相继出现疫情扩散，防控工作正处于最吃劲、最紧要、最关键的时期，防输入、防扩散、防反弹任务繁重。疫情当下，管控住疫情是硬道理，服务好群众是硬任务。请全院干部职工在今天会后，要更进一步严格遵守各项规定要求，在党政班子带领下按照"常态＋应急"模式在管控住疫情的同时服务好前来就医就诊的人民群众。

（5）宣示了我们党始终追求的奋斗目标。"为全面建设社会主义现代化国家、全面推进中华民族伟大复兴而团结奋斗"，郑重宣示了我们党始终追求的奋斗目标，以中国式现代化全面推进中华民族伟大复兴。经过一代又一代仁人志士和全国人民矢志不渝的奋斗，特别是经过中国共产党带领中国人民进行 100 多年尤其是中华人民共和国成立 70 多年、改革开放 40 多年的持续不断奋斗，今天，我们比历史上任何时期都更接近中华民族伟大复兴的目标，比历史上任何时期都更有信心和能力实现这一目标。前进道路上仍然存在各种风险挑战，我们必须增强忧患意识，坚持底线思维，做到居安思危、未雨绸缪，准备经受风高浪急甚至惊涛骇浪的重大考验，牢牢把握新时代新征程党的中心任务，提出新的思路、新的战略、新的举措，继续统筹推进"五位一体"总体布局、协调推进"四个全面"战略布局，以坚定的决心、信心、恒心，昂首阔步迈向未来，朝着实现中华民族伟大复兴的宏伟目标奋勇前进。

二、"三个务必"，彰显百年大党新时代赶考的清醒和坚定

第二个大方面，是"三个务必"。

党的二十大报告指出，全党同志务必不忘初心、牢记使命，务必谦虚谨慎、艰苦奋斗，务必敢于斗争、善于斗争，坚定历史自信，增强历史主动，谱写新时代中国特色社会主义更加绚丽的华章。"三个务必"是从党的百年奋斗历程中总结概括出来的宝贵经验，揭示了百年大党风华正茂的政治密码。这"三个务必"，是新的赶考之路上中国共产党人实现社会主义现代化和中华民族伟大复兴、夺取中国特色社会

主义伟大胜利，必须坚持的根本政治要求。

首先，"三个务必"深刻体现了我们党牢牢把握时代和人民赋予的使命任务的历史自觉。全面建设社会主义现代化国家是一项伟大而艰巨的事业，前途光明、任重道远。一切向前走，都不能忘记走过的路，不能忘记为什么出发。我们的事业越是伟大、任务越是艰巨，越要不忘初心、牢记使命，始终坚持正确的前进方向。

其次，"三个务必"深刻体现了我们党时刻保持解决大党独有难题的清醒和坚定。全面建设社会主义现代化国家、全面推进中华民族伟大复兴，关键在党。我们党作为世界上最大的马克思主义执政党，要始终赢得人民拥护、巩固长期执政地位，必须时刻保持解决大党独有难题的清醒和坚定，谦虚谨慎、艰苦奋斗，确保党永远不变质、不变色、不变味。

最后，"三个务必"深刻体现了我们党时刻准备经受风高浪急甚至惊涛骇浪重大考验的高度警醒。当前，世界之变、时代之变、历史之变正以前所未有的方式展开。我们必须增强忧患意识，坚持底线思维，发扬斗争精神，敢于斗争、善于斗争，有效应对前进道路上各种可以预料和难以预料的风险挑战，不断夺取具有许多新的历史特点的伟大斗争新胜利。

三、"三件大事"，攸关党和人民事业的长远发展

第三个大方面，是"三件大事"。

报告指出，十年来，我们经历了对党和人民事业具有重大现实意义和深远历史意义的三件大事：一是迎来中国共产党成立一百周年，二是中国特色社会主义进入新时代，三是完成脱贫攻坚、全面建成小康社会的历史任务，实现第一个百年奋斗目标。这"三件大事"从中国共产党、中国特色社会主义、第一个百年奋斗目标三个方面，对新时代十年来我们党领导人民办成的一系列事关长远的大事要事进行了集中概括，是新时代十年党和国家事业取得历史性成就、发生历史性变革的鲜明体现。

这"三件大事"攸关党和人民事业的长远发展：第一件大事，意味着我们党作为世界上最大的马克思主义执政党，经过百年奋斗和革命性锻造变得更加坚强有力；第二件大事，意味着科学社会主义在21世纪的中国焕发出新的蓬勃生机，中国特色社会主义展现出强大生机活力，实现中华民族伟大复兴进入了不可逆转的历史进程；第三件大事，意味着中华民族实现了小康这个千年梦想，历史性地解决了绝对贫困问

题，为全面建设社会主义现代化国家奠定了坚实基础、创造了良好条件、提供了重要保障。这在党史、中华人民共和国史、改革开放史、社会主义发展史、中华民族发展史上具有里程碑意义。这是中国共产党和中国人民团结奋斗赢得的历史性胜利，是彪炳中华民族发展史册的历史性胜利，也是对世界具有深远影响的历史性胜利。

四、"中国式现代化"，全面推进中华民族伟大复兴

第四个大方面，是"中国式现代化"。

报告指出，中国式现代化的本质要求是：坚持中国共产党领导，坚持中国特色社会主义，实现高质量发展，发展全过程人民民主，丰富人民精神世界，实现全体人民共同富裕，促进人与自然和谐共生，推动构建人类命运共同体，创造人类文明新形态。这是对中国式现代化本质要求的首次集中概括。中国是中国共产党领导的社会主义国家。中国所建设的现代化，是中国共产党领导的现代化，是中国特色社会主义现代化。

我国所建设的现代化，是"中国式的现代化"，有五个前置词，就是"富强、民主、文明、和谐、美丽"，对应的是经济建设、政治建设、文化建设、社会建设、生态文明建设。随着社会主要矛盾的变化，为了满足人民对于美好生活的需要，就要在经济领域实现高质量发展，在政治领域发展全过程人民民主，在文化领域丰富人民精神世界，在社会领域实现全体人民共同富裕，在生态文明领域促进人与自然和谐共生。我们党领导人民不仅创造了世所罕见的经济快速发展和社会长期稳定两大奇迹，而且成功走出了中国式现代化道路，创造了人类文明新形态。中国共产党将团结带领中国人民深入推进中国式现代化，推动构建人类命运共同体，为人类对现代化道路的探索作出新贡献。

五、"五个必由之路"，在长期实践中得出的至关紧要的规律性认识

最后一个方面，是"五个必由之路"。

习近平总书记在党的二十大开幕会上再次强调，"坚持党的全面领导是坚持和发展中国特色社会主义的必由之路，中国特色社会主义是实现中华民族伟大复兴的必由之路，团结奋斗是中国人民创造历史伟业的必由之路，贯彻新发展理念是新时代

我国发展壮大的必由之路，全面从严治党是党永葆生机活力、走好新的赶考之路的
必由之路"。"五个必由之路"是我们在长期实践中得出的至关紧要的规律性认识，
必须倍加珍惜、始终坚持。

（一）"五个必由之路"是基于新时代十年实践经验的理论创新成果

中国共产党是在不断总结实践经验、进行理论创造中前进的。十年来，以习近平
同志为核心的党中央坚持一切从实际出发，不断总结中国特色社会主义建设的生动
实践经验，有效把握这些经验中蕴含的关于党的领导、中国特色社会主义、中国式
现代化、中华民族伟大复兴等重大问题之间的内在逻辑关系，并创造性地凝练提升
出"五个必由之路"的科学论断。这一论断是习近平新时代中国特色社会主义思想
的重要内容。

（二）"五个必由之路"是深刻把握党和国家事业发展全局的重要规律性认识

在理论上不断开辟新境界实现创新，也在实践中"按客观规律办事"，是中国共
产党能够团结带领人民创造伟大成就的重要原因之一。面向新时代，中国共产党运
用科学思维，注重总结党的十八大以来在治国理政新理念新思想新战略指导下的实
践经验，深刻把握中国特色社会主义与中华民族伟大复兴之间的关系，以及民族复
兴进程中的中国道路、领导力量、执政理念、行动主体等之间的本质联系和内在规
定，科学回答了中华民族如何迎来从站起来、富起来到强起来的伟大飞跃，如何实
现中华民族伟大复兴的光明前景等重大问题，形成了"五个必由之路"的重要论断。
这一论断标志着中国共产党对中国特色社会主义建设规律的认识有了新的跃升。

（三）"五个必由之路"是党领导人民奋进新征程的思想指引

"五个必由之路"明确了坚持党的全面领导，以中国共产党科学的理论指引、丰
富的执政经验、坚定的斗争意志、深厚的人民情怀，确保中国沿着中国特色社会主
义道路奋勇前进；明确了中国特色社会主义与中华民族前途命运紧密相连，中国特
色社会主义是党和人民历经千辛万苦、克服千难万险取得的巨大成就，也是中华民
族走向伟大复兴的康庄大道；明确了团结奋斗是中国共产党和中国人民创造历史发
展奇迹的成功密码，也是中国共产党和中国人民显著的精神标识；明确了贯彻新发
展理念，引领我国经济社会发展，着力推进高质量发展，加快构建新发展格局，为

新时代我国发展壮大奠定了坚实基础；明确了全面从严治党是新时代党的自我革命的伟大实践，为我们党永葆生机活力、走好新的赶考之路提供了重要保障。

联系曲靖市妇幼保健院的工作实际，我们全院干部职工，如何用实际行动、用具体作为来贯彻落实大会精神？我认为应该这样做：

一是要心中满怀希望。以前我总是说，"路虽远，行必至；事虽难，做则成"。我们转过头来回想一下、沉淀一下、总结一下，我觉得，可以很自豪地说，曲靖妇幼经过近几年的发展飞跃，成绩是可圈可点的，是上级党委政府肯定、人民群众认可和广大干部职工满意的。我们走过的长路、做过的难事，数不胜数，但我们创造了成绩、收获了成果，甚至可以就用习近平总书记的话来说，我们干成了一桩又一桩曾经不可能干成的事。南苑新区拔地而起，两院运营渐入佳境，多项指标实现翻番，三甲创建披荆斩棘，我们理应对医院的发展有底气、有信心、充满希望！习近平总书记在党的二十大报告中说，"道阻且长，行则将至；行而不辍，未来可期。前方的路会有曲折，但也充满希望"。这句话与我们常说的"路虽远，行必至；事虽难，做则成"如出一辙。同志们，前路很漫长，会有很多曲折困难，但未来也很美好，只有靠我们自己去拼去干、去弘扬正能量、谋求新发展。现在的疫情，运营管理上的一些障碍，难不倒我们、打不垮我们，只要上下一心、心怀希望，美好未来可期，接续发展可盼，五年后、十年后、二十年后，曲靖妇幼一定更加坚实强大，成为年轻一代茁壮成长的美好家园，成为人民群众交口称赞的妇幼健康高地。

二是要坚持结果导向。我们创造的成绩，是靠坚定的目标、有效的措施、敢拼的干劲获得的。两院整合以来，无论是绩效分配改革，还是以责任包保制推进南苑新区建设和"党建促医改三年行动计划"，所有重大改革、重点工作的圆满完成，都是以实际效果、实际结果为导向的，都是在医院党委的统筹、统揽之下才最终达成了预期目标。相信大家都关注到，11月17日的《曲靖日报》，以头版头条刊载了一篇文章——《风展党旗红—市妇幼保健院党建引领赋能高质量发展纪实》。之后，"学习强国"和"今日头条""掌上曲靖"同步收录登载，点击量迅速上升，可以看出，我们近年来，尤其是党政分设以来，院党委较好担起了"把方向、管大局、作决策、促改革、保落实"的重任，较好发挥了领导核心的统揽引领作用，而且，上级党委政府和广大人民群众看到了党委统揽、党建引领的良好结果和实际成绩，主动给予了肯定和褒扬，我们的实干、苦干，用良好的结果换取了最好的回馈。同志们，"实干兴院，空谈误院"，我经常讲，医院要打赢的是生存之战，是要靠真抓实干、靠领导干部和广大党员亲力亲为、率先作为才有获胜的可能，一切纸上谈兵都是空谈，所有不担当不作为都不可能获取好的结果。一些同志一天天长吁短叹各种客观理由，要设备要人甚至空口要绩效，但病房空空门可罗雀，节假日周末人影都看不到，绩效少了哭天喊地，就是无法坚持结果导向看看自己是否尽到了责任、尽到了力量，是否能从自己身上找找问题、想想办法。一些同志今天会后要好好自我反省一下，看看自己是实干家还是演说家，如果只是会演会说不会干，那么，我直白地说，不换思想、不想办法、不改作风，那就换人。这是我今天说的第二点要求，要坚持结果导向。

　　三是要不讲价钱执行。我今天的要求提得更直接更好记，要不讲价钱来执行。市委领导在给全市领导干部宣讲党的二十大精神的时候，脱稿即兴，语重心长。他说，执行力是考验领导干部是否担当作为、是否具备履职能力的基本要求、基本素质。一些人执行市委要求讲价钱、打折扣，搞变通执行甚至拒不执行。市委领导说，这些人的作风和行为已经说明不适应领导岗位。说到这里我想强调一下，我们的情况何尝不是如此？院内的一些领导干部、中层干部，在如此严峻的疫情防控形势之下，党政班子三令五申下达各种具体要求，结果，连新冠肺炎防控方案第九版都不去学习、不去执行，到了疫情就在身边发生，就慌了神乱了方阵，稀里糊涂不知所措。一些人拒不出示两码开车闯卡，开进院内还乱停乱放，顶风违纪胆大妄为，就当三令五申不存在、对他们没什么约束力。就在昨天，我让党政联席办拟一个通知，苦口婆心告诫大家，现在疫情很严重，本着对医院负责、对自己负责的态度，有公租房的职工尽量入住公租房。我还充分考量了一些职工可能有特殊情况，要求在通知上加上了"原则上"三个字。结果呢？党委的苦口婆心，领导的良苦用心，一些干部职工还是置若罔闻，听不进去。据我了解，就有人因为不执行通知要求就在昨天回到自己家里被封控，你来不了倒是"躺平"了，但你不执行党委要求导致无法到岗工作，医院的正常运营和疫情防控工作就要受到影响，这个结果谁来承担？在如此特殊严峻的时期，医院还给你公租房干什么？当然，我还要说，大多数同志是讲政治、顾大局、能执行的。一些同志甚至尽量克服困难，带着孩子来公租房，兼顾工作和家人，这就是执行力。今天会后，相关科室要下去加紧排查，分配给你的公租房，现在要求你入住你不住，那么，还有很多年轻同志一房难求租住在外面，你就把公租房退还出来，给真正讲执行、有需要的人。这是第三点要求，要不讲价钱地执行。

　　四是要时刻自省自知。我说的自省自知，是针对那些弄不清楚状况、站不准位置的同志。市委领导明确说过，考评领导干部也好、考核公立医院也好，要分档分层结构清晰。我们的绩效分配改革工作一直走在全省前列，我们也成功举办了多次全省妇幼卫生行业的绩效改革培训班。我常讲，"三争三不争"，特别是在疫情当下的现在，要争工作不争功劳、争奉献不争享受、争责任不争权力。今天我想说的是，特殊时期，每个人都好好自省自知，现在我们很多临床医护人员正在疫情防控一线组成曲靖妇幼的"尖刀连"，枕戈待旦艰苦奋斗，但就有一些人，身在相对安全的后方还在心心念念要争绩效争利益。怎么不去和"尖刀连"的战士们争？任何地方的任何公立医院，博士、硕士、本科在绩效考评上有差别，医护有差距，主任医师、副主任医师、主治医师等有差异，怎么可能大家拿一样的绩效？不真抓实干获取实际成绩又如何拿你以为就该很高的绩效？同志们，这也就是市委领导说的要站在同样的门槛上来比较，是经过了党政班子若干次深入调研比对、多年的探索实践才形成的科学完善的绩效分配体系。希望一些同志站准自己的位置，好好自省自知，在绩效问题上多一点大局观念少一点个人主义，在医院运营困难、应对疫情的现在，把个人利益先放到一边，开阔一下视野、拓宽一下心胸，齐心协力来干事业谋发展。这是第四点要求，要时刻自省自知。

　　五是要抓实乡村振兴。脱贫攻坚工作告了一个段落，我们的乡村振兴工作成为党委主抓的重中之重。乡村振兴是我们党第二个百年的伟业壮举，丝毫不能懈怠。省市委领导反复强调，比如宣威、会泽等曾经的深度贫困地区，绝不能返贫，尤其是绝不能因病返贫。院党委统领的"党建促医改三年行动计划"取得了成绩、树立了口碑，为基层人民群众办了好事、实事，但仍然远远不够。乡村振兴工作，还需要我们党政班子带领所有中层干部真正履职尽责，与当地人民群众建立起鱼水深情，真正帮助指导他们创业兴村。但据我所知，一些中层干部忘了党委的重托，忘了群众的期盼，完全脱离了地方群众，从来没有去到过、关注过我们的挂钩点，宣威板桥镇的木乃村和永安村，更别提亲自入户帮扶。我要严肃地强调一下，所有院领导和中层干部都要肩扛乡村振兴重任。下一步，院党委会对大家在乡村振兴工作上履职尽责的情况进行阶段性考核，还是那句话，坚持结果导向，看你的实际成绩，对于履职不力、尽责不到位的，严肃追责问责。这是第五个方面的要求，要抓实抓好乡村振兴工作。

　　全院干部职工尤其是党员干部务必谨记于心，把要求与党的二十大精神紧密结合，下去抓好贯彻落实。风雨多经志弥坚，关山初度路犹长。我们现在比历史上任何时期都更接近、更有信心和能力实现中华民族伟大复兴的目标，同时必须准备付出更为艰巨、更为艰苦的努力。面对新时代新征程的新任务新要求，面对新的赶考路上的"艰险"与"挑战"，面对疫情的剧烈冲击和医院生存发展的巨大困难，我们一定要牢记总书记殷切嘱托，矢志不渝、笃行不怠，以勇往直前的姿态，执"理想信念"之笔打好疫情防控和运营管理的攻坚仗，挥"人民至上"之墨全力服务好广大人民群众、铺"廉洁奉公"之纸打造好我们的清廉医院，奋力书写曲靖妇幼"赶考"路上的全新答卷。

（这是作者在 2022 年 11 月 23 日医院学习贯彻党的二十大精神专题会议上的发言）

余雄武

3 深入学习领会 勇于担当作为

学习宣传贯彻党的二十大精神，是当前的首要政治任务。我讲三个方面的内容，即"为什么？是什么？怎么办？"为什么？主要从"深刻认识党的二十大的重大意义"来理解，"为什么说学习宣传贯彻党的二十大精神是当前首要政治任务？"学什么？主要从学习党的二十大报告的主要内容来把握党的二十大精神实质和核心要义；怎么办？主要从联系实际角度谈如何抓好党的二十大精神的贯彻落实。

一、提高政治站位，充分认识学习党的二十大精神的重大意义

党的二十大是在全党全国各族人民迈上全面建设社会主义现代化国家新征程、向第二个百年奋斗目标进军的关键时刻召开的一次十分重要的大会。大会高举中国特色社会主义伟大旗帜，全面贯彻新时代中国特色社会主义思想，弘扬伟大建党精神，系统阐述了新时代坚持和发展中国特色社会主义的重大理论和实践问题，科学谋划了未来一个时期党和国家事业发展的目标任务和大政方针，擘画了以中国式现代化全面推进中华民族伟大复兴的宏伟蓝图，为全面建设社会主义现代化国家新征程指明了前进方向。大会高举旗帜、凝聚力量、团结奋进，取得了丰硕的政治成果、理论成果、实践成果。主要体现在三个方面：一是选出了一个坚强有力的领导集体。二是通过了一个气势恢宏的工作报告。三是擘画了一个催人奋进的发展蓝图。

党的二十大是在关键时刻召开的重要大会，举国关注、世界瞩目。中国人民关注党的二十大，根本在于人民从历史和现实中深切感受到国家的强盛、人民的幸福、民族的复兴都紧紧系于中国共产党，而未来五年乃至更长时期党和国家事业发展又紧紧系于党的二十大。世界瞩目党的二十大，根本在于中国共产党是具有重大国际影响力的大党，中国是世界上具有举足轻重作用的大国，中国发展离不开世界、世界发展也需要中国，世界要了解和读懂今天的中国，就要了解和读懂今天的中国共产党，就要了解和读懂中国共产党的二十大。

作为一名妇幼系统的党员干部，要切实增强学习宣传贯彻党的二十大精神的政

治自觉、思想自觉、行动自觉，坚定不移以党的二十大精神为引领，把牢政治方向、坚定政治信仰、强化政治担当，确保党的二十大精神在曲靖落地生根、开花结果，不断开创曲靖妇幼事业高质量跨越式发展的新局面。

二、深入学习领会，深刻把握党的二十大精神的核心要义和丰富内涵

（一）关于大会的主题

党的二十大的主题是："高举中国特色社会主义伟大旗帜，全面贯彻新时代中国特色社会主义思想，弘扬伟大建党精神，自信自强、守正创新，踔厉奋发、勇毅前行，为全面建设社会主义现代化国家、全面推进中华民族伟大复兴而团结奋斗。"第一，关于"高举中国特色社会主义伟大旗帜，全面贯彻新时代中国特色社会主义思想"。这强调的是"旗帜"和"思想"问题。开宗明义亮明党的政治方向和指导思想，在新时代新征程上全党必须坚持以马克思主义中国化时代化最新成果为指导，坚定中国特色社会主义道路自信、理论自信、制度自信、文化自信，坚持道不变、志不改，确保党和国家事业始终沿着正确方向胜利前进。第二，关于"弘扬伟大建党精神"。这强调的是党的基因和血脉问题，是要郑重宣示，全党必须恪守坚持真理、坚守理想，践行初心、担当使命，不怕牺牲、英勇斗争，对党忠诚、不负人民的伟大建党精神，坚定历史自信，传承优良传统，赓续红色血脉，保持党同人民群众的血肉联系，保持谦虚谨慎、艰苦奋斗的政治本色和敢于斗争、敢于胜利的意志品质，确保党始终成为中国特色社会主义事业的坚强领导核心。第三，关于"自信自强、守正创新，踔厉奋发、勇毅前行"。这强调的是精神状态问题，是要郑重宣示，全党必须保持自信果敢、自强不息的精神风貌，保持定力、勇于变革的工作态度，永不懈怠、锐意进取的奋斗姿态，使各项工作更好体现时代性、把握规律性、富于创造性，确保党和国家的事业始终充满旺盛生机和强劲活力。第四，关于"全面建设社会主义现代化国家、全面推进中华民族伟大复兴"。这强调的是奋斗目标问题，是要郑重宣示，全党必须紧紧扭住新时代新征程党和国家的中心任务，集中一切力量，排除一切干扰，全面建成社会主义现代化强国、实现第二个百年奋斗目标，以中国式现代化全面推进中华民族伟大复兴。第五，关于"团结奋斗"。首次在大会主题中强调团结奋斗，具有很强的针对性。团结才能胜利，不团结就会一事无成；

奋斗才能成功，我们的一切成就都是不懈奋斗的结果。在新的征程上，我们需要应对的风险和挑战、需要解决的矛盾和问题比以往更加错综复杂，必须坚决维护全党团结统一，不断巩固全国各族人民的大团结，加强海内外中华儿女的大团结，形成同心共圆中国梦的强大合力。

（二）关于《报告》主要内容

《报告》分为三块，即总结板块、谋划板块、部署板块。感触最深的是总结板块。总结板块要把握好两个重点：一是实践总结。深刻领会过去 5 年的工作和新时代 10 年的伟大变革；二是理论总结。深刻领会马克思主义中国化时代化。

深刻领会过去 5 年的工作和新时代 10 年的伟大变革。关于"过去 5 年工作"，习近平总书记在党的二十大报告中指出："十九大以来的五年，是极不寻常、极不平凡的五年。""极不寻常"主要强调 5 年来我们走过的历程。5 年来，巨大风险挑战接踵而至，不仅有风高浪急，更有惊涛骇浪。比如，从 2018 年春开始美国单方面挑起的贸易摩擦，到 2019 年香港发生的"修例风波"，2020 年发生的新冠疫情和中印边境冲突，再到 2022 年春发生的乌克兰危机，以及几年来西方势力在很多领域制造的一系列事端，特别是美国国会领导人窜访我国台湾引发的台海局势紧张等。"极不平凡"更多的是指我们取得的成就。习近平总书记在党的二十大报告中指出："五年来，我们党团结带领人民，攻克了许多长期没有解决的难题，办成了许多事关长远的大事要事，推动党和国家事业取得举世瞩目的重大成就。"关于"新时代 10 年的伟大变革"。报告以"3"＋"16"＋"4"的结构回顾总结新时代 10 年的伟大变革。"3"就是这 10 年间，我们经历了对党和人民事业具有重大现实意义和深远历史意义的三件大事。一是迎来中国共产党成立 100 周年，二是中国特色社会主义进入新时代，三是完成脱贫攻坚、全面建成小康社会的历史任务，实现第一个百年奋斗目标。"16"就是新时代 10 年党和国家事业发展 16 个方面的历史性成就和历史性变革。"4"就是新时代 10 年伟大变革的 4 个方面的里程碑意义。

深刻领会马克思主义中国化时代化。党的十八大以来，中国特色社会主义进入新时代，马克思主义中国化时代化进入新阶段。以习近平同志为主要代表的中国共产党人坚持把马克思主义基本原理同中国具体实际相结合、同中华优秀传统文化相结合，推动马克思主义中国化时代化取得重大成果，理论视野之宏大、原创性成果之丰富、世界性影响之巨大，在党的思想理论创新史上、在马克思主义发展史上写下了浓墨重彩的篇章。一是科学揭示"中国共产党为什么能、中国特色社会主义为什么好"的理论逻辑。二是系统概括习近平新时代中国特色社会主义思想的主要内容。三是明确推进马克思主义中国化时代化的根本途径。四是精辟概括习近平新时代中国特色社会主义思想的世界观方法论。

三、强化使命担当，为推进曲靖妇幼事业高质量跨越式发展作出新的更大贡献

学习党的二十大精神，关键要抓贯彻落实。结合妇幼保健工作实际，我们该怎么办？个人认为从以下方面着力：

（一）重学习，强信念

学习宣传贯彻党的二十大精神是当前和今后一个时期的首要政治任务，大家要按照"在全面学习、全面把握、全面落实上下功夫"的要求，反复学、深入学，推动党的二十大精神学习宣传贯彻往深里走、往实里走、往心里走，真正做到当先锋、走前列。学习宣传贯彻党的二十大精神，最关键的是要进一步深刻领悟"两个确立"的决定性意义，增强"四个意识"、坚定"四个自信"、做到"两个维护"，更加自觉地维护习近平同志党中央的核心、全党的核心地位，更加自觉地维护以习近平同志为核心的党中央权威和集中统一领导，更加自觉地做"两个确立"的忠诚拥护者、坚定践行者。要深刻认识以习近平同志为核心的新一届中央领导集体是深受全党全国各族人民拥护和信赖的领导集体，习近平总书记是全党拥护、人民爱戴、当之无愧的党的领袖。要准确把握党中央提出的一系列重大理论观点和重大战略部署，不断提高政治判断力、政治领悟力、政治执行力。切实把思想和行动统一到省、市委、医院党委决策部署上，把智慧和力量凝聚到党委确定的各项目标任务上来，推动党的二十大精神在妇幼保健院落地生根。

（二）守初心，担使命

"中国共产党领导人民打江山、守江山，守的是人民的心。"党的二十大报告中这句饱含深情的话语，道出了我们党深厚的人民情怀，彰显了我们党始终坚持人民至上的价值追求。社会主义事业是人民的事业，人民的需求指向哪里，我们的服务

就要延伸到哪里。习近平总书记在党的二十大报告里描绘了实现第二个百年奋斗目标的宏伟蓝图，提出了"人民健康是民族昌盛和国家强盛的重要标志。把保障人民健康放在优先发展的战略位置，完善人民健康促进政策。"作为医务工作者，我们肩负着护佑人民生命健康的崇高使命，责任无比重大，所以必须始终坚持以人民为中心的发展思想，不断发扬"以患者为中心"的服务理念，想患者之所想，急患者之所急，解患者之所难，始终把患者的利益作为医疗工作的出发点和落脚点，用心、用情、用力解决好群众的所思所盼，做好老百姓的"健康守门人"。

（三）转作风，提效能

全体党员干部要始终把执行力作为担当尽责的生命线，以钉钉子精神抓落实，让"踏石留印、抓铁有痕"成为妇幼保健院党员干部的鲜明特质。牢固树立"今天再晚也是早、明天再早也是晚"的效率意识，大力推行项目工作法、一线工作法、典型引路法，实行任务项目化、项目清单化、清单具体化，做到任务一布置马上抓落实，工作一部署马上去推动，工作一完成马上就反馈。要深化作风革命效能革命，锤炼担当作为的硬本领，练好调查研究的基本功，找准为人民服务的落脚点，提振比学赶超的精气神，始终以时不我待、只争朝夕的精神状态，扎实工作，积极作为，以作风大转变促进效能大提升，推动各项工作不断取得新成效。

（四）重实干，勇担当

党的二十大报告提出："推进健康中国建设。"党对公立医院和医疗机构从业人员提出了更高要求，医院领导班子要带头弘扬医师精神、抗疫精神，带领医院积极为"健康曲靖"建设作出应有贡献。全院干部职工要在解放思想、革新理念、更新观念上迈出更大的步子，务必牢记总书记重托，主动为国担当、为国分忧，勇于创新，不断提升医疗服务水平，提升生产力。要努力把学习成果转化为推动工作的强大动力，以"一日无为、三日难安"的干事创业情怀，以"勇于担当、奋发有为"的精神状态，凝心聚力、团结一致、攻坚克难、狠抓落实，持续推进医院的高质量发展，切实增强人民群众对妇幼工作的获得感、幸福感、安全感。

（五）重谋划，抓落实

对照曲靖市发展目标，未来五年，除经济指标达标外，"基本建成先进制造基地、高端食品基地、城乡融合发展示范区，云南副中心城市建设取得重大进展"。未来五年，是推动曲靖高质量跨越式发展、为全面建设社会主义现代化打基础的关键五年。市委六届三次全会指出："2023 年是贯彻党的二十大精神的开局之年，是实施奋进新征程推动新跨越三年行动的关键之年。"空谈误国，实干兴邦，一分部署九分落实。紧盯目标抓落实，围绕党的二十大提出的奋斗目标，聚焦省委、省政府赋予曲靖的"四大发展定位"，深入实施奋进新征程推动新跨越系列三年行动，对各项工作再研究、再审视、再谋划、再细化，项目化、清单化、具体化推进各项工作落实，对照年度计划目标，尽快查缺补漏，确保今年工作目标圆满完成。要统筹抓好当前工作，精心谋划部署明年工作，确保各项工作开好局、起好步，为推动曲靖高质量跨越式发展持续走在全省前列做出妇幼人新的更大贡献。

（这是作者于 2022 年 12 月 18 日在陆良县妇幼保健院宣讲党的二十大精神提纲）

余雄武

坚守为民初心　厚植为民情怀

　　10月16日，中国共产党第二十次全国代表大会在北京人民大会堂开幕，习近平总书记代表第十九届中央委员会向大会作了题为《高举中国特色社会主义伟大旗帜，为全面建设社会主义现代化国家而团结奋斗》的报告。细读党的二十大报告，"人民"二字贯穿始终，醒目鲜明、力重千钧。从"必须坚持人民至上，站稳人民立场、把握人民愿望、尊重人民创造、集中人民智慧"，到"坚持以人民为中心的发展思想，维护人民根本利益，增进民生福祉，提高人民生活品质"，再到"始终保持同人民群众的血肉联系，始终接受人民批评和监督，始终同人民同呼吸、共命运、心连心"，字里行间洋溢的是中国共产党执政坐标上，始终标注着的民生情怀和为民初心，更是对实现人民对美好生活向往的有力呼应，直抵人心、催人奋进。

　　从"必须坚持人民至上，站稳人民立场、把握人民愿望、尊重人民创造、集中人民智慧"的话语中，不禁回望自己从医从业的来时路，领悟总书记和党中央"一点一滴见初心"的为民情怀，自觉何其厚重，自感使命在肩。江山就是人民，人民就是江山，这种水乳交融的信仰交织，对走过37年从医路、有着35年党龄的我而言，实在百感交集，万言难叙。医疗保健机构是离生命最近、离群众最近、离民生最近的窗口单位，既是业务性很强的政治阵地，又是政治性很强的业务部门。作为一名中国共产党党员，1987年5月对越反击战前线，我在枪林弹雨的自卫反击战场上举起右手庄严宣誓入党的情景和铿锵有力的入党誓词依然历历在目，"全心全意为人民服务"的根本宗旨始终牢记于心。作为一名医务工作者，不管是离家几站路的医院，还是离云南一千五百公里的湖北抗疫一线，"换一个地方工作"，向着病毒，向着死亡冲锋，"白衣执甲为苍生"就是我们医者的使命。作为一名党员医务工作者，不论身处何地，不论身居何职，只有永葆最为坚定的人民信仰，视人民如江山、如生命，用实际行动来诠释"权为民所用、情为民所系、利为民所谋"的深刻内涵，才能更好地服务好人民、服务好患者。

　　从"坚持以人民为中心的发展思想，维护人民根本利益，增进民生福祉，提高人民生活品质"的话语中，领悟着"一枝一叶总关情"的爱民之心。民生无小事，枝叶总关情。党的二十大报告中指出，人民健康是民族昌盛和国家强盛的重要标志。要把保障人民健康放在优先发展的战略位置，完善人民健康促进政策。时至今日，抗疫之战的硝烟还未褪去，身为医院管理者，既要当好科研教学的"带头人"，认真研究曲靖市妇幼保健院作为妇产儿童专科医院的病种特色，把坐守办公室的时间腾出来，把身段沉下去，沉到临床一线去带头实干、带头组织危急重症抢救尤其是小儿颅脑损伤开颅急救手术、带头调研挖掘科研点、带头掌握全新技术业务，贴近患者、走进手术室，坚持每周出门诊为患者解决疑难杂症。也要当好改革发展"领路人"，以高质量党建引领妇幼健康服务高质量跨越式发展，带头实施"三年行动计划"，带领党员干部深入基层、深入一线，实现医疗保健优质资源下沉，扎实做好"我为群众办实事"实践活动，切实提升全市妇幼健康水平，助力健康中国、健康云南、健康曲靖建设。

从"始终保持同人民群众的血肉联系，始终接受人民批评和监督，始终同人民同呼吸、共命运、心连心"的话语中，领悟"治国有常民为本"的亲民之举。时代是出卷人，我们是答卷人，人民是阅卷人。党的二十大报告充分体现了我们党始终保持同人民群众血肉联系的爱民为民情怀。市妇幼保健院始终把"四个不一"（不多收一分不该收的医药费、不出一台医疗差错责任事故、不拒收一名前来就诊的患者、不让一名患者和家属失望而归）作为每一个党员评判自己在临床诊疗和医院管理方面人民群众满意不满意、答应不答应、高兴不高兴的至高标准。对于医务工作者尤其党员医务工作者来说，只有把"患者至亲、事业至爱、医德至上"作为行医准则，才能更好地履行医生治病救人的神圣职责。

"中国共产党领导人民打江山、守江山，守的是人民的心。"党的二十大报告中这句饱含深情的话语，道出了我们党深厚的人民情怀，彰显了我们党始终坚持人民至上的价值追求。社会主义事业是人民的事业，人民的需求指向哪里，我们的服务就要延伸到哪里。总书记在党的二十大报告里描绘了实现第二个百年奋斗目标的宏伟蓝图，作为医务工作者，我们肩负着护佑人民生命健康的崇高使命，责任无比重大，所以必须始终坚持以人民为中心的发展思想，用心、用情、用力解决好群众的所思所盼，做好老百姓健康的"守门人"。

（这是作者学习党的二十大精神的心得体会）

余雄武

5 党建引领妇幼健康事业高质量发展

在这秋高气爽，凉爽惬意的 9 月，欢迎大家再次来到美丽的爨乡曲靖，来到曲靖市妇幼保健院，在此，我谨代表云南省妇幼保健绩效管理专业委员会、代表医院党政领导班子和全院干部职工对大家的到来表示热烈欢迎！向为本次云南省妇幼保健机构绩效管理与能力提升培训班前期筹备工作给予高度重视的省市卫健委各位领导和付出辛勤努力的各位干部职工表示衷心感谢！

加强妇幼健康服务机构党的建设，是我们全省妇幼健康事业发展的前提保障，而全面贯彻落实党委领导下的院长负责制是党建引领妇幼健康事业发展的关键。下面，我以曲靖市妇幼保健院通过强化党建多路并进引领妇幼健康事业高质量发展的实践探索为例，与大家进行交流，目的是分析在公立医院党建工作进程中贯彻落实党委领导下的院长负责制所面临的问题，阐述在院党委领导下以"党建＋"引领医院改革发展的具体做法，并对深化党委领导下的院长负责制作进一步思考。我们虽然行动得早一些，但仍然处在探索阶段，今天的交流也一定会存在不当不妥之处，敬请各位领导、各位同仁予以指正并提出宝贵意见。今天我的交流主要有以下三个大方面。

第一部分：实行党委领导下的院长负责制，是党建引领妇幼健康事业高质量发展的制度保障。

我们先一起对党委领导下的院长负责制这一重大制度改革产生的背景进行深入分析。中华人民共和国成立以来，我国公立医院的领导体制经历了多次变更。1957年，国家提出要在各医院实行"以党委（支部、总支）为核心的集体领导下的分工负责制"。1982 年，适逢十一届三中全会后全国全面实行改革开放，党中央就已经提出要实行"党委领导下的院长负责制"。1985 年，针对大范围出现的具有专技能力的院长、所长、站长等行政业务主要领导难以放开手脚更好为广大人民群众服务和医疗卫生机构普遍发展滞后、裹足不前的问题，中央明确提出了"各级卫生机构要积极创造条件实行院、所、站长负责制。"此后的 30 多年里，各级医院陆续落实院长负责制，强化以院长为首的行政管理系统，公立医院的建设、发展、改革以及整体的服务能力在一段时期内得到快速提升。但长期以来，公立医院存在所有权、决策权、经营权"三权"不清，投资、经营、管理"三大主体"混淆，甚至医药购销等领域腐败大案窝案频发，诸如院长权力过大、缺乏监督以及公立医院公益性弱化等问题不断凸显。

党的十八大、十九大以来，党中央高度关切卫生健康事业这一重大民生领域，确立了"公立医院发展方式要从规模扩张完全转向提质增效，运行模式从粗放管理完全转向精细化管理，资源配置从注重物质要素完全转向注重人才技术要素"这"三转变 三提高"的改革方向。如何真正在全国公立医院范围全面实现"三转变 三提高"？以习近平总书记为核心的党中央，以富含时代性、兼顾历史性、极具前瞻性的眼光，聚力聚焦进一步加强公立医院党的建设，在传承和发扬毛泽东主席在井冈山三湾村"把支部建在连队上"的光荣传统的基础上，深入总结宝贵历史经验，精准研判全国卫生健康事业发展走向，确立并推开在公立医院实行党委领导下的院长负责制这一重大体制机制改革。这项改革，目标所指，就是要通过进一步加强党的建设来确保公立医院"三转变 三提高"的落地见效，最终让公立医院党的领导更加稳固、公益性更加突出、发展内劲更加雄厚、医务人员执业更加清廉、人民群众健康权益得到更好保障。由此可见，实行党委领导下的院长负责制，是公立医院在习近平新时代中国特色社会主义思想伟大旗帜引领下实现高质量跨越发展的关键一环。

但是，我们也要清醒认识到，在30余年形成的思维定势影响下，在一些公立医院包括我们的妇幼健康服务机构内部，对于实施党委领导下的院长负责制还缺乏充分的思想准备和可操作的制度设计，对新的医院领导体制还存在观念、制度、理解三个维度的误区：一是观念误区。一种观点认为，"一元化"可以有效减少流程和环节，提高工作效率。而实行党委领导下的院长负责制，汇报过程增加，效率降低，得不偿失；二是制度误区。一种观点认为，推行党委领导下的院长负责制是权力再分配，书记管干部、管"人"，院长管"业务"、管"钱"，各不相干，在本质上甚至是"换汤不换药"；三是理解误区。一种观点认为，实行党委领导下的院长负责制，党委书记可以由完全不懂医院业务的行政干部担任，而院长作为医学专家，赋予的权力有限，因此医院发展会受到极大限制，回到"外行领导内行"的老路上。总的来说，医院领导机制转变初期，多数干部职工对党委领导下院长负责制的推行持一定程度的观望、等待或者揣测的态度，缺乏积极主动参与制度落实的精准政治站位和思想认识高度，片面停留在"谁管谁、谁管什么"的层面。在具体层面，也确实存在着没有可操作的具体文件，缺乏系统、完善的成熟经验。即便到了大政方针已经落地实施两年多后的现在，很多人还是没能真正认识到，实行党委领导下的院长负责制就是新时代强化公立医院包括妇幼健康服务机构党的建设的集中体现和统一要求，是助推实现高质量发展的原动力，是确保我们在风云变幻的国际国内形势中不跑偏、不迷路、不被淘汰，能够持续立于不败之地的关键。

对于这项重大制度改革的理解和把握，在这里我还是想和大家交流一下上面提到的"三湾改编"。毛主席在井冈山三湾村进行的著名的"三湾改编"，就是要把支部建在连队上，通过制度的方式，让党逐步实现对人民军队的全面掌控和指挥，这是毛泽东同志为党的建设和军队建设做出的伟大历史贡献。党的十九大以来，在全国各行各业不断强化党对一切工作的领导，正是对这种历史经验的学习和发扬。去年6月16日，在党史学习教育不断走深走实的进程中，习近平总书记在《求是》上发表题为《以史为镜，以史明志，知史爱党，知史爱国》的重要文章，再次强调了要坚持和强化党对一切工作的领导。为什么实行党委领导下的院长负责制？就是要为进一步强化党的领导、强化党建对一切工作的引领提供最为强大的制度保障，这样才能保证我们公立医院、我们妇幼健康服务机构在党的领导下为人民服务这一根本成色不会改变。这是我今天和大家交流的第一点：实行党委领导下的院长负责制，是党建引领妇幼健康事业高质量发展的制度保障。

第二部分：突出党委的领导核心作用，是党建引领妇幼健康事业高质量发展的组织保障。

2018年6月，中共中央办公厅印发《关于加强公立医院党的建设工作的意见》（以下简称《意见》）。《意见》指出，公立医院要实行党委领导下的院长负责制，发挥党委把方向、管大局、作决策、促改革、保落实的领导作用，切实保障公立医院公益性质，从而推动实施健康中国战略。这份重要文件由中央办公厅下发，而不是由国务院办公厅或国家卫健委下发，足以看出党中央对实施党委领导下的院长负责制的高度重视和坚定决心。再有，我们一定要理解透，《意见》的发布，意味着党委在公立医院包括妇幼健康服务机构的地位，必须由原来的"政治核心"转变为现在及今后的"领导核心"。只有持续显著地突出党委的领导核心作用，才能确保党委在党建引领妇幼健康事业高质量发展进程中的组织保障功能。

下面，我结合曲靖市妇幼保健院党委的探索实践，在发挥党委领导核心职能和组织保障功能，如何真正做到"把方向、管大局、作决策、促改革、保落实"方面的探索实践与大家进行交流。

2019年，曲靖市妇幼保健院正式酝酿和践行党委领导下的院长负责制改革，成为曲靖市域内兼有公立医院和妇幼保健院两种性质的医疗机构中探索开展此类体制机制改革的先行者。当年，我被上级党委赋予重托，去到作为实行党委领导下的院长负责制试点的浙江省，学习他们如何解读、贯彻和创新实行国家政策，如何把方向、管大局、作决策、促改革、保落实。浙江之行让我很受教育，很有触动，15个字的领导核心职能，他们都真实做到了改革创新痕迹清晰，措施得力。2020年7月，曲靖市妇幼保健院在党委领导下的院长负责制体制框架内正式实现党政分设，如何体现好院党委的领导核心作用，成为放在我们面前必须高标准高质量解决的问题。在深入领会《意见》精神的基础上，我们参照国家卫健委《公立医院章程》的范本，对医院章程、"三重一大"决策制度、党委会和院长办公会议事规则进行了修订，并按照党委领导下院长负责制的要求对领导班子进行重新分工，一系列较为完善的制度设计和具体实践，使党委领导下的院长负责制在医院顺利落地并有序有效实施，为院党委领导核心作用的进一步凸显打下了良好基础。主要有以下5点有效经验：

第一点有效经验，发挥好医院党委把方向的领导核心作用，要坚定立场坚守信念。

一是要把好政治方向。我们共产党人，要讲党性，就要在党言党、在党忧党、在党为党，就要坚定政治立场，强化政治担当，确保贯彻中央方针政策不走样，落实上级决策部署不打折，从而把思想教育点滴贯穿到医院工作、日常业务、个人生活中。在这一点上，我想和大家交流一下我们院党委实行多年经证实是行之有效的一个做法，那就是行政早交班制度。如果说强化党建引领、贯彻落实党委领导下的院长负责制是我们现在的"根本大计"，那我们机关职能后勤每个工作日清晨开展的行政早交班以及临床医技科室的晨会和夕会交班，就是我们为实现"根本大计"采取的"一日之计"。实行党委领导下的院长负责制以来，我们把晨会交班的内容从原来的诵读经典，转为开展对习近平总书记重要论述和重要讲话、与医疗卫生事业有关的政策法规、疫情防控"零报告"、清廉医院建设相关要求和建党节、建军节、医师节、护士节等具有时间特点的学习内容，让大家能够逐步深刻地理解党委领导下的院长负责制的精髓，就是由院党委在各块相关工作上把好全院干部职工的政治方向，就是让广大干部职工在党委的统一领导下步调一致听指挥，凝心聚力谋发展。

二是把好发展方向。要让"党建＋"引领医院改革发展全过程，让院党委的领导核心作用更多体现在重点工作的攻坚克难上，让干部职工看党委示范、跟党委行动。近年来，抗击"新冠"肺炎疫情、创文创卫、新医院建设、两院同步运营管理、学科建设、科研教学、扫黑除恶、脱贫攻坚、乡村振兴、"不忘初心　牢记使命"主题教育、党史学习教育、三甲妇保院创建、"党建促医改三年行动计划"、"清廉医院"建设等重点工作，都由院党委来牵头部署，党政班子成员来认领任务，"大专科、小综合、临床保健深度融合"的发展战略也由院党委来确立推行。

第二点有效经验，发挥好医院党委管大局的领导核心作用，要维护医院稳定发展。

维护医院稳定发展，院党委就必须通过领导核心作用的发挥来管好影响大局的关键要素。三个关键要素：第一个关键要素，要管好干部人才队伍建设。我们坚持制度化确保干部队伍的新老更迭，达到以打造年轻向上职工为核心力量的中层干部队伍建设的阶段工作目标；坚持党委统筹，严把选人用人政治关、廉洁关、素质能力关；坚持以"两学一做"学习教育、"不忘初心　牢记使命"主题教育、党史学习教育等为载体，不断强化党员干部教育培训和党性淬炼。2019年至2021年年底，尤其是党委领导下的院长负责制全面实施以来，院党委在全院共选拔任用中层干部60名，试用期满考核正式任职95名，选拔中层后备干部22名，有效打破论资排辈，大胆提拔任用的年轻干部在试管婴儿技术业务、耳鼻喉、儿童早期发展、儿童血液、儿童康复等全新专业领域开荒拓土，挖掘医院发展的若干新增长极。2018年至今人员规模从1139人增加到1719人，增长33.7%；有国务院特殊津贴专家、全国三八红旗手、省有突出贡献中青年专家、省"名医"专项人才（云岭名医、兴滇英才）、市突、市贴专家、珠源名医、市名中医等22名，切实履行"党管人才"的路线方针。这些数据表明，在"新冠"疫情的强力冲击下，在区域医疗中心建设进程中，在与曲靖市同行业尤其综合医院的横向对比中，通过务实贯彻党委领导下的院长负责制，通过不断发挥院党委管好大局的领导核心作用，通过抓牢人才干部队伍建设不放手，我们曲靖市妇幼保健院在竞争中地位不弱、努力不减、信心不灭、大有可为。

第二个关键要素，要抓好基层党建。要坚持把党委领导下的院长负责制垂直贯彻到各基层党支部，让各个基层支部在党委领导下的院长负责制制度框架内更好实现战斗堡垒作用。或者说，党委领导下的院长负责制并非只单纯是决策高层的事，而是涵盖单位整个党组织从而涵盖全院各方各面的工作。我们将党员院领导分编到各支部，既作为普通党员按要求参加"三会一课"，又代表院党委对各支部党建工作进行指导督促。此外，我们提倡和带领各基层党支部与各县区妇幼健康服务机构党组织，以"党建促医改三年行动计划"、抗击"新冠"疫情、创文创卫、乡村振兴、"双报到双服务双报告"等为主题的主题党日活动，充分体现了"全市妇幼一家亲，协力画好同心圆"。两年多来的不懈努力，收获了不俗的成果。院党委在建党100周年之际获评"云南省优秀基层党组织"，基层党支部规范化建设全体达标，我们的保健党支部继获评"曲靖市规范化建设示范党支部"后，又获评"云南省规范化建设示范党支部"。在抓好基层党建的持续发力中，我们按照上级党委要求，结合自身工作实际，探索实施"双带头人"培养工程，选优配强"党员＋骨干"党支部支委队伍，推动基层党组织设置从"有形覆盖"向"有效覆盖"转变，组织活动从"偏于形式"向"突出作用"转变。医院20个在职党支部均由科室主任或护士长担任支部书记，旨在更好实现支部与临床互促共进，融合发展。当然，"双培养双带头"是个长期工程，我们也还在努力探索，现在的基层支部书记大多只是党内职务与行政职务并行，还难以实现由专职的基层支部书记来履行好党建职责并根据其实际党建成绩给予相应待遇。这一点，我们已经酝酿多年，正在开展全面调研，相信不久的将来，基层支部支委班子的选拔配备，会为更多积极向上、奋发有为的年轻党员同志提供发展平台，届时，我们也会积极总结经验与各位同仁分享。

第三个关键要素，要管好党风行风建设。党风不正，行风不好，党委的领导核心作用必然被弱化，甚至失信于人民群众、失信于干部职工。我们一贯坚持"德为先，廉为线"的原则，以全面从严治党永远在路上的政治自觉，创新开展医德医风联合监管，以清廉医院建设为抓手，坚持无禁区、全覆盖、零容忍，建立"院党委——党支部——党员"的党内监督责任体系，突出"三重一大"决策和关键环节、重点岗位的监督。全方位打造宣传阵地，通过党委书记带头讲清廉党课，目标管理责任书签订、清廉宣誓、警示教育、廉洁信封、文化长廊建设等，一体推进不敢腐、不能腐、不想腐，做到真管真严，敢管敢严，长管长严，营造"党风清廉、行风清新、院风清净、医风清洁、作风清朗"的廉政文化氛围。

第三点有效经验：发挥好医院党委作决策的领导核心作用，提升科学决策水平。

决策水平是最能直观体现党委领导下的院长负责制相应的议事决策机制是否科学高效的关键。只有坚持实行并不断着力健全和完善科学高效的议事决策机制，才能把院党委作决策的领导核心作用凸显出来。科学决策，必须首先处理好党委与行政、集体与个体、书记与院长三组关系，既不能因为强调党的领导出现大包大揽的"越位"，也不能因为强调院长负责出现推诿扯皮的"缺位"。2019年我在浙江学习期间发现，当地一公立三级医院在党办、院办之外专门设立了党政联席办，以这个部门的特殊职能来推动实现党委领导下院长负责制制度改革的全面落地。2020 年我率队来到厦门继续参加国家卫健委医院管理研究所组织举办的培训班，讲解如何解读和贯彻党委领导下的院长负责制的老师，就是中央办公厅 2018 年 6 月《关于加强公立医院党的建设工作的意见》的主要撰稿人、国家卫健委医院管理研究所副所长。他的授课中反复强调了要全面形成完整系统的议事决策机制，才能真正贯彻落实好党委领导下的院长负责制。我对几次学习所得举一反三，回来之后反复调研讨论，决定借鉴其他地区一些公立医院的成功经验，专门设立党政联席办负责书记院长的日常沟通工作。党政联席办人员必须具有较高的政治素养和组织协调能力，既要真正成为书记、院长之间的沟通枢纽，也要成为协调党办、院办之间的桥梁，从而更好地确保整个议事决策机制的顺畅高效。专设党政联席办后不久，云南省卫健委党组《关于印发〈全省公立医院党建工作重点任务清单〉的通知》正式下发，文件中再次强调指出了要建立书记院长经常沟通制度和党委领导下的院长负责制执行报告制度。这份文件的下发实行，说明了我们院党委在前期进行的创新实践方向正确、效果显著。我们还根据上级党委文件要求，讨论制定了《曲靖市妇幼保健院坚持和贯彻党委领导下的院长负责制执行情况报告制度》，由院长代表行政班子每季度对院党委进行执行情况报告。党政联席办成立近 2 年来，我们坚持每周的院长办公会前先组织召开由书记、院长和党办、院办、党政联席办主任参加的书记院长沟通会，对需要报会的议事决策事项进行分类梳理，一定程度减少和避免了"三重一大"事项的草率不合规决策和一般事务的重复讨论决策，使议事决策更加顺畅，党委领导下的权力主体与权力边界更加清晰，尤其今年 1 月医院第二次党代会胜利召开诞生新一届党委后，我们的党政班子分工更注重全局性，有效推进了决策的民主化、制度化和科学化，逐步把制度优势转化为发展优势。

第四点有效经验：发挥好医院党委促改革的领导核心作用，增添了发展全新动力。

实施党委领导下的院长负责制是推动卫生健康治理体系改革发展的重要保障。如何在新机制下最广泛调动广大干部职工积极性、蓄积医院发展新动力，我们一直在共同努力。今天培训班的举办，正是我们近 3 年来在绩效分配改革领域不断共同努力的优秀成果。我院由院党委牵头，早在 2016 年就着手进行绩效分配改革探索，取得的成绩也获得省市卫健委高度认可和大力推广。近年来，随着公立医院、妇幼保健院绩效考核"指挥棒"的作用越来越重要，我们逐步让绩效分配改革与妇幼保健院绩效考核指标实现无缝对接，将考核指标细分到相关职能部门，优化 56 个指标，为各临床专科量身定做考核指标体系，引入"CMI 值、低风险死亡率、手术患者并发症发生率"修正考核结果。院党委坚持做到了在通过绩效分配改革和用好绩效考核"指挥棒"来增添医院发展全新动力上靠前指挥，运筹帷幄。

第五点有效经验，发挥好医院党委保落实的领导核心作用，助力健康中国战略。

健康中国建设，是中华民族真正崛起的一项重大事业。2020 年年初"新冠"疫情暴发以来，弘扬伟大抗疫精神来开展抗疫工作，成为健康中国建设事业的重大组成部分，而响应抗疫号召、落实抗疫要求，也成为考验我们各级公立医院、妇幼健康服务机构贯彻落实党委领导下的院长负责制的一把重要标尺。我们院党委号召全院干部职工尤其党员干部全面沿承 2020 年年初医院 13 勇士驰援湖北武汉、咸宁的抗疫精神，广大干部职工积极响应、踊跃争先，先后支援上海、德宏瑞丽和陇川等疫情一线地区，积极报名参加援藏抗疫，树起了曲靖妇幼人勇敢逆行、抗疫战役的良好形象。上级党委政府和广大人民群众回馈了我们在抗疫方面的积极贡献，参与抗疫的多个人员获得各级嘉奖，云南省唯一获评的"湖北省五一劳动奖章"、全国"三八红旗手""云南健康卫士"等荣誉相继获得。在医院内部，我们坚持每天由党政班子成员带领行政后勤中层应急值守，落实落细常态化疫情防控职责，继续全面从严防控，做到不松懈、不麻痹、不厌战，进一步巩固和扩大来之不易的抗疫战果。与此同时，为人民群众办好事、办实事，是我们院党委全心助力健康中国建设的又一重大举措。自去年在党史学习教育"我为群众办实事"的进程中正式推开"党建促医改三年行动计划"以来，我们坚持由党委统领，率队持续开展义诊、坐诊、手术指导、专题讲座，将三甲医院优质医疗资源下沉到基层地区，有效推进妇幼健康分级诊疗医改政策，满足基层偏远地区人民群众健康需求。2021 年第一轮行动计划开展至今，我们累计开展送医送药下乡服务群众 81 620 人次，开展培训 1963 人次，现场带教 434 人，健康宣教 2526 人，技术指导 60 余次，发放 200 余万元的免费药品。现在，我们的队员们依然奔忙在行动计划的征程上。今年年初，曲靖市委卫健工委、市卫健委党组高度肯定和重视我们的"党建促医改三年行动计划"，全面总结经验，站在全市妇幼健康事业发展全局的高度，专门研究制定下发了《曲靖市卫生健康委员会关于党建引领妇幼健康高质量跨越式发展行动计划的通知》，更加坚定了我们勇毅前行的信心和步伐。6 月开始，院党委通过党史学习教育的常态化开展，继续高举党的旗帜，坚守初心、勇于担当，第二次全面推进"党建促医改三年行动计划"。我可以自豪地说,我们真正把党的旗帜在为民服务的征途上插遍了曲靖全市的134个乡、镇、街道,"我为群众办实事"的举措得到了具体落实,成果得到了不断延展,普惠了更多人民群众。

第三部分:党建引领妇幼健康事业高质量发展的进一步思考。

各位同仁:讲到这里,我想着重说明一下,党建引领妇幼健康事业高质量发展的相关内容,省卫健委妇幼处已经在一季度组织过全省的交流研讨。今天我的讲课,不是作报告,不是重复内容,不是照本宣科,而是在绩效管理这个大主题下,就党建引领妇幼健康事业高质量发展进程中如何贯彻落实好党委领导下的院长负责制和大家进行交流。两年多来,我们取得了一些成果,积累了不少经验,但仍处于起步阶段,可以探索、探讨的还有很多。今天讲课的第三个部分,我谨就下一步我们全省、全市妇幼卫生行业如何在党委领导下的院长负责制框架内进一步实现党建对妇幼健康事业高质量发展的统揽和引领,谈几点建议:

第一,必须高度讲政治。

要深刻理解和全面贯彻好党委领导下的院长负责制,高度讲政治是根本前提。首先,书记、院长要提高政治站位,站在贯彻中央文件精神、为单位事业发展负责的站位上团结共事,按规程议事,按规矩办事,绝不能走入争权的误区。书记、院长一旦不讲政治,那决策上、工作上就要"打架",就会产生矛盾,就必然出现不团结因素。这些不团结因素会立即产生"破窗效应"、连锁反应,对整个班子、整个管理体系产生破坏性影响,久而久之,你行你的道,我走我的路,各行其是,各自为政,党的领导和党委的领导核心作用被弱化甚至有大大小小各种山头出现,整个管理体系就必将分崩离析,整个单位的改革发展必然遭受重创,不进反退。所以,只有书记、院长高度讲政治、顾大局、讲团结,才能让党委领导下的院长负责制出现"1+1>2"的良好效果。其次,其他班子成员、相应中层干部、所有基层党支部,同样必须高度讲政治,坚决维护党委领导下的院长负责制得到全面有效落实,确保议事决策机制处处通畅,在抓党委决策的落实上不打折扣、不讲价钱,以PDCA的有效循环让抓落实形成闭环。

第二,必须大胆搞创新。

不革故,就不能鼎新。既然党委领导下的院长负责制是重大体制机制改革,就必须配以若干对应的创新,从而全面实行符合时代要求、符合体制要求的科学管理,这是公立医院和妇幼健康服务机构实现高质量发展的关键。各单位党委要根据我国公立医院管理现状，结合各自单位实际深入解读党和国家的政策要求，在不断完善各项规范标准的基础上，在体系、学科、质量、流程、运营、文化等管理上不断探索和创新，坚持以人民健康为中心的发展理念，坚持公立医院的公益性和社会责任，做到服务管理高质量、安全规范高标准、质量效益高品质、学科人才高水平、持续发展高要求、患者员工高满意，以适应实现高质量发展的新形势和新体系。

第三，必须层层抓培训。

领导机制的突然转变，可能会造成单位上下短时间内按照原来体制下的固定思维延续干事、决策方式，这样一来就违背了落实党委领导下的院长负责制的初衷。因此，上到上级主管部门下到各基层机构，都必须进一步健全培训考核机制，从各单位党委书记到院长到班子成员，到全院中层干部，再到各基层党支部书记，确保分层分类、全面覆盖开展好党委领导下的院长负责制的相应培训，通过培训来进一步统一思想认识，强化思想教育，提高政治站位。此外，利用每年科室、支部党建目标考核，量化考评评价，通过考评约束确保党委领导下的院长负责制的有效实施。

各位领导、各位同仁：

在党委领导下的院长负责制制度框架内，实现党建引领妇幼健康事业高质量发展，这是时代要求，是发展要求，是全省一盘棋、全省一条心的共同事业。我衷心希望各位业界同仁能摒除嫌隙，团结一心，互相借鉴，深入研讨，闯出一条我们"云南妇幼人"独具特色的发展路子。以上就是我今天与大家交流的内容，敬请大家批评指正。

最后再次表达衷心的感谢！预祝培训班取得圆满成功！

（这是作者于 2022 年 9 月在云南省妇幼保健机构绩效管理与能力提升培训班开班仪式上的讲话）

余雄武

6 用好党的传家宝 从调查研究中来到真抓实干中去

今年的"七一"是我们伟大的中国共产党建党 102 周年的喜庆日子。今天我们在此隆重集会，与全国各族人民一道，表达我们对中国共产党的无比崇敬之情。在此，请允许我代表院党政领导班子和全体职工，向全院在职和离退休党员同志们致以亲切的问候！

大家知道，中国共产党走过这 102 年的光辉历程，由最初仅有 50 多位党员的党，发展到了如今人数近亿名、领导 14 亿中国人民的世界最大执政党。从积贫积弱的旧中国，到日益走近世界舞台中央的全球第二大经济体，我们党的百年奋斗历程，就是推动中华民族由危亡走向复兴的历史征程，就是带领中国人民由苦难走向幸福的历史征程。

今年 3 月，中共中央办公厅印发了《关于在全党大兴调查研究的工作方案》，要求各地区各部门结合实际认真贯彻落实。这是习近平总书记和党中央对全党全国的统一要求，尤其是对我们党员干部的统一要求。调查研究是我们党在各个历史时期做好工作的重要传家宝，是关系党和人民事业得失成败的大问题，特别是在全面贯彻落实党的二十大重要精神进程中，"大兴调查研究之风"尤其具有重大现实意义。按照省委、市委、市委卫健工委的学习要求，今天，我在"学习二十大 奋进新征程"七一建党节主题活动上，以"用好党的传家宝 从调查研究中来到真抓实干中去"为题，以党课的形式和大家一起学习解读这个关于大兴调查研究之风的工作方案。下面，我从四个方面展开。

一、百年党史中调查研究的代表性事件

百年党史，积淀出我们中国共产党人奋斗前行的有效经验和知识宝库。以毛泽东主席为代表的先驱们，在革命斗争和中华人民共和国建设伟大历程中总结和积累了关于调查研究工作的宝贵经验，值得我们每一位党员干部，尤其是我们的每一位党政班子成员、各支部书记和全体中层干部，进行深入系统的学习思考。下面我列举三个代表性事件来佐证开展调查研究工作的必要性。

（一）农民运动，坚持斗争

1927 年 1 月国民大革命时期，党内以陈独秀为首的党中央和国民党右派对于农民出现了错误的评判，他们"不敢支持已经发动起来的农民斗争"。为了肯定农民运动的作用，毛泽东来到了当时农民运动最高涨的湖南，对湘潭、湘乡、衡山等 5 个地方，进行了为期 32 天的考察研究。对于农民运动是"糟得很"还是"好得很"的问题，毛泽东同志明确指出"农民的举动，完全是对的，他们的举动好得很"。《湖南农民运动考察报告》问世后，引起了广泛关注。这是无产阶级及其政党领导农民革命斗争的纲领性文献，在历史的紧要关头，为革命进一步指明了方向，推动了农村大革命运动的继续发展。毛泽东在《反对本本主义》一文中指出："没有调查，没有发言权"，正是深入调研湖南农民运动的亲身经历，使他说这番话有了足够的底气和自信，而"没有调查，没有发言权"这句话，也成为中华人民共和国建设和现在全党全国全民推进中华民族伟大复兴进程中的金律准则。

（二）兴国调查，土地革命

1930 年，在"饮马长江，会师武汉"这样的左倾冒险主义的错误导向下，红军正面临着严重的危机和生死的抉择：到底是以卵击石攻打南昌，还是诱敌深入开展运动歼敌。为此，红一方面军和江西省委、地方负责人召开紧急会议。会议间隙，毛泽东为了解兴国和赣南地区土地革命的真实情况，与兴国县第十区即永丰区的八个农民开了一个星期的调查会，随后整理写出《兴国调查》一文。在《兴国调查》中，毛泽东通过对农村社会阶级对土地革命的态度等具体问题的调查和分析，为当时正在进行的土地革命找到了依据，为之后成功解决"究竟应该实行什么样的土地政策"这个核心问题提供了调查依据。正是这样的实际调查，在千钧一发关头进行了正确的调整，制止住了后续错误的发生。

（三）纠错调整，工农复兴

1960 年，受大跃进和自然灾害的影响，我国国民经济出现严重的困难。1960 年 12 月 24 日至 1961 年 1 月 13 日，中央在北京召开工作会议。这次会议着重分析了农业生产和国民经济存在的严重问题，正式决定对国民经济进行调整。会议召开之前及参会期间，毛主席先后听了五次汇报。会议最后一天，毛主席发表了以大兴调查研究之风为主旨的讲话。他说:"请同志们回去后大兴调查研究之风,一切从实际出发,没有把握就不要下决心。"这篇讲话,是中华人民共和国成立后毛主席第一次比较集中地讲调查研究问题。在随后召开的中共八届九中全会上,毛主席再次就调查研究问题发表讲话。他提出,1961年要成为"实事求是年""调查研究年",大兴调查研究之风,并确立了"调整、巩固、充实、提高"的八字方针。为进一步落实调查研究工作,毛主席组织人员奔赴浙江、湖南、广东农村蹲点调查,随后又亲自到杭州、长沙和广州等地考察。3月,中央工作会议通过了"农业六十条",之后,党和国家领导人就深入农村调查研究:刘少奇同志去了湖南长沙和宁乡,周恩来总理去了河北邯郸武安、涉县,朱德总司令前往四川、陕西和河南,陈云同志到了上海青浦县,邓小平同志到了京郊的顺义和怀柔。这一年,对工业、科教、文艺等领域也在深入调查研究的基础上,制定了调整政策,相继出台的工业70条、科学14条、高教60条等,对各条战线工作秩序的整顿和恢复起到了重要作用。

以上三个事例,充分凸显了老一代党和国家领导集体对于调查研究工作的高度重视和留给我们的宝贵经验。

二、深刻领会大兴调查研究之风的重要内涵

大兴调查研究之风,既是历史传承的必要,也是在新时代高举中国特色社会主义伟大旗帜来推进各项工作的必然。下面,我从三个小方面来带领大家一起深刻领会大兴调查研究之风的重要内涵。

(一)情况摸上来,回答调查研究"为什么"的问题

习近平总书记指出,调查研究是谋事之基、成事之道,没有调查就没有发言权,没有调查就没有决策权。作决策本身并不难,难的是对情况的准确把握。习近平总书记在浙江工作期间,在《浙江日报》的"之江新语"专栏中曾经谈到,为什么我们现在有些决策的针对性和可操作性不强,说到底,根子还是在于调查研究少了一点,"情况不明决心大,心中无数点子多"。说到这里我要强调一下,我们的党政班子成员、我们的支部书记和全体中层干部,都要好好反思和总结一下,我们自己会不会屁股一坐、脑袋一拍,在没有经过充分调查研究的前提下,随便开个会、拟个文件、发个通知就草率决策、胡乱决策。领导一句话、一个决策倒是来得简单,但

下面的员工行动起来一派迷茫甚至一团乱麻，清楚决策不当的同志敢怒不敢言，不清楚的同志费尽心力结果一场无用功。同志们，调查研究是一个了解情况、为作出正确决策的孕育、酝酿过程，就是为了把真实情况掌握得更多一些，把客观规律认识得更透彻一些，从而使思想、行动、决策符合客观实际，确保形成的思路、提出的对策经得起实践检验。举个例子，曲靖妇幼"大专科、小综合、临床保健深度融合"的发展战略，就是在 2017、2018 年时充分考量两院区同步运营发展的需求，经过我们对国家、省、市妇幼卫生行业发展变化和医院自身改革发展实际进行了深入的调查研究后确立的，经过 2018 年 "8.19" 两院正式实现同步运营至今的 5 年时间，用实打实的专科和亚专科建设实际成绩，用两院区越来越稳中向好的同步发展，考验出这个发展战略的正确性。再如，同样是经过深入调查研究，医院二次党代会确立了"打造妇幼健康新高地"的总体发展目标，与"十四五发展规划和 2035 年远景目标""奋进新征程 推动新跨越三年行动""清廉医院"建设等重难点工作在一个大框架内同步实施，目标计划性强，既可控可行也可以适时变化，我相信这些工作也都能取得圆满的结果和成绩，说到底为什么？这些工作都离不开深入调查研究这个根本前提。所以，要深刻领会大兴调查研究之风的重要内涵，就要从真实情况摸上来，回答好调查研究"为什么"的问题。

（二）直奔问题去，回答调查研究"干什么"的问题

问题是时代的声音，每个时代总有属于它自己的问题，只有始终树立问题意识，坚持问题导向，科学分析问题，深入研究问题，弄清问题性质，找到症结所在，才能不断有效地破解前进中的各种难题，才能不断开创党和国家事业发展的新局面。奔着问题去，是搞好调查研究的基本前提。毛泽东主席有一个非常形象的比喻，他说："调查就像'十月怀胎'，解决问题就像'一朝分娩'。调查就是解决问题。"用我刚才的话说，"调查研究就是一个了解情况、为作出正确决策的孕育、酝酿过程"。党的十八大以来，习近平总书记多次强调"调查研究是我们党的传家宝，是做好各项工作的基本功"，并且以身垂范、身体力行深入基层，通过调查研究发现矛盾和问题，扭住深层次矛盾和重点难点问题精准发力，为新时代调查研究工作作出了引领和示范。可以说，新时代中国特色社会主义十多年来取得的伟大成就，是党中央科学施政的结果；而中央科学施政，则是在不断开展调查研究，不断分析国内外形势的基础上顶层设计的结果。我认为我们要学习和践行的就是敢于直面问题，直面问

题而去,知道要"干什么",才能会干、能干。这里还是要说一下,我们现在施行的院领导网格化责任,想推诿敷衍踢皮球是踢不了、躲不开的,只有直面问题,最终想办法解决好问题,才算是真正尽到了网格化的职责。所以,要深刻领会大兴调查研究之风的重要内涵,就要从真实情况摸上来,回答好调查研究"为什么"的问题。

(三)真正沉下去,回答调查研究"怎么干"的问题

开展调查研究,就要扑下身子、沉到一线,亲身察看、亲身体验,不仅要"身入",更要"心至"。我经常在强调,领导干部只会动嘴指挥,既服不了人,也办不了事。只有实实在在把身段弯下来、沉下去,才接触得到实际问题,才有最终解决问题的基础。我们一些领导干部,习惯"被调研",喜欢看示范样板,听"标准"汇报;有的"浅调研",走马观花,蜻蜓点水;还有的"伪调研",带着"思想框子"下去找素材,按需求证。凡此种种,察不到真情,摸不到实情,最终只能沦为一场"调研秀"。真正沉下去,必须坚持党的群众路线,从群众中来、到群众中去,增进同人民群众的感情,真诚倾听干部员工的呼声,真实反映广大患者的愿望,真情关心人民群众的疾苦,自觉向群众学习,向实践学习,从人民的创造性实践中获得正确认识,把党的正确主张变为群众的自觉行动。我经常抽时间学习了解习近平总书记的从政经历,每一次都觉得由衷敬佩。当县委书记时他跑遍了所有的村寨,当市委书记时他跑遍了所有的乡镇,当省委书记时他跑遍了所有的县市区,他始终坚持把人民放在心中最高位置,始终把调查研究作为重中之重,始终躬身深入基层、深入群众、深入实际,问情于群众、问需于群众、问计于群众。我们必须学习好习近平总书记的这种可贵精神和对工作、对自己的高标准严要求。所以,要深刻领会大兴调查研究之风的重要内涵,就要把身段真正沉下去,回答好调查研究"怎么干"的问题。

三、准确把握大兴调查研究之风的现实意义

我们要准确把握大兴调查研究之风的现实意义。调查研究是我们党在革命、建设、改革各个历史时期做好领导工作的传家宝,也是我们党的重要思想方法和工作方法。在全面开启社会主义现代化国家建设新征程、向第二个百年奋斗目标进军的关键时刻,大兴调查研究彰显了中国共产党人的鲜明政治品格,体现了马克思主义

认识论的基本要求。深刻把握调查研究的认识论意义，对于深度理解调查研究的学理基础，进一步提高大兴调查研究的自觉性具有重要理论和实践意义。

（一）大兴调查研究是力戒"走马观花"、坚持"追本溯源"的基本要求

领导干部带头深入实际、深入基层调查研究，就是要不断深化对党的创新理论的认识和把握，善于运用党的创新理论研究新情况、解决新问题、总结新经验、探索新规律，从而在深刻挖掘事实中把握客观规律。调查研究的过程是将调查和研究相统一，将收集材料和整理材料相统一，将研究问题和解决问题相统一。因此，调查研究的结论既不能是甲乙丙丁的现象罗列，也不能是夸夸其谈的滥调文章，而是要穿透到现象世界的背后，揭示事物的本质，在认识上实现从必然王国向自由王国的飞跃。

（二）大兴调查研究是力戒"导向问题"、坚持"问题导向"的重要枢纽

马克思明确指出："历史本身除了通过提出新问题来解答和处理老问题之外，没有别的方法。"调查研究是发现问题、提出问题、分析问题、解决问题的过程。大兴调查研究，必须反对"导向问题"，坚持"问题导向"。在全党大兴调查研究，就是要直奔问题去，实行问题大梳理、难题大排查，着力打通贯彻执行中的堵点、淤点、难点，不断提出真正解决问题的新思路新办法。

（三）大兴调查研究是力戒"脱离群众"、坚持"心入群众"的有效办法

脱离群众的危险是我们党面临的重大风险之一。我们党靠群众路线赢得过去，也要靠群众路线赢得未来。大兴调查研究，就要坚持群众路线，实现从深入群众到心入群众的历史转变，主动做人民群众的"知心人"，真诚倾听群众呼声，真实反映群众愿望，真情关心群众疾苦，尤其是对群众急、难、愁、盼的问题，更要主动调研、下沉调研，紧抓不放，蓄力解决，这样才能党心连民心，真正察实情、获真知、收实效。

（四）大兴调查研究是深入贯彻落实习近平新时代中国特色社会主义思想的必然要求

当前，我国的发展面临新的战略机遇、新的战略任务、新的战略阶段、新的战略要求、新的战略环境，调查研究工作对于我们解决进程中遇到的难题有着至关重

要的作用。因此，必须大兴调查研究之风，通过调查研究把握事物的本质和规律，找到破解问题的办法和路径，不断增强对马克思主义的清醒认识和把握，提升推进工作、战胜困难的实效，在新征程上开辟灿烂新篇。

四、如何真正练好调查研究基本功

同志们，接下来，我要深入紧密地联系我们曲靖市妇幼保健院的工作实际，对全院干部职工尤其领导干部、各个党支部书记如何用实际行动、用具体作为来做好调查研究，为医院高质量跨越发展建言献策提几点看法和要求。

（一）坚持从政治上看，深刻领悟调查研究的立意基点

以政治眼光看待问题、靠政治头脑分析问题、按政治要求解决问题，这既是原则要求，更是智慧表现。中央决定在全党大兴调查研究，作为主题教育重要内容，必须站在政治高位理解认识其中的意蕴承载。首先，这是对政治地位的"大提领"。党的十八大以来，以习近平同志为核心的党中央高度重视调查研究工作，并多次强调"没有调查就没有发言权，没有调查就没有决策权"，这既是精准定位，也是根本遵循，需要我们高度重视、高端摆位。其次，这是对政治灵魂的"大洗礼"。大兴调研之风，既在检视工作作风，也在树立干事新风，要求我们以清净之心立人、以清爽之意做事、以清新之行为政，凸显出对政治忠诚的考验、对政治意识的匡正、对政治作为的评价。最后，这是对政治经验的"大运用"。坚持把"调查研究"作为一项重要内容，嵌入主题教育之中，这既是经验的再传承，更是实践的新升华，指引我们带着宝贵的调研经验以跑步状态进入新时代，取得新作为。

（二）坚持在工作中立，持稳把正调查研究的靶向落点

把握好"立"与"落"的关系，本质上讲，就是要处理好"知"与"行"的摆位。搞好调查研究，最终要在工作业绩上体现价值，要在群众反馈中验证成效。

第一个层次，关于立什么的问题。随着医院体量增大、发展转型和绩效格局的调整，对外服务上，患者群众对我们医疗服务的期望越来越多，对医疗团队的能力水平也看得越来越重；内部协调上，职工团队不同理念诉求、工作分工引发的不和谐因素多样多发，亟需我们立准问题靶子，跳出务虚务空，坚持务实务真，切实把

群众反映最多的问题、工作出现最大的难题、现实任务最急的命题，作为讨论课题、查摆议题、剖析例题。我认为当前我们必须立准以下 4 个问题靶子。

第一，要坚持抓好医疗质量与安全管控工作。近日来医患纠纷愈演愈烈，再次为全院的医疗质量与安全管控工作敲响了警钟。一方面，安全无小事，生命重于泰山。医疗护理安全、感控安全、每一个人的自身安全以及网络舆情安全等任何一方面做不到位，都会影响科室的安全运营，都会影响医院的安全发展。我一直在讲，大家要时刻谨记习近平总书记"人民至上 生命至上"的谆谆教诲，要保障好人民群众的生命安全，做好优质服务，提高患者就医的获得感、幸福感。失信于民很容易，想要再次取信于民就会很艰难。所以必须时刻将人民安全守于心、践于行，坚持以"提升医疗质量，保障医疗安全"为主线，以建立和谐医患关系为目标，以十八项核心制度为抓手，狠抓医疗质量及医疗安全，提升医疗质量、保障医疗安全，努力做到看一个病人、交一个朋友、树一面旗帜，用"三个满意"来实现高质量发展和高水平安全的良性互动。另一方面，自媒体时代的到来，给医患关系带来了新的挑战，一些患者经常将自己就医过程中的不良感受、不愉快经历、不佳的治疗后果等通过这些媒体来宣泄自身的情绪，加剧了医患的不和谐因素。前不久的医患纠纷处理过程中，媒体报道形成威压，但我们对网络不良舆情没有回应，导致医院形象受损，正常医疗秩序受到干扰。我们负责的院领导和相关科室务必高度重视医疗网络舆情，加强舆情监测预警和舆论引导，减少舆情危机对医院的损害。

第二，要坚持压实领导网格化责任，防风险保稳定促发展。"健康曲靖"建设加速推进，区域医疗中心建设带来的竞争压力，医院本身的专科限制造成的学科建设短板、人才短板等深层次矛盾躲不开、绕不过。当前我们面临的各种风险、挑战和困难问题比以往任何时候更加严峻复杂，迫切需要通过调查研究把握事物的本质和规律，找到破解难题的办法和路径。正如毛泽东同志所说："凡是忧愁没有办法的时候，就去调查研究，一经调查研究，办法就出来了，问题就解决了。"院党委早在年初就全面部署网格化压实"防风险 保稳定 促发展"责任的相关工作，要求在绩效分配、安全生产、短长期发展等方面由院领导牵头指挥和参与科室管理。今年时间已经过半，请各位扪心自问：年初制定的工作任务完成情况过半了吗？临床各科室的业务量达到预期了吗？我想在座的大多数答案都是否定的，这在很大程度上反映出我们的网格化管理在履职尽责上还有差距，尤其相关领域的分管领导和职能科室在工作本领上还有所欠缺，希望网格化责任领导一定要时刻心怀责任、主动担当作为，以上率下抓好相应工作，真正尽责履职。除此之外，院党委力求以大兴调查研究推动强作风、重效能、抓执行，在 5 月制定下发了《关于在全院大兴调查研究推动高质量发展的实施方案》，其中要求院党政领导班子成员每人要选择分管领域、分管部门或工作实践中长期未解决的老大难问题牵头 1～2 个课题开展调研，在这里我也希望所有网格化责任院领导要用实际行动践行习近平总书记"要大兴调查研究之风"的统一要求，把身段真正沉到网格科室，对各科室医疗安全隐患和质量控制进行深入调研，一对一开展风险排查并形成可行的整改方案，作为网格化科室中长期发展的工作遵循。

第三，要坚持推进"清廉医院"建设，打造曲靖妇幼清廉好形象。6 月中旬市纪委到医院参观了医院清廉文化阵地建设，充分肯定了我们的清廉医院建设成果，但是我们要清晰地认识到，清廉医院建设是一项系统性建设工程，党风廉政建设只有进行时，没有完成时。一方面要处理好"罚与教"的关系。既要注重廉洁教育，更要加大问责力度。要以党的二十大精神为指引，持续深化党史、党章常态化学习教育成果等内容，坚持全面、立体、深入地开展与廉政建设有关的各项活动，教育引导广大干部职工增强廉洁从业、廉洁用权、廉洁修身、廉洁齐家的思想自觉，厚植廉洁文化沃土，持续巩固崇廉、尚廉、学廉、思廉、践廉的文化氛围。同时，按照"四责协同"要求，院党委落实好主体责任，支持纪检监察工作，对涉及"三重一大"等重要事项主动接受纪检监察部门监督。医院纪委落实好监督责任，以严肃问责层层传导压力，做到有责必问、问责必严，起到"问责一个，警醒一片"的效果。另一方面要处理好"防与治"的关系。运用好监督执纪"四种形态"，在第一种形态上加大力度，经常性开展"拉拉袖子""提提领子"的工作，创新加强警示教育。同时，注重做好压实责任、完善制度、监督考评等工作，把握"关键人"，重点对医疗、药剂、设备、基建等重点岗位人员加强监管；把握"关键事"，重点抓好药品、耗材等管控，完善公示约束等机制，加大项目审核、审计监督力度；把握"关键时"，加强对节假日、人事调整等特殊节点的监管，常态化开展正风肃纪检查，持续整治"四风"。

第四，要坚持开展"党建促医改——四进活动"，倾情为民护健康。院党委一贯把奋斗为民、服务为民当作目标所指、情感所系，今年继"党建促医改三年行动计划"后新征程再出发，开展"党建促医改——四进活动"，这不仅是"我为群众办实事"成果的不断延展，更是基层党支部优化为 36 个在职党支部后"见真章　出实效"的重要举措。我们的网格化责任院领导和各党支部书记要在医院党委的总体要求之下，扎实为地方群众办实事、解实忧，时刻践行全心全意为人民服务的宗旨，整体提升所到之处的妇幼健康服务能力与服务质量，以高度的曲靖妇幼主人翁意识和人民健康卫士的职业定位，主动淬炼党性，行动彰显初心，以"六个一"（一面党旗、一个根据地、一帮好战友、一堂优质课、一回坐诊问诊、一次主题党日）谱写"党建促医改—四进"活动新篇章，让鲜红党旗在企业（厂矿）、机关、社区、学校等机构继续迎风招展。

第二个层次，关于怎么落的问题。调查研究千万不能搞形式主义，实际成效要体现在"最后一公里"。第一，要在同向筹划中落。要充分发挥院党委统筹协调的优势作用，引导全院干部职工与院党委同心同德、同心同向、同心同行，服从院党委工作安排，切实做到党委工作推进到哪里，自身工作就聚焦到哪里、科室力量就汇聚到哪里，真正把院党委的决策部署转化为行动自觉。第二，要在同频共振中落。坚持工作进程与调研进度相互协调，跟着工作走、围绕群众做、全程不断线。第三，要在同步检验中落。群众满意度是最真的考验，也是最实的检验，任何时候都要作为重要依据，互为表里、相融互促。

（三）坚持往要害处抓，紧紧扭住调查研究的关键重点

一要带头抓、抓带头。特别我们的党员领导干部、基层党支部书记，更要时时处处亮出"从我做起、向我看齐、对我监督"的鲜明姿态，坚持行动上先行一步、标准上更高一筹、要求上更严一层，以良好形象带动科室部门、感召科室职工。二要合力抓、抓合力。今年将"调查研究"摆在高位前所未有，既是政治任务、更是党委工程，要跳出把调查研究当一般工作、靠几个人单打独斗、单线推动的误区，调研筹划要人人献策、调研责任要层层落实、调研困难要个个出力，确保协同顺畅、推进有力。三要严实抓、抓严实。调查研究工作，既是推动工作的加速器，也是检验能力的硬指标，不是一时之功，需要久久为功，要防止前紧后松、时紧时松，要坚持善始善终、善作善成，把严和实的要求贯穿全程，确保质量效果。

风正时济，自当破浪前行；任重道远，更需快马加鞭。李强总理在今年全国两会上出席记者会并回答中外记者提问时讲道："坐在办公室碰到的都是问题，下去调研看到的全是办法"，一针见血指出了发展的智慧和力量来自于基层的人民群众，来自人民群众火热的实践。我们的领导干部务必注重"沉下身"，深入临床一线，眼睛

往下看，脚步往下迈，"身入"又"心入"，努力当好"调研员"，分析症结所在、研究可行政策、制定具体方案、切实加以解决。我们的全院党员同志务必聚焦"小切口"，从细微之处发现问题、了解实情，面对矛盾敢于迎难而上，面对危机敢于挺身而出。我相信，按照总书记指引的方向，奋发、奋进、奋斗，一定能推进医院高质量发展再上新台阶，一定能以优异成绩将党的二十大精神落到实处。

（作者 2023 年 6 月 30 日庆祝建党 102 周年的党课讲稿）

余雄武

7 学有所得 行必有成

9月13日，全市领导干部学习贯彻习近平新时代中国特色社会主义思想主题教育读书班第一次集中学习开班，市委主要领导主持开班式并作动员讲话。以《坚持不懈用党的创新理论凝心铸魂 奋力谱写好中国式现代化曲靖篇章》为题，为参训干部作了生动辅导。李书记的讲话，通篇贯穿了习近平新时代中国特色社会主义思想，贯穿了习近平总书记关于主题教育的重要讲话和重要指示批示精神，讲话具有很强的思想性、针对性和指导性，既是一次生动深刻的辅导，又是一次跨越发展的动员部署，鼓舞人心，催人奋进，为全市各级领导干部深入学习习近平新时代中国特色社会主义思想作出了表率、确立了标准、提出了要求。聆听完党课，更觉得激情澎湃，豪情满怀。有以下心得体会。

一、学思想，做习近平新时代中国特色社会主义思想的忠实"践行者"

作为妇幼保健院党委书记，将带领全院党员干部持续深入学习习近平新时代中国特色社会主义思想，全面学习领会新时代中国特色社会主义思想，全面系统掌握这一思想的基本观点、科学体系，把握好这一思想的世界观、方法论，坚持好、运用好贯穿其中的立场观点方法，不断增进对党的创新理论的政治认同、思想认同、理论认同、情感认同，坚持不懈用习近平新时代中国特色社会主义思想凝心铸魂，自觉用新时代中国特色社会主义思想指导各项工作。通过开展主题教育，推动全院广大党员干部在思想上正本清源、固本培元，深刻领悟"两个确立"的决定性意义，进一步增强"四个意识"、坚定"四个自信"、做到"两个维护"；教育引导广大党员干部学思想、见行动，不断增强干事创业、推动发展的责任感和使命感，推动全院上下履职担当、奋发作为，以务实行动推动工作落地见效；教育引导各党组织和广大党员干部突出问题导向，查不足、找差距、明方向，为推动医院高质量跨越式发展提供坚强有力的政治保证。

二、强党性，做人民健康"守护者"

"中国共产党领导人民打江山、守江山，守的是人民的心。"这句饱含深情的话语，道出了我们党深厚的人民情怀，彰显了我们党始终坚持人民至上的价值追求。社会主义事业是人民的事业，人民的需求指向哪里，我们的服务就要延伸到哪里。总书记在二十大报告里描绘了实现第二个百年奋斗目标的宏伟蓝图。提出了"人民健康是民族昌盛和国家强盛的重要标志。把保障人民健康放在优先发展的战略位置，完善人民健康促进政策。"作为医务工作者，我们肩负着护佑人民生命健康的崇高使命，责任无比重大。通过主题教育，自觉用新时代中国特色社会主义思想改造主观世界，进一步坚定共产主义信念，始终保持共产党人的政治本色，坚持以人民为中心的发展思想，不断发扬"以患者为中心"服务理念，想患者之所想，急患者之所急，解患者之所难，始终把患者的利益作为医疗工作的出发点和落脚点，用心、用情、用力解决好群众的所思所盼，做好人民健康的"守护者"。

三、重实践，做曲靖妇幼事业改革发展的"领路者"

2023 年是贯彻党的二十大精神的开局之年，是实施奋进新征程推动新跨越三年行动的关键之年。作为妇幼保健院党委书记，要当好改革发展"领路者"。带领医院全体党员干部深入践行新时代中国特色社会主义思想，以改造客观世界、推动事业发展，及时解决医院事业发展和党的建设中存在的各种矛盾问题，防范化解重大风险，推动中国式现代化曲靖妇幼篇章取得新进展新突破。要始终以习近平总书记的重要讲话精神为根本遵循，坚持实干为要，牢牢把握高质量发展这个首要任务，云南省"3815 战略"和曲靖"310 工程"高质量发展新篇章的总蓝图，结合医院"三年行动计划"和 2023 年度工作目标，以高质量党建引领妇幼健康服务高质量跨越式发展，带头实施"三年行动计划"，带领党员干部深入基层、深入一线，实现医疗保健优质资源下沉，扎实做好"我为群众办实事"实践活动。要带领医院全体党员干部不断提高履职尽责的能力和水平，切实提升全市妇幼健康水平，凝心聚力促发展，驰而不息抓落实，立足岗位作贡献，更好地助力健康中国、健康云南、健康曲靖建设，努力创造经得起历史和人民检验的实绩。

四、建新功，做曲靖妇幼事业高质量发展的"推动者"

曲靖市妇幼保健院的定位是：努力发展成为西南领先、云南第一的妇幼专科医院。作为曲靖市妇幼保健院党委书记，深感自己作为医疗改革过程中最普通一块基石所肩负的使命和责任。我将带领医院全体党员干部从新时代中国特色社会主义思想中汲取奋发进取的智慧和力量，努力把学习成果转化为推动工作的强大动力，以"一日无为、三日难安"的干事创业情怀，以"勇于担当、奋发有为"的精神状态，以时不我待、只争朝夕的精神状态，扎实工作，积极作为，将"敬佑生命，救死扶伤，甘于奉献，大爱无疆"的崇高职业精神贯穿到环境打造、质量管理、医疗服务各个环节，着力构建云南妇幼特色品牌，推动妇幼服务品牌化、人才队伍复合化、机构人文化。同时，充分发挥区域妇女儿童医疗中心的优势作用，继续砥砺奋进、勇立潮头，优化医疗卫生资源配置，扩大妇女儿童健康工作的覆盖面，不断完善妇女儿童医疗卫生服务网络，提高妇女儿童医疗保健服务能力，为助推全省卫生健康事业高质量发展作出新的更大贡献。

（这是作者 2023 年 9 月 14 日在全市新时代中国特色社会主义思想主题教育读书班第一次集中学习会上的发言）

余雄武

8 拒绝"躺平"勇担当 崇尚实干善作为

　　今天的专题党课，我的既定目标，就是要对我们全院的"躺平"式干部专项整治一段时间以来的相关工作进行阶段性总结，并要把这项工作继续深入地推进下去。今天专题党课的题目是《拒绝"躺平"勇担当崇尚实干善作为》。

　　今年中央电视台春节联欢晚会，一个名为《坑》的小品，淋漓尽致地刻画出人民群众深恶痛绝的"躺平"式干部形象，引发社会各界强烈反响。党中央、中纪委连续发声，各级党委政府也全面推开"躺平"式干部专项整治工作。医院党委高度重视此项工作，在前期开展的自检自查中，我们对"不愿担当、不敢担当、不善担当"三种类型"躺平"式干部的表现已经比较熟悉，在此我不再赘述。今天我的党课，重点是要深入紧密地结合医院干部队伍的实际情况，来剖析和解读院内一些"躺平"式干部的"众生相"，来给大家一些提醒警示，来继续扎扎实实推进好我们的专项整治工作。

　　在我们的医院、我们的干部队伍中，其实，像小品中那样的"坑"并不少，"躺平"式干部也真实存在。曲靖妇幼正处在生存发展的深水区、业务提升的瓶颈期、提速跨越的迟滞期，哪怕总体呈现稳中向好的态势，但面临的严峻挑战和风险，早该让我们有如临深渊的紧迫感和危机感。形势本就很严峻，再有一批不担当不作为的"躺平"式干部不用力、用反力，实话实说，不进则退，前途堪忧。今天，我用"拒绝五个躺平"展开我的党课，既有剖析，也是我对大家的要求，希望大家能在今后的工作中真正做到拒绝"躺平"勇担当，崇尚实干善作为。

一、拒绝责任"躺平"，要无愧职责和职能

　　第一个拒绝，首先要拒绝我们在责任心、责任感上的"躺平"，责任一旦"躺平"，就是行动上的失责，更是思想和作风上的"失能"。无论党政班子成员还是中层干部，都要时刻扪心自问，上级党委政府和医院党委交给我们的职责职能是什么，我们履行得好不好。大家都知道我有个习惯，周末和节假日，只要我在曲靖，我必须要到两个院区转转，有手术做手术，有紧急事务及时处置，一切正常也要看看问

问节假日薄弱时段有没有什么缺漏疏忽。为什么？因为作为党委书记，我经常会担心，担心党组织培养我那么多年，给了我那么多荣誉和责任，我有没有尽到责任来对得起这些荣誉，有没有扛好肩上的担子。我也经常会心慌，前段时间正值我们两个院区业务回暖、发展向好的时候，患者死亡、医患纠纷、各类投诉频频发生，成为我们两院整合10年来前所未有的投诉纠纷最集中、最突出，甚至可以说是运营管理最危险的时期。同志们，我睡不着觉，我心里着急啊！医疗安全生命线、安全生产运营底线，是我们本该誓死捍卫的责任。每一位党政班子成员先问问自己，记不记得"上行下效"的道理，每天说抓质量抓安全抓管理，我们自己有没有沉下身子去好好抓落实整改，有没有争当一个在担当作为上能够以上率下的党政班子成员。上不行则下不效，遇到问题如果只是开个会发个文，自己不会按照网格化职责下去抓落实整改，那些已经暴露的问题就会越积越多，越来越恶化到难以控制。

我们的中层干部也一样。院党委把责任交到你手上，把一个科室、一个团队交到你手上，迄今为止，可以这样说，只有少数中层干部给党委、给人民群众交上了相对优秀的答卷。这些干部像我一样，为了身上的职责，会担心会心慌，会不用扬鞭自奋蹄。但其他一些中层干部，责任心、责任感彻底"躺平"。要么，干啥啥不行，要绩效搞"内斗"第一名，业务提升不了，学科建设停滞，得过且过，工资奖金一分少不得而且巴不得少干多拿，就像我常说的"脚踩西瓜皮，滑到哪里算哪里"。过不下去就哭天喊地三番五次向领导要绩效、要政策倾斜，一大堆客观理由振振有词，就是自己没有错，就是意识不到自己责任心的"躺平"。还有一些中层，心思精力就是放不到本职工作上，漠视组织纪律政治规矩，找准机会就不在岗不在位，讨厌加班，一天快活自在，尤其对学术活动外出开会最感兴趣，但对所在科室管理和发展的责任，拈轻怕重左躲右闪，拿不出什么实际的成绩。我们的一些职能部门同样如此，一天到晚浑浑噩噩不知所终，不好好履行自己的管理职能，遇到急难险重任务就上推下滑不担当，工作做不细、推不动、完成不好，这些，都是责任"躺平"的典型表现。所以，我今天要说的第一个拒绝，就是希望大家拒绝责任"躺平"，要用实际行动和成绩来对得起交到我们自己肩上的责任。

二、拒绝信念"躺平"，要坚定理想和初心

二是要拒绝信念"躺平"。信念上的"躺平"对我们曲靖妇幼人来说，意味着什

么？意味着忘掉从医行医的初心，忘掉102位上海老前辈留给我们的好传统，忘掉我们本该一起追求的"妇幼梦"。举个例子，我们信念上"躺平"了，如果再次面对创三甲、南苑新区建设、抗疫、特需业务拓展创新等急难险重任务，就必定会缺乏斗争精神，面对我们的妇幼卫生事业，就不再像当初我们那样热血沸腾、渴求成功。信念"躺平"，抛弃自己的理想，丢掉自己的初心，是一种怕难怕苦、对现实妥协的消极态度。我们的干部尤其是党员干部，千万不能忘记，习近平总书记很早就教导我们，理想信念是共产党人精神上的"钙"，共产党人如果没有理想信念，精神上就会"缺钙"，就会得"软骨病"。曲靖妇幼的干部如果让信念和理想"躺平"，忘了初心忘了从哪里出发，你不但完不成组织交给你的任务，可以说你的人生都会糊里糊涂失去色彩，配不上"曲靖妇幼人"这个名称。

说到这里我很感叹，可以说也很惋惜。前不久，人事科转发了曲靖市委的一个通知，让我们的干部参加"万名人才兴万村"专家人才服务基层行动，去县区挂职接受组织培养锻炼。一个130年历史的医院，多少曲靖妇幼人打拼传承下来的优良作风，我原想，医院那么多"闯将""干将""先锋"，广大干部肯定会踊跃报名，奋勇争先。哪想到，报名的可可怜怜，寥寥无几。我不得不说，我们的很多干部，在理想信念上已经"躺平"了，对自己要求很低，嘴上把要照顾家人、身体不好等等客观因素当作"躺平"的理由，其实从灵魂深处就不希望自己积极进取、多有一些锻炼和提高，不会对标先进、争取更好地成长发展。可能我作为党委书记，言传身教也做得不够好，我用我自己的切身经历不是已经很明确地告诉了大家，渴望成长谋求发展，这不就是一个人该有的理想信念吗？如果当初也"躺平"了，我又如何能走到今天？人的一生，一些关键的选择、关键的决定、关键的机遇，需要你有着对自己的事业、对自己人生的坚定信念，去推动你做对的选择，从而跨过重要的关口、跨上重要的台阶，一旦你错过了，就真的错过了。

所以啊同志们，理想信念的"躺平"，必然导致自我要求的降低。在这里我很负责任也很语重心长地告诫大家一句，要小心提防那些希望你放弃理想信念、告诉你奋斗上进"没意思"的人，他们不是在爱你，是在害你！我们每一个干部下来也要好好自我反省一下，自己的信念有没有"躺平"，还有没有什么斗志能让我们走好自己的人生路。这是我今天要说的第二个拒绝，要拒绝信念"躺平"，坚定理想和初心。

三、拒绝能力"躺平"，要苦练能力和水平

三要拒绝能力"躺平"。能力上"躺平"，说白了就是能力固化，没有提高，千年吃老本，认输认怂认不行，或者就是"满瓶不动半瓶摇"，不学习提高还自认为自己最厉害别人都不行，心中没有能力危机，就不会在能力上进行自我革命。我们的一些干部，可以说，能力平庸，难堪大任。自己科室管理的一点点困难，自己团队的一些小问题，不积极想办法去克服去解决，只会向上踢皮球踢给领导、向下转责任转给职工，更别说遇到大的困难、大的应急事件，纯粹手足无措毫无办法。自己团队里出现人与人之间的一些矛盾，没有基本的沟通协调和引导教育能力去进行化解，相反带头把科室氛围搞得不团结一团糟，让矛盾更加复杂和激化，从而也就失去了一名中层干部的威信。

还有，一些干部专业技术能力本来就不达标，诊断不准判断失误，对患者病情的甄别能力低下，危急重手术做不了，会诊和急救做不好，关键要素拿不准，直接导致医患纠纷甚至是事故。上面管理层也一样，一些干部一天把"我不会""整不来""没学过"放在嘴上还觉得光荣，觉得说不会就可以少干甚至不干，让总结点工作写点材料一本流水账记到底，不讲重点不得要领，院党委安排点工作下去就你推我我推你一级推一级，"太极拳"打得行云流水，就是没有能力把工作干好。这些干部以为，反正工资奖金准时到账，能干不能干、多干少干一个样，少干多拿、能力平庸反倒轻松甚至光荣，不以为耻啊！同志们，郑重提醒一下，"躺平"式干部专项整治工作不是吓唬人的假把式，你可千万别挑战各级党委政府的决心。我代表院党委奉劝大家，不要成为反面教材，否则会悔不当初。我还想说，一个医院几百名干部能力上参差不齐难以避免，但明知能力不足还不迎头赶上居然选择"躺平"，这样的干部，肯定走不远、走不下去了。

那怎么拒绝能力"躺平""立身百行，以学为基"，只有坚持学习不放松、坚持锻炼不松劲，才能摆脱能力危机。毛主席在去世前一天还坚持看书学习四个半小时直到昏迷，遗物当中最多最大的一部分就是接近四万本书。同志们，要向伟人学习啊。所以，要拒绝能力"躺平"，就要主动增强我们广大干部学习的紧迫感、使命感和责任感，坚持勤"充电"，多"增能"，避免思想僵化，知识老化、能力退化的情况发生。要高度重视本领技能的学习，通过学习不断弥补自身的知识弱项、能力短板和经验盲区。这是第三个拒绝，拒绝能力"躺平"。

四、拒绝品质"躺平",要淬炼党性和胸怀

第四个拒绝"躺平",就是要拒绝品质"躺平"。简单说,就是要以"躺平"为耻,要把拒绝"躺平"当作自己争当好干部、争当合格党员的基本品质要求。同志们,品质道德是人的立身之本,比能力都重要很多。我们每一位干部尤其是党员干部,都应该以拒绝"躺平"、崇尚实干、艰苦奋斗、争创佳绩来淬炼我们的党性。同时,我还要说,一定要通过真抓实干、担当作为来拓宽我们一些干部的胸怀,打造全院团结干事、同心创业的良好氛围。一个真正把拒绝"躺平"当作良好品质的优秀干部,全副身心都在带领团队奋斗拼搏上,扛着千钧重担,胸怀远大理想,知人容人、与人为善,哪里会有那么多精力去搞内斗内耗搞团团伙伙。

但实际情况不容乐观,刚才我就说过,我们真的就有这么一些干部,不以为耻,居然以"躺平"为荣,一边干得少、干不好、干不了,一边还沾沾自喜,觉得自己能够"躺赢",还乐此不疲地激化同事之间的矛盾,要么争权要么夺利,搅得个一塌糊涂不得安宁。那我告诉你,这类型人,如果你要"躺平",你愿意放弃工资奖金来"躺平",我们可以承认你是真"躺平"!你要记好,你手中的饭碗是人民给的,你带领大家团结干事的责任是院党委给的,你想"躺平"、你搞不团结,就要丢饭碗,就是渎职!

同志们,我们党一贯传承实事求是的优良作风,拒绝黑白颠倒是非不分,一贯坚持以严格的政治组织纪律、各种规章条例,引导我们党员干部时时刻刻从高从严要求和约束自己。在这里和大家分享一下,最近我在手机上反复关注到一个大热点,就是著名歌手刀郎,根据我们的古代文学作品《聊斋志异》,创作了一首名叫《罗刹海市》的歌曲。这首歌迅速在全球爆火,播放量超过300多亿。为什么会有这么大的反响?因为这首歌所反映和讽刺的,就是那些以丑为美、是非不分的人和现象,心中有愧的人自然就会对号入座。我希望大家下来也好好听一下,好好对号入座一下,反省反省我们自己,有没有在"躺平"这个问题上以丑为美、荣辱不分。前一阶段,院党委根据全院中层干部考核评议结果,进一步开展了"躺平"式干部的自检自查工作。我们院党委对于"躺平"式干部的态度到底如何,在座的大家心里一定要有数。再说一遍,不要成为反面教材,要主动拒绝"躺平",一旦"躺平",害人害己!

五、拒绝青春"躺平"，要追求上进和韧性

今天我要说的最后一点，是要拒绝青春"躺平"。说到这一点，我有很多很多的感慨。我们近些年来一次次招聘，人员规模不断扩大，达到了1800多人，其中，一批批新进的年轻同志、年轻干部，成为医院大家庭的新鲜血液。我观察调研了很长时间，我很客观地讲，这些年轻同志当中，优秀的当然也有。我们机关上就有少数年轻同志，不但本职工作上勤勤恳恳、党务工作有声有色，而且具备强烈的主人翁意识，能积极参与到各种有益活动中、能主动投身医院的改革发展事业。但总的来说，我们现在的年轻干部队伍中，肯干苦干的不多，出色出彩的不多。很多年轻干部基本上是领导喊到动一下，不喊就绝对不动，手机绝对不离手，吃喝玩乐最热衷，不愿意主动学习提升，不愿意勇挑重担，年纪轻轻刚刚踏入社会走入职场，就学着避重就轻偷奸耍滑，钱一分不少拿还嫌拿得少，工作一点不愿多干还嫌干得多。一天脑袋里想着上班工作要怎么舒服怎么安逸，加一点班就哼哼唧唧，节假日有工作就怨声载道巴不得到处去投诉，想尽办法诋毁领导诋毁医院，对自己要求低还觉得很"佛性"，没经过什么人情世故就以为自己很老到很世故，见不得其他年轻同志积极向上，觉得那才是傻瓜是作秀，其实是自己缺乏斗志不求上进。再有，很多年轻干部，社交能力、沟通能力、组织协调能力可以说几乎为零，心里居然还自以为这是所谓的"独善其身"。这里我套用下前不久我们开展的万名党员进党校第二期干部综合能力集中培训的时候，陈浩老师讲那句话："你以为的以为，可不是你以为的以为。"父母含辛茹苦抚养你读书成长，一些年轻同志已经具备了研究生学历，居然还年纪轻轻就自以为是地选择"躺平"，把自己的人生、事业不断地"内卷"，实在可惜可叹！

针对以上我提到的医院一些年轻干部主动"躺平"的问题，有同志告诉我说，这是一代人的问题。我不赞同，我也不相信。如果"躺平"是一代人的问题，那我们的国家、我们的民族还有什么希望？如果"躺平"是我们曲靖妇幼年轻干部不可逆转的共性问题，我们的医院、我们的未来还有什么希望？年轻同志们，切记切记，青春可贵青春无价，年轻是你们奋斗创业的最强资本，千万千万不能让青春"躺平"！不要等到一把年纪一事无成才后悔年轻时候虚度了青春，你才知道选择"躺平"把你害成了什么样子。历史车轮滚滚向前，医院是你们的，未来是你们的。

习近平总书记告诫我们，幸福是要靠奋斗出来的。我们的年轻同志，只有趁着年轻好好奋斗，趁着年轻苦练本领技能，砥砺淬炼出年轻人"善作善成"的韧劲。要向前看放眼未来，向上看对标先进，以一颗积极向上的心来书写好自己的人生。

今天会后，全体中层干部、党务干部要把我对年轻同志的要求传达下去。我想说，医院党委不是年轻人的家长和老师，但我们一贯高度关注年轻干部的培养和成长，我们能够给予年轻干部的环境、平台、待遇等条件，已经足够好、足够让大家用心珍惜。只要拒绝"躺平"、善作善成的年轻干部能够脱颖而出，医院党委一定给你提供更大更好的舞台去实现价值。当然，我还要说，一些中层干部也不要借着我今天提的要求，别有用心大做文章，把院党委的关心爱护、培养教育变成打压年轻人，把中层干部自己该做的重要工作甚至脏活累活借故推给年轻人。一定要和院党委同心同德，有计划有措施地培养爱护好我们的年轻干部，让他们更好地融入医院大家庭，努力工作，快乐生活，健康成长。

以上就是我今天专题党课的"拒绝五个"躺平"。在这里我还要强调一下"一个结合"。必须把我们的"躺平"式干部专项整治工作与"清廉医院"建设紧密结合，与现在全国开展的医药领域腐败集中整治紧密结合，与我们的党风廉政建设、医德医风和行风建设紧密结合。医院党委将进一步多措并举，打造一支拒绝"躺平"、勇于担当、崇尚实干、善于作为、清正廉洁、医德高尚的曲靖妇幼干部队伍，让医院在能战能胜的干部队伍推动下，沿着高质量发展航道继续破浪前行。

（这是作者 2023 年 8 月 15 日在"躺平"式干部专项整治专题党课的发言）

余雄武

9 以实干担当推动医院高质量跨越发展

按照市委统一安排部署，曲靖市妇幼保健院党委近期组织开展了主题教育读书班，通过系统学习《习近平新时代中国特色社会主义思想专题摘编》等书目，我认为，主题教育是党中央为全面贯彻党的二十大精神、动员全党同志奋力完成党的中心任务而团结奋斗所作的重大部署，也是我们推进医院各项重难点工作的现实需要。今天，我们开展主题教育专题党课，就是要进一步强化提升曲靖妇幼广大党员干部敢成事的魄力、干成事的毅力和能成事的能力。

作为一名医务党员干部，我们既要有高度的政治责任感和使命感，也要有扎实的业务能力和专业素养；既要坚持以人民为中心的发展思想，也要坚持以生命为尊的医疗理念；既要服务于国家战略和社会需求，也要满足人民群众对健康生活的向往；既要遵循医学规律和伦理原则，也要创新医疗模式和服务方式；既要保障医疗质量和安全，也要提高医疗效率和效益。以上种种都需要我们以这次主题教育为契机，以党的旗帜为旗帜，以党的意志为意志，以党的使命为使命，努力提高各方面能力修养，常修为政之德、筑牢信仰之基、补足精神之钙、把稳思想之舵，在推进中国式现代化实践中贡献自己的力量。下面，我以"感悟思想伟力　凝聚奋进力量——以实干担当推动医院实现高质量跨越发展"为题展开今天的党课，从三个大方面进行阐述。第一个方面，站位决定方位，胸怀信念永存高远之志（深刻领悟"六个必须坚持"）；第二个方面，格局决定结局，提高本领打牢成才之基（提升"三种能力"）；第三个方面，思路决定出路，勇于担当走好奋斗之路（抓好"十项关键工作"）。

第一个方面，站位决定方位，胸怀信念永存高远之志。

习近平新时代中国特色社会主义思想是当代中国的马克思主义、21 世纪的马克思主义，是全党全国人民的思想旗帜和精神旗帜。党员干部必须深入学习、准确领会习近平新时代中国特色社会主义思想的精神实质，进一步筑牢同以习近平同志为核心的党中央保持高度一致的政治自觉、思想自觉和行动自觉，做到站得高看得远、站得直行得正、站得稳顶得住、站得住打得赢。

一、深刻领悟"必须坚持人民至上",牢记初心宗旨

人民立场是中国共产党的根本政治立场,是马克思主义政党区别于其他政党的显著标志。中国共产党从建党之初就把实现最广大人民群众的根本利益作为自己的初心和使命。早在延安时期,毛泽东同志就提出"全心全意为人民服务",并将其写入党章,成为党的根本宗旨。党的十八大以来,习近平总书记创造性地提出了以人民为中心的发展思想,将人民放在了"齐顶至上"的最高位置。党的二十大报告中指出,"要始终保持同人民群众的血肉联系,始终接受人民批评和监督,始终同人民同呼吸、共命运、心连心",这为我们深刻认识和把握必须坚持人民至上这一立场观点方法提供了根本遵循。始终保持同人民群众的血肉联系,就要将增进民生福祉作为发展的根本目的,多谋民生之利、多解民生之忧,不断增强人民群众的获得感、幸福感、安全感。我一直在讲,大家要时刻谨记习近平总书记"人民至上 生命至上"的谆谆教诲,延续奔赴湖北的抗疫精神,保障好人民群众的生命安全,做好优质服务,提高患者就医的获得感、幸福感,失信于民很容易,想要再次取信于民就会很难。所以必须时刻将人民生命安全守于心、践于行,坚持以"提升医疗质量,保障医疗安全"为主线,以建立和谐医患关系为目标,以十八项核心制度为抓手,提升医疗质量、保障医疗安全,努力做到看一个病人、交一个朋友、多一个亲人、树一面旗帜,用"三个满意"来实现高质量发展和高水平安全的良性互动。今年,院党委进一步创新为民服务模式,继续开展好党建引领"四进"活动,组织医务人员主动走进企业(厂矿)、机关、社区、学校,为人民群众提供全方位、全周期健康服务,希望各位网格化院领导按照年初制定的计划按时按质按量完成,我们的党员干部、医务人员也要不谈条件不讲价钱一贯主动积极参与其中,继续宣传医院、吸引更多的潜在服务对象。

二、深刻领悟"必须坚持自信自立",夯实奋进底气

自信自立是中国共产党的精神气度,是我们立党立国的重要原则。习近平总书记指出,"党的百年奋斗成功道路是党领导人民独立自主探索开辟出来的。"中华民族从近代以后的深重苦难走向伟大复兴的历史探索,没有教科书和现成答案,靠的

就是自信自立。自信自立并非凭空产生，而要融合马克思主义的思想精髓和中国文化的精神特质，贯彻我们坚持走好曲靖妇幼自己独具特色和优势的发展之路的坚定信心和决心。党的十八大以来，习近平总书记坚持自信自立，不断推进中国式现代化理论创新和实践创新，打破了"现代化＝西方化"的迷思，为世界贡献了中国智慧。今年9月我在云南省妇幼保健机构绩效管理与能力提升培训班上交流了我们曲靖市妇幼保健院的文化建设经验，作为云南省唯一获评国家妇幼健康文化特色单位的"典型"，我们拥有着130年的悠久历史和深厚文化底蕴，可以说，医院能有今天的发展，跟这段历史是分不开的。51年前，伟大领袖的一声召唤，带着党的切切嘱托和云南基层边远地区人民群众的殷殷期盼，102位上海前辈开辟了妇幼医院的根据地，在云南及周边地区形成了独特的影响力，老前辈们对革命的热忱、对事业的追求成为了曲靖妇幼文化的起源。习近平总书记指出，要建设一支"德才兼备、知行合一、勇于创新、甘于奉献"的高素质医务人员队伍，要建设一批"科技创新能力强、服务能力高、管理水平高、国际影响力大"的医疗卫生机构。这就要求我们医院要坚持以习近平新时代中国特色社会主义思想为指导，全面贯彻落实党的二十大精神，紧紧围绕国家卫生健康战略和"健康中国2030"规划纲要，从高质量发展的实际出发，全面传承上海老前辈的赤胆忠心，发扬好老前辈们甘于吃苦奉献、敢于奋斗拼搏的精神，深入挖掘医院百年院史，牢牢把握妇幼健康事业发展的"根"与"魂"，打造医院品牌形象，健全独具特色的医院文化体系，续写历史、赓续奋斗、展现文化，增强干部职工的文化自信。

三、深刻领悟"必须坚持守正创新"，激励发展活力

守正和创新是不可分割的整体。只有在创新的过程中守正，才能避免固步自封，做到与时俱进、推陈出新；只有在守正的基础上创新，才能坚持正确方向，实现根深叶茂、源远流长。

守正，就是要把我们的主责主业干好，只有把医院运营管理好了，才能体现出我们的价值。市委市、政府赋予医院"区域妇女儿童医疗中心"的功能定位，这就是我们的主责主业。上周我在对口联系党支部讲党课和党委理论学习中心组学习上也讲过，河南平顶山汝州市妇幼保健院欠薪一年，职工上访只换来一句"没钱"；湖南医联体合并改革一次性裁员700多名合同制员工……这些新闻都向我们传递了一个信

号：各类医共体、医联体的诞生，不稳定因素越来越多，我们正处于生存发展的平台期、瓶颈期，可以说医院的稳定运营不进则退，要实现总收入增长甚至保持现有水平都不容易。"如何活着走下去？"这已经成为我们在主题教育进程中必须要深入思考并逐步着手解决的最大实际问题。这里我要着重强调一下网格化压实领导责任，我们的网格化领导绝不能置身事外，务必做好表率，深入情况复杂、问题突出的科室，倾听医院发展建设中的"难"，了解重点项目推进中的"结"，做到作风在一线转变，问题在一线解决。我们的干部职工务必珍惜工作、热爱单位，明确战略定位，保持战略清醒，做到先人一步、快人一手，在新医改形势下以居安思危的忧患意识多措并举保稳定，以"防风险 保稳定 促增长"的实际工作突破赢得优势、赢得主动、赢得未来。

创新，就是在推动医院稳定运营中大胆探索，创出自己的工作方法、创出自己的品牌、创出自己的模式。用对方法、找对路子，这需要我们有一份必要的自信。曲靖妇幼发展到今天，尤其是两院整合10年来的发展巨变，可以说，指导思想正确、路径方向明确、良好经验丰富。（我在不同医疗单位担任主要领导多年，这一份自信也是必须有的）举个例子，我们的生殖科筹建，很多州市级医院是开展不了的，我们创新性地以技术咨询服务方式在生殖科成功引入试管婴儿技术业务，顺利通过国家级运行评审，并迅速达到省内先进水平。当前，我们在科研教学、新技术新业务等方面还有很大的探索空间，要主动创新求变，不断拓展改革发展的新空间，不断培育新的增长点和驱动力。只有笃定走好具有曲靖妇幼特色的发展之路，才能赢得医院发展长期可接续、可保持的稳中向好的局面。

四、深刻领悟"必须坚持问题导向"，带动整体提升

问题是时代的声音，回答并指导解决问题是理论的根本任务。实现发展的过程，从根本上说就是不断发现问题、解决问题的过程。习近平新时代中国特色社会主义思想以鲜明的问题导向，科学回答世界之问、中国之问、人民之问、时代之问，为新时代党和国家的事业发展提供了根本遵循。说到我们面对的问题，当前我们就有三大瓶颈：第一是管理瓶颈。上到班子成员、下到中层干部，我们的管理能力长期处于瓶颈期。一些同志能力固化，一点点困难、一些小问题，胸中无数、脑中无策、手中无招，不积极想办法去克服去解决，只会向上踢皮球踢给领导、向下转责任转给职工。第二是技术瓶颈。有老师这样说过，其实也很真实，他说，一个医院要有

一个特色专科，就可以让这个医院生存下来，有两个，就可以步入小康。近些年我们在技术上是有了长足的进展，生殖科、儿童康复、综内、综外等，确实很大程度增强了医院的综合竞争实力。但是，要清醒看到，儿科、妇科、产科三大主系创新拓展乏力，发展提升受限。在我开展的"新生儿脑损伤多学科协作诊疗"项目推进进程中我们就多次发现，手术过程中医护协同操作等环节，技术能力差、风险隐患大，存在很多技术上的瓶颈。第三是绩效瓶颈。业务上不去、人才留不住、绩效少到可怜甚至发不下去，科室充满负能量，中层不作为、职工满肚子怨气，久而久之就形成了恶性的死循环。这些实实在在存在的问题，迫切需要我们以习近平新时代中国特色社会主义思想作为指导，迎难而上、破冰而行，不破解瓶颈补足短板决不罢休。

同志们：多年前习近平总书记在浙江工作时发表的一篇文章让我印象极其深刻。总书记讲到，群众的实践是最丰富最生动的实践，群众中蕴藏着巨大的智慧和力量。研究问题、制定政策、推进工作，刻舟求剑不行、闭门造车不行、异想天开更不行，必须进行全面深入的调查研究。坚持问题导向，就是要求我们提升发现问题的敏锐性，对影响医院高质量发展的潜在风险因素和瓶颈，时刻保持高度清醒，见微知著、举一反三。目前，我们最大的政治任务是通过深入开展主题教育，通过正在紧张进行的市委政治巡察来聚焦突出问题，认真检视整改，来一个大讨论、大查摆、大整改，以目标倒逼责任，以时间倒逼进度，以考核倒逼落实，履好职、尽好责，以新气象新作为推动医院高质量发展取得新成效。

五、深刻领悟"必须坚持系统观念"，顺应宏观大势

系统观念是基础性思想和方法。只有用普遍联系的、全面系统的、发展变化的观点观察事物，才能把握事物发展规律。早在革命战争年代，毛泽东同志就指出："我们不但要提出任务，而且要解决完成任务的方法问题。我们的任务是过河，但是没有桥或没有船就不能过。不解决桥或船的问题，过河就是一句空话。不解决方法问题，任务也只是瞎说一顿。""统筹兼顾，各得其所。这是我们历来的方针。"党的二十大报告指出，坚持系统观念，要善于通过历史看现实、透过现象看本质，把握"五对"关系，提高"七个思维"，为前瞻性思考、全局性谋划、整体性推进各项事业提供科学思想方法。院党委一直牢固树立以妇女儿童健康为中心的"大妇幼、大健康"发展理念，尤其在蓼廓、南苑两院区实现同步大体量运营之后，我们更是进

一步坚定确定了"大专科、小综合、临床保健深度融合"的改革发展战略，要以抓好安全生产运营作为关键突破口，要把党建工作与运营管理有机融合，更好发挥党建的引领保障作用，推动基层党组织找准围绕主责主业发挥战斗堡垒作用的切入点和着力点，把党建优势更好转化为经营管理优势和竞争优势。我也再次跟大家提个醒，政治巡察组已经进驻，对医院开展为期40多天的巡察，此轮巡察工作是对医院党委和党员干部履职尽责情况的一次全面考核，是对全院干部职工思想作风、工作作风、生活作风的一次全面检验。各个党支部的支部书记和支委一定要协作配合，支部党员也要积极参与，查缺补漏、确保完善好规范化建设的相关台账，将思想认识摆到位、将工作职责摆进去、将实际行动拿出来，在院党委统筹部署下统一思想、立即行动，务求巡察工作顺利完成。

六、深刻领悟"必须坚持胸怀天下"，提升格局魄力

"胸怀天下"是一种深厚的民族精神与文化基因。我们党是当今世界最大的马克思主义执政党。这种"大"，不仅表现在体量大、规模大，更体现在格局大、胸怀大。中国共产党自成立之日起就始终以世界眼光关注人类的前途命运，站在历史正确的一边，站在人类进步的一边，把中国自身的发展放到世界的发展中来定位和认识，始终为中国人民谋幸福、为中华民族谋复兴，为人类谋进步、为世界谋大同。这是我们的初心和使命。六个必须坚持以"坚持胸怀天下"收尾，既体现了习近平新时代中国特色社会主义思想关注世界发展和人类事业进步的天下情怀，也展现出中国共产党胸怀天下的使命担当和博大胸襟。坚持胸怀天下，要树立世界眼光、把握时代脉搏，不被乱花迷眼，不畏浮云遮眼，科学认识历史发展规律，准确把握世界发展大势，在历史前进的逻辑中前进，在时代发展的潮流中发展。

第二个方面，格局决定结局，提高本领打牢成才之基。

开展主题教育重在以学铸魂、以学增智、以学促干，我们要在学而思、学而悟、学而行上持续用力、久久为功，做到至信而深厚、融通而致用、执着而笃行。

一、以学铸魂练就"看家本领"，不断提升政治能力

习近平总书记指出："要提升政治能力，善于从党和人民的立场、党和国家工作

大局出发想问题、作决策、办事情，善于从繁杂问题中把握事物的规律性、从苗头问题中发现事物的趋势性、从偶然问题中认识事物的必然性，善于驾驭复杂局面、凝聚社会力量、防范政治风险，切实担负好党和人民赋予的政治责任，真正成为政治上的明白人"。政治修养是党性修养的核心。党员干部应当自觉加强政治修养，坚决拥护"两个确立"，增强"四个意识"，坚定"四个自信"，做到"两个维护"，同党中央决策部署对标对表，不断提高政治判断力、政治领悟力、政治执行力。我们要积极参加党组织"三会一课"学习活动，严格落实理论学习要求，认真做好学习笔记，原原本本读原著，牢牢掌握马克思主义这个看家本领，坚持不懈用习近平新时代中国特色社会主义思想武装头脑、凝心铸魂，练就"看家本领"。

二、以学增智练就"兴党本领"，不断提升思维能力

习近平总书记指出："要提升思维能力，把新时代中国特色社会主义思想的世界观、方法论和贯穿其中的立场观点方法转化为自己的科学思想方法，作为研究问题、解决问题的"总钥匙"，切实提高战略思维、辩证思维、系统思维、创新思维、历史思维、法治思维、底线思维能力，做到善于把握事物本质、把握发展规律、把握工作关键、把握政策尺度，增强工作科学性、预见性、主动性、创造性"，不断提高思维能力，练就"兴党本领"。

三、以学促干练就"强国本领"，不断提升实践能力

习近平总书记指出："要提升实践能力，发扬理论联系实际的优良学风，全面把握新时代中国特色社会主义思想一系列新理念新思想新战略的实践要求，增强推动高质量发展、服务群众、防范化解风险本领，加强斗争精神和斗争本领养成，着力增强防风险、迎挑战、抗打压能力，及时填知识空白、补素质短板、强能力弱项，不断提高专业化水平。"学习习近平新时代中国特色社会主义思想的目的全在于运用，我们要以开展主题教育为契机，学深悟透习近平新时代中国特色社会主义思想，不断提高运用习近平新时代中国特色社会主义思想指导我们应对重大挑战、抵御重大风险、克服重大阻力、化解重大矛盾、解决重大问题的能力。增强推动高质量发展、服务群众、防范化解风险本领，加强斗争精神和斗争本领养成，着力增强防风

险、迎挑战、抗打压能力，及时填知识空白、补素质短板、强能力弱项，不断提升实践能力，练就"强国本领"。

第三个方面，思路决定出路，勇于担当走好奋斗之路。

全院党员干部必须勇敢、坚定地担当起打造妇幼健康新高地的历史重任，在其位、谋其政、干其事、求其效。下面我结合医院实际，从十方面关键具体工作跟大家交流。

一抓诊疗环境。随着市场经济的不断发展，医疗改革的不断深入，医疗市场竞争的日益激烈，公立医院已经处于激烈的市场竞争行列。在积极打造一支技术力量雄厚的多学科医院的同时，要为病患营造一个医技精湛、人文关怀、安全、便捷、整洁、温馨、舒适的就医环境，是公立医院在市场竞争中不可或缺的重要因素之一。

二抓特色科室。刚才提到了特色专科，就是要抓我们的学科建设、专科和亚专科建设，要让我们的技术服务、业务能力含金量更高、人民群众更需要。

三抓技术团队。抓好团队科研，让一群志同道合的医务人员一起开荒拓土、挖掘培育好的业务科研成果。要分类别组建专业队伍，发挥"传帮带"作用。

四抓医疗设备。要与时俱进、根据时代发展和人民群众病种诊疗需求，购置和使用好相应的医疗设备。

五抓治疗方案。针对危急重等特殊患者，要及时高效开展会诊、给出最优化的诊疗方案，杜绝误诊误判导致医患纠纷甚至医疗事故。

六抓沟通留诊。良好的沟通往往胜过治疗本身，所以要抓窗口部门服务态度、医患沟通、留诊、随访等细致环节的工作。

七抓服务体系。继续推进保健与临床的深度融合，继续着力畅通患者就医就诊的各个环节，确保流程顺畅便捷、各环节监管措施到位、质控质管抓为长效。

八抓医院文化。我常说文化是魂，要将良好的医院文化建设转化为干部职工良好的精气神、转化为战难斗困的奋斗意志、转化为以院为家、以院为荣的深厚情感。

九抓运营管理。要用好绩效管理"指挥棒"、维系好三级管理体系、贯彻好党委领导下的院长负责制，让更多优秀的"双带头人"成为投身医院运营管理的生力军。

十抓执行力度。执行力建设是永恒主题，必须有令而从、有禁而止，一切行动听指挥，遇到困难一起上。

学之愈深，知之愈明，行之愈笃。今天我用"深刻领悟'六个坚持'、提升'三种能力'、抓好'十项关键工作'"为主要内容引领全院党员干部在学习中凝聚奋斗之力，在思考中坚定为民之心，在交流中提升落实能力。开展好学习贯彻习近平新时代中国特色社会主义思想主题教育，要求我们在正确思想指引下找准实际工作中存在的问题，分析原因，进一步解决好实际工作中的矛盾和问题，真正推动医院在生存发展之路上脚步坚定地向前迈进。当前，第二批主题教育已全面展开，应当稳扎稳打、持续用力、慎终如始，实实在在抓好理论学习和调查研究，实实在在检视整改突出问题，实实在在办好惠民利民实事，将初心体现为对党忠诚的"红心"、守土有责的"决心"、自我净化的"真心"和锐意进取的"信心"，牢记使命，担当尽责，以实干赢得民心、以实绩护航发展。

（这是作者 2023 年 11 月 17 日医院主题教育专题党课的讲话）

余雄武

贯彻落实党委领导下的院长负责制探索

2018 年 6 月，中共中央办公厅印发《关于加强公立医院党的建设工作的意见》并指出："公立医院实行党委领导下的院长负责制。党委等院级党组织发挥把方向、管大局、作决策、促改革、保落实的领导作用。"在该文件的指引下，医院党委在公立医院的"领导核心"地位正式确立。

实行党委领导下的院长负责制是医院改革的关键一环，然而在多年思维定势的影响下，医院内部对于实施党委领导下的院长负责制，还缺乏充分的思想准备和可操作的制度设计，对新的医院领导体制还存在观念、制度等方面的误区。为此，曲靖市妇幼保健院贯彻落实党委领导下的院长负责制时，从树立观念、建章立制等方面入手，逐步进行医院管理机制的改革和探索。2019 年，医院正式酝酿和实施党委领导下的院长负责制改革，成为本地区的先行者。2020 年 7 月，医院党委领导下的院长负责制在体制框架内实现党政分设，在深入领会《关于加强公立医院党的建设工作的意见》精神的基础上，参照国家卫生健康委员会《公立医院章程》范本对医院章程、"三重一大"决策制度、党委会和院长办公会议事规则进行了修订，并按照党委领导下的院长负责制的要求对领导班子进行重新分工，充分体现了决策、监督、执行体系完善的治理思想。实践证明，严格贯彻落实党委领导下的院长负责制，有力推动了医院运行持续向好。医院的发展战略规划、业务布局、核心人才的选用等，均是在行政班子充分调研论证的基础上，由党委进行决策并督导落实，大大增加了决策的科学性和战略性，促进了医院高质量发展。2021 年医院门诊人次、出院人次、住院手术人次以及急诊人次均同比上升 10% 左右，分娩量突破 1 万人，各项业务指标在新冠肺炎疫情时有发生的大环境下迈上了新台阶。

一、把方向，坚定立场坚守信念

一是把好政治方向。医院在党委领导下坚定政治立场，强化政治担当，始终牢记和恪守"全心全意为人民服务"这一党的根本宗旨，切实增强"四个意识"、坚定"四个自信"、拥护"两个确立"、做到"两个维护",确保贯彻中央方针政策不走样,落实上级决策部署不打折。二是把好发展方向。让"党建＋"引领医院改革发展全过程,充分发挥基层党组织的战斗堡垒作用和共产党员的先锋模范作用,着力打造技术精湛、服务优良、设备完善、具有相当规模的重点学科、特色专科;由过去多诊治常见病、多发病为主,转向以诊治疑难杂症、急危重症为主;由以往追求医院经济效益最大化,转向以履行社会责任为己任,向集医、教、研于一体的现代化医疗服务机构转型发展;走特色发展、内涵发展、转型发展、融合发展之路,确保医院发展方向与党和国家政策要求相一致,逐步形成国家、社会、人民、公立医院"多赢"局面。

二、管大局,维护医院稳定发展

维护医院稳定发展,医院党委要管好影响医院大局的关键要素。一是管好人才队伍建设。坚持制度化,确保人才队伍的新老更迭,达到以打造年轻向上职工为核心力量的中层人才队伍建设的阶段性工作目标;坚持党委统筹,严把选人用人政治关、廉洁关、素质能力关;坚持以"两学一做"学习教育、"不忘初心　牢记使命"主题教育、党史学习教育等为载体,不断强化党员干部教育培训和党性淬炼。2019 年至 2021年,尤其是党委领导下的院长负责制全面实施以来,医院党委在全院共选拔任用中层人才 60 名,试用期满考核正式任职 95 名(含上一周期选拔人员),选拔中层后备人才22 名,有效打破论资排辈的桎梏,提拔任用的年轻人才在试管婴儿、耳鼻咽喉、儿童早期发展、儿童血液、儿童康复等全新专业领域开荒拓土,挖掘医院学科发展新方向。二是管好基层党组织建设。坚持把党委领导下的院长负责制垂直贯彻到各基层党支部,将党员院领导分编到各支部,既作为普通党员按要求参加"三会一课",又代表院党委对各支部党建工作进行指导督促;探索实施"双带头人"培养工程,选优配强"党员＋骨干"党支部支委队伍,推动基层党组织设置从"有形覆盖"向"有效覆盖"转变,组织活动从"偏于形式"向"突出作用"转变。医院 20 个在职党支部均由科室主任担任党支部书记,实现党支部与临床互促共进,融合发展。医院党委因基层党建工作成绩突出,获评"2020 年度云南省优秀基层党组织";一个基层党支部创造了佳绩,获评"云南省规范化建设示范党支部"和"曲靖市规范化建设示范党支部"。三是管好党风行风建设。坚持"德为先,廉为线"的原则,以"全面从严治党永远在路上"的政治自觉,创新开展医德医风联合监管,以清廉医院建设为抓手,坚持无禁区、全覆盖、零容忍，坚定不移贯彻落实中央八项规定及实施细则，坚决纠治"四风"，严格遵守《医疗机构工作人员廉洁从业九项准则》，标本兼治，惩防并举，将铁的纪律转化为党员干部的思想和行动自觉，推进不敢腐、不能腐、不想腐，做到真管真严，敢管敢严，长管长严，营造"党风清廉、行风清新、院风清净、医风清洁、作风清朗"的廉政文化氛围。

三、作决策，提升科学决策水平

落实党委领导下的院长负责制必须处理好党委与行政、集体与个体、书记与院长的三组关系，既不能因为强调党的领导出现大包大揽的"越位"，也不能因为强调院长负责出现推诿扯皮的"缺位"。医院借鉴其他地区公立医院成功经验，专门设立党政联席办公室负责书记、院长的日常沟通工作，明确医院党委实行集体领导和个人分工负责相结合，明晰权力主体与权力边界（表1-10-1）。党委书记对医院工作负总责，履行第一责任人的责任，主持医院党委全面工作，督促检查党委决议的贯彻落实；院长在院党委领导下全面负责医院医疗、教学、科研、行政管理工作，每季度向党委会作"党委领导下的院长负责制执行情况报告"的述职。党委领导下的院长负责制推行后，医院变更议事规则，优化决策程序，尤其在医院第二次党代会胜利召开并诞生新一届党委后，医院党政班子分工更注重全局性，有效推进了决策的民主化、制度化和科学化，逐步把制度优势转化为发展优势。

表 1-10-1   曲靖市妇幼保健院治理权力安排

权利主体	权力安排	权力边界	主要载体
党委	决策权	以"三重一大"为核心的医院重大问题与事项的决策	党委会
行政	执行权	党委决策的执行与行政管理	院长办公会
其他（职工等）	民主监督权	参与医院重大问题和业务工作的监督管理	职工代表大会

四、促改革，增添发展全新动力

实施党委领导下的院长负责制是推动卫生健康治理体系改革发展的重要保障。随着新时期医疗卫生行业薪酬制度改革政策要求和指导意见等陆续出台，医院党委全面开展绩效分配改革创新，增添发展新动力。修订下发了《曲靖市妇幼保健院三级公立医院绩效考核实施方案》《曲靖市妇幼保健机构绩效考核实施方案》，将绩效考核指标细分到相关职能部门，优化了 56 个指标，为各临床专科量身定做专属的月度、季度、年度考核指标，引入"病例组合指数（CMI）、低风险死亡率、手术患者并发症发生率"修正考核结果。2020 年通过《曲靖市妇幼保健院绩效分配补充方案》，进一步完善了医院内部分配激励机制，激发全院干部职工的实干斗志。云南省卫生健康委高度关注和肯定医院在绩效改革方面取得的成绩。医院作为云南省优生优育妇幼保健协会绩效管理专业委员会主任委员单位，两次圆满举办云南省妇幼健康行业绩效管理培训班，将成功经验在全省妇幼健康服务机构广泛推广。

五、保落实，助力健康中国战略

医院党委践行"要把人民健康放在优先发展的战略地位"和"把以治病为中心转变为以人民健康为中心"的战略思想，加快基层康复医疗服务的发展，筹备实施"党建促医改三年行动计划"，以医疗巡回车为宣传载体，以基层党支部为组织载体、队伍载体，持续开展义诊、坐诊、手术指导、专题讲座等活动，把党旗插遍全市 134 个乡镇街道，把目标升格到强化全院意识形态建设、发扬医者情怀和人民情怀的高度，有效推进妇幼健康分级诊疗医改政策，将三甲医院优质医疗资源下沉到基层地区，满足基层、偏远地区人民群众健康需求，助力健康中国建设。目前，累计开展送医送药下乡服务群众近 5 万人次，免费发放价值 100 余万元的药品。

曲靖市妇幼保健院全面实行党委领导下的院长负责制已初见成效，但目前仍处于起步阶段，需要进一步探索，也需要在以下几个方面下功夫。

六、继续坚持党的领导

习近平总书记在党的二十大报告中着重强调，党的领导必须有"总揽全局、协调各方的制度要求"。医院党委如何在党的二十大精神指引下渐进提升"把方向、谋大局、定政策、促改革"的能力，这是摆在公立医院面前的一个重大课题。要增强对推行党委领导下院长负责制重大意义的认识，深刻理解党委领导下的院长负责制不是简单的领导分工变化，而是贯彻落实党的二十大精神的具体实践，是加强党的全面领导的必然要求，是中国特色现代医院管理制度的根本特征，是彰显公立医院公益属性的应有之义，是推动公立医院高质量发展的政治保障。只有把党对公立医院的领导落实到位，党的各项部署要求才能在医院落地生根。落实党委领导下的院长负责制要进一步健全培训考核机制，从党委书记到院长、到班子成员、到全院中层干部，再到各基层党支部书记，分层分类、全面覆盖，通过培训，统一思想认识，强化思想教育，提高政治站位。此外，利用党建目标考核，量化考评评价，通过考评约束，确保党委领导下的院长负责制的有效实施。

七、坚持科学管理

公立医院高质量发展，要坚持公益性，强化制度、模式、学科创新，提高人民群众和医务人员的获得感、幸福感。以党委领导下的院长负责制作为制度载体的科学管理是实现公立医院高质量发展的关键。医院党委要根据公立医院管理现状，在不断完善各项规范、标准的基础上，积极推进以信息化为主要手段的精细化管理；在体系、学科、质量、流程、运营、文化等管理上不断探索和创新；坚持以人民健康为中心的发展理念，坚持公立医院的公益性和社会责任；实现"三转变三提高"；做到服务管理高质量、安全规范高标准、质量效益高品质、学科人才高水平、持续发展高要求、患者员工高满意，以适应公立医院高质量发展的新形势和新体系。

八、提升组织力

以完善党建工作体系为牵引，认真落实领导责任，抓好党建与业务深度融合，形成"以共建促党建，以党建促业务，以业务强党建"的良性循环，进一步加强基层党组织建设，提升组织力，促进改革创新，增强凝聚力和战斗力。一是工作推进融合。党建工作要与业务工作"同计划、同部署、同检查、同考核"，党员领导干部坚持"一岗双责"，切实做到总体要求同部署、年度工作同计划、重点工作同检查、基层工作同推进。二是制度建设融合。把建立和完善科学有效的党建制度体系与各类行政、业务管理制度有机衔接，确保各项制度的连续性、有效性和可操作性。三是考核机制融合。在各项考核、评先活动中，既考察业务工作能力和工作实绩，也考察理想信念、个人品德和廉洁自律情况。四是教育培训融合。把思想政治教育与业务培训有机融合，推行系统化培训教育体系。

余雄武　　唐山宸　　王标晶

11 唱响新时代党建引领的妇幼保健之歌

　　"坚持人民至上、坚持以人民为中心"，曲靖市妇幼保健院唱响了一曲新时代党建引领的妇幼保健之歌。这首歌，以时代的创新感，拉开了深化妇幼保健基本医疗卫生改革高质量发展的序幕；这首歌，为千千万万的基层百姓送去党的关怀；这首歌，淬炼提高着妇幼保健院医护人员为人民服务的质量和水平；这首歌，坚定了基层妇幼保健院扎根乡村、学习技能、履行使命的品德和本领；这首歌，为曲靖的乡村振兴增添了强劲的动力；这首歌，牵来了各地党的主题活动和文明创建等鲜花的争艳竞放……

一、人民情怀，党建引领的科学决策

　　曲靖市妇幼保健院历经 128 年的沧桑积淀，从 1893 年成立的上海篠崎医院开始，经历了上海市立产院、上海市第二妇婴保健院，1972 年以全建制迁至云南曲靖更名为"曲靖地区妇幼医院"，2013 年、2017 年曲靖市妇幼医院先后优化整合原曲靖市妇幼保健院、原曲靖市计划生育委员会下辖两个技术服务站，成为了现今全新的曲靖市妇幼保健院。新时代，在挑战和机遇面前，如何促进妇幼保健院高质量发展这一课题，摆在了院党委面前。党委书记余雄武通过学习习近平总书记关于"以人民为中心"的思想，深刻认识到：新时代党的建设，起点是人民立场，态度是人民情怀，目标是实现人民对美好生活的向往。作为医疗机构，最直接的就是提供"以病人为中心"的健康服务。这项服务搞好了，深化妇幼保健基本医疗卫生改革高质量发展就有了内涵，就会出现实绩。而要搞好"以病人为中心"的健康服务，党建引领是龙头，走出医院是关键，深入乡村是保障，奋斗为民、服务为民是目标所指、情感所系。于是，2021 年出台并在全院 20 个党支部围绕"坚决高举党的旗帜，坚决服从工作安排和坚决站稳人民立场"的"三个坚决"，开展了"党建引领妇幼健康高质量发展"送医送药大型义诊走进曲靖 134 个乡、镇、街道行动暨"我为群众办实事、党建促医改三年行动计划"。曲靖市委卫健工委、市卫健委党组高度肯定和重视我们开展的"党建促医改三年行动计划",全面总结积淀良好经验,站在全市妇幼健康事业发展全局的高度,专门研究制定下发了《曲靖市卫生健康委员会关于党建引领妇幼健康高质量跨越式发展行动计划的通知》。

二、抓铁有痕,踏石留印的责任担当

"党建引领妇幼健康高质量发展"送医送药大型义诊走进曲靖134个乡、镇、街道行动暨"我为群众办实事、党建促医改三年行动计划"的执行,不仅要有一批信心坚定的党员和医务工作者,更要有"抓铁有痕、踏石留印"的责任担当。对此,医院明确了"三个坚决""一个口号"的活动要求。

"三个坚决"是:

坚决高举党的旗帜。在医院党委的总体要求下,扎实为地方群众办实事、解实忧,时刻践行全心全意为人民服务的宗旨,整体提升所到之处的妇幼健康服务能力与服务质量,以高度的曲靖妇幼主人翁意识和人民健康卫士的职业定位,主动淬炼党性,行动彰显初心,让鲜红党旗在曲靖134乡镇(街道)迎风招展。

坚决服从工作安排。一定要时刻铭记,我们是下基层为老百姓服务,不是下乡旅游玩乐,地方老百姓需要我们提供的是优质服务,绝不允许我们自由散漫、讨价还价。一定要发扬艰苦奋斗精神,克勤克俭、融入群众,吃住行方面坚决杜绝个人主义,要以整个团队方便开展工作为主,做到服从统一安排、听从统一号令指挥,不折不扣干工作,笑迎每一位群众开始一天的工作,送走最后一位群众结束一天的工作,用我们最优质的服务、最良好的态度、最扎实的作风,向人民群众交出优异的答卷。

坚决站稳人民立场。要坚决站准曲靖妇幼人服务为民的站位和立场,牢记"一名党员就是一面旗帜,一个专家就是一面旗帜,旗帜只有飘扬在群众之中才有活力"。在行动进程中要充分发挥党员干部、业务专家的先锋模范作用,用实际行动架起医患之间的连心桥,展现我们曲靖妇幼人的优良作风。医院党委也将全面落实"双培养双提升"机制,通过大家的实际表现来进一步考察识别干部,让更多能积极作为、冲锋陷阵、吃苦奉献的同志脱颖而出、收获成长。

一个口号是:

"以一流的专家,先进的设备,精湛的技术,热情周到的服务,为人民群众的健康事业作出贡献!"

三、奋斗为民，服务为民的目标所指

为了真正体现曲靖妇幼保健"奋斗为民、服务为民"的目标所指和"人民至上，生命至上""敬佑生命，救死扶伤，甘于奉献，大爱无疆"的情感所系。院党委将曲靖市的 10 个县（市、区）划分为 9 个网格，服务网络覆盖 134 个乡（镇）卫生院（街道社区卫生服务中心），老少边穷的农村乡镇作为重点优先安排。成立由院级领导带队分片包保的 9 个组，以 20 个医院在职党支部为行动主体，带领支部所属的党（团）员和专家团队，以县乡村三级保健网为纽带和支撑，以巡回医疗车为有形平台，把党建与业务、保健与临床紧密相结合起来，制定出"一县一策"的活动方案。三年计划分三个阶段推进实施，第一阶段以提升基层的"三基"培训为重点，打牢妇幼基本功为目标；第二阶段强化 PDCA 管理，切实提高辖区妇幼保健管理质量；第三阶段实现辖区妇幼服务能力总体提升，不断满足人民群众对妇幼健康服务新需求。

四、重点关注，振兴乡村的医疗先行

通过医疗卫生改革，虽然基本建立了覆盖城乡居民的医疗卫生服务体系，有效控制了危害广大人民群众健康的重大传染疾病，明显提高了居民的健康水平。但是，曲靖妇幼保健院党委通过调研发现，随着农村卫生资源投入不足，农村三级卫生网络组织定位不清，农村与城市之间的医疗卫生配置差异仍日趋显著，尤其是当前在农村的大部分又是妇女儿童，她们的提前预诊及就医问题愈现突出。"党建引领妇幼健康高质量发展"送医送药大型义诊走进曲靖 134 个乡、镇、街道行动暨"我为群众办实事、党建促医改三年行动计划"，切中了问题所在，是补齐短板所需。在活动中，每到一处，重点对每个乡镇（社区）筛查评估管理的高危孕产妇进行复核，缩短高危复核时间和提高高危管理准确性，提高高危管理效率。同时，用真心、真情为群众送去健康，更送去温暖。每到一处开展义诊，为当地人民群众提供所需的医疗保健服务，实现老百姓在家门口就能享受到市级医疗专家的服务。据不完全统计，仅为乡村群众免费发放药品就高达 100 多万元。2021 年 759 名医务人员下基层服务累计达 2606 人 / 天，其中：党员 307 名基层服务累计达 909 人 / 天；送医送药下乡服务 48 724 人次，其中复核高危孕产妇管理质量 3761 例，妇科常见病诊疗 8287 人

次，发放免费待产包 3500 个，发放 66 万元的药品，营养米粉 816 袋。活动的开展传递着各级党委、政府对群众的关心关爱关怀，在巩固健康扶贫成果中，成为乡村振兴、医疗先行的示范。

五、帮助基层，提升服务的水平质量

党建引领，鲜红的党旗不仅飘扬在老百姓心中，也飘扬在曲靖的乡、镇、街的基础妇幼保健医疗机构。通过"三基"培训、现场示教、手术带教，提升了基层医务人员及妇幼专干的业务素质和专业素养，增强了妇、产、儿科疾病的诊断救治与个体保健服务的能力，打牢了妇幼健康管理与服务技能基本功。仅专题业务培训就有 22 场次，累计培训 1439 人次；加强县级妇幼健康服务机构能力建设指导力度，指导帮助各县（市、区）完成"两癌"筛查、妇女病筛查、孕情摸排、"三病"孕早期检测等公共卫生任务，不断推进妇幼健康工作任务高质量完成，仅两癌筛查就达 33 320 人次；充分发挥自身优势，加强对各县（市、区）抢救中心规范化建设、妇幼机构等级评审与服务能力提升的指导力度，促进业务、管理"双提升"，辖区内 9 个县（市、区）"两个中心"建设全部达到国家建设标准要求，顺利通过省卫健委抽查验收。紧盯高危孕产妇和高危儿童两个重点人群管理，畅通辖区内危重孕产妇、儿童的转诊与抢救的绿色通道，提升了市县两级抢救服务能力，全面保障母婴安全。直线转诊 786 人次；本着"优势互补，资源共享"的原则，采用"科对科，点对点"联动合作模式，打造起以曲靖市妇幼保健院为中心的妇幼重点专科群，建立起符合工作机制的管理和考核体系。截至 2021 年年底，向上与省级及省外 21 家医疗机构的 53 个科室结成联盟，向下与辖区及周边地区市级及以下 51 家公、私立机构的 151 个科室结盟，健康服务水平持续上升。将医疗健康文化内涵转化为便于民众理解、掌握和应用的方法。以健康传播促进妇幼健康文化建设。充分发挥产前诊断、生殖中心特色优势，进行生殖健康与优生优育咨询，有效降低出生缺陷发病率，同时做好妇女常见病防治的宣教和相关心理咨询服务，帮助大家建立起"健康需要管理"健康理念，仅宣教就达 2476 人次。

六、一个行动，引来百花的争艳竞放

曲靖妇幼保健院开展的"党建引领妇幼健康高质量发展"行动，由于植根于基层，基层积极配合，他们搭乘行动东风，赋予党的主题活动以鲜活的内容；他们积极参与，赋予文明创建以更高的档次。全市乡、镇、街道配合医院"党建引领妇幼健康高质量发展"行动计划开展主题活动100多次，文明创建参与者高达1000余人次，真可谓：一个行动，引来了百花的争艳竞放！

七、风展红旗，足迹留下的党建诗篇

高举党旗，曲靖妇幼保健者走过的134个乡、镇、街道，所到之处，风展红旗如画，他们把党的关怀送到了老百姓的心坎上；高举党旗，曲靖妇幼保健者的足迹留下了"生命至上，健康所系"的华美诗行。回顾行动之旅，他们有了"五个一"的收获：一是"一面鲜红的党旗"：活动始终高举党的旗帜，一切行动均听从院党委统一指挥，现场服务均以党员为主体，同时让部分入党积极分子、发展对象、预备党员、年轻干部加入服务队伍开展志愿服务，以此进行进一步考察识别；二是"一个根据地"。134个乡镇、街道之行，留下了一个"不走的妇幼保健基地"；三是"一个好战友"。134个乡镇、街道的基层妇幼保健院成为最好的战友和伙伴，为协调各方、排忧解难，全程协同参与行动，为双方多年积淀的深情厚谊再添信任包容、互助互利；四是"一堂优质课"。队伍每到一个"根据地"，都根据提前作好的调研和沟通，安排院内各学科资深专家为地方医疗保健同仁进行授课培训，帮助业界同仁更好服务地方群众；五是"一次主题党日"。活动中，坚持用行动抓党建、带队伍，坚持多支部联合开展主题党日活动。

"虽比高飞雁，犹未及青云"。曲靖妇幼保健院创新开展的"党建引领妇幼健康高质量发展"送医送药大型义诊走进曲靖134个乡、镇、街道行动暨"我为群众办实事、党建促医改三年行动计划"，取得了有目共睹的成绩和成果，但院党委并不满足于此，他们将在新时代续写更加华美的党建篇章。

余雄武　李琼英　唐山宸　杨茂鹰　王标晶

党建引领谱新篇　扬帆奋进正当时

在习近平党建思想指引下，在上级党委、政府和省、市卫健委坚强领导下，曲靖市妇幼保健院党委经过多年探索实践，走出了一条独具特色的用扎实有效的党建工作引领妇幼健康事业发展的路子。

一、突出政治建设"总统领"

一是坚持党的领导不偏航，校准、紧抓、强化党对改革发展事业的掌舵把向不放手，将党的领导贯穿于改革发展进程的始终，是医院建设发展的"主灯塔"。全面推行党委领导下的院长负责制，牵头部署、主抓抗击"新冠"、创文创卫、南苑新区建设、两院同步运营管理、脱贫攻坚、扫黑除恶、三甲妇保院创建等重点工作。二是坚持引导全体党员干部增强"四个意识"、坚定"四个自信"，做到"两个维护"，拥护"两个确立"的思想自觉、政治自觉和行动自觉。把思想教育贯穿到医院工作、日常业务、个人生活中，实行行政早交班制度，通过与时俱进诵读学习党的理论、重温经典、聆听跟唱红色歌曲，将党建"根本大计"从"一日之计"展开。

二、激活组织建设"干细胞"

一是以支部规范化建设为支撑，健全基层组织体系。全院各基层党支部与各县区妇幼健康服务机构党组织联合开展以抗击"新冠"疫情、创文创卫、乡村振兴、"双报到双服务双报告"等为主题的主题党日活动，全市妇幼一家亲，协力画好同心圆。院党委获评"云南省优秀基层党组织"，规范化建设全体达标，保健党支部继获评"曲靖市规范化建设示范党支部"后，又获评"云南省规范化建设示范党支部"。二是持续深化"双带头人"培养机制。选优配强"党员＋骨干"党支部支委队伍，深入推广党支部书记参与科室管理与党员科室负责人、业务骨干担任党支部书记和党员骨干优先担任科室负责人的双促进模式，努力把支部书记培养成主任，把主任培养成书记，坚持党建工作与业务工作同部署、同落实、同考核，医院20个在职党支部均由科室主任担任支部书记，实现支部与临床互促共进，融合发展。三是强化人才队伍建设，引进和留住人才。2018年至今人员规模从1139人增加到1719人，增长33.7%；有国务院特殊津贴专家、全国三八红旗手、省有突出贡献中青年专家、省"名医"专项人才、市突、市贴专家、珠源名医、市名中医等22名。同时，结合医院发展需要定制"人才尺子"，把适应时代、敢于担当、善于作为作为选、用、培养人的依据，发挥激励作用和惩戒作用，切实履行"党管人才"的路线、方针。

三、找准群众路线"落脚点"

一是对标看齐党中央把疫情防控当作"制度之战、道路之战"的要求，继续发扬好院领导带队奔赴武汉一线抗疫的医者情怀和精神，坚持每天由班子成员带领行政后勤中层应急值守，落实细化常态化疫情防控职责，继续全面从严防控，做到不松懈、不麻痹、不厌战，进一步巩固和扩大来之不易的抗疫战果。二是扎实推进各项民生实践活动。寥廓院区人居诊疗环境升级改造稳步推进。在脱贫攻坚工作中，医院选派驻村干部常年奋战一线，圆满完成脱贫攻坚任务，目前正接续推进"乡村振兴"战略落实。"党建促医改三年行动计划"正式落地实施后，院党政领导率队持续开展义诊、坐诊、手术指导、专题讲座，将三甲医院优质医疗资源下沉到基层地区，有效推进妇幼健康分级诊疗医改政策，满足基层偏远地区人民群众的健康需求。2021年送医送药下乡服务近5万人次，759名医务人员下乡2606人/天，开展培训22场次，培训1439人，发放66万元药品。同时，利用行政查房深入临床一线了解和解决全院职工、患者"急难愁盼"问题，开展"零投诉"管理年活动，狠抓服务质量，2021年投诉量同比下降44%，群众满意度和就医体验显著提升。

四、戴好党风廉政建设"护身符"

一是常态抓牢党风行风建设。院党委结合大型医院巡查和"回头看"反馈的8个问题，创新开展医德医风联合监管，明确界定清理整治工作"四个确保"具体要求，为之后多轮不正之风专项清理整治和正在深入开展的"清廉医院"建设打好前哨战。"清廉医院"建设进程中，坚持党委统揽、纪委组织、全员参与，1625封"廉洁信封"和个人廉政承诺书、109 份科室廉政承诺书实现全员全院全覆盖，逐步形成了党风清廉、行风清新、院风清净、医风清洁、作风清朗的良好生态。

二是坚持"德为先，廉为线"原则培养使用干部，着力打造一支忠诚干净担当的干部队伍。严格落实中央八项规定实施细则精神及医疗机构工作人员廉洁从业"九项准则"，将党风廉政建设的各项指标细化到医疗业务和行政管理工作的各个环节。建立"院党委–党支部–党员"的党内监督责任体系，通过思想动员、廉政谈话，形成震慑。突出"三重一大"决策和关键环节、重点岗位的监督，促使党员干部做到有权必有责、有责要担当、用权受监督，筑牢广大干部职工"不敢腐、不能腐、不想腐"的思想道德防线。全方位打造宣传阵地，党委书记带头讲清廉党课，通过目标管理责任书签订、清廉宣誓、清廉党课、警示教育、廉洁信封、文化长廊建设等营造良好廉政氛围。

我们在党建工作上虽然取得了一定成绩，但离上级党委政府和广大人民群众的期待和要求还有差距。我们将以此次会议为契机，学习借鉴好的经验做法，在新的征程上扬帆奋进，以党建引领再谱妇幼健康事业新篇。

（这是作者曲靖市妇幼保健院党建工作交流的发言材料）

余雄武　李琼英　唐山宸　杨茂鹰　王标晶

13 风展党旗红——曲靖市妇幼保健院 党建引领赋能高质量发展纪实

珠江正源，乌蒙磅礴。钟灵毓秀之地，尊医重卫之乡。在珠江源头、"二爨之乡"这块兼具山之厚重、水之灵秀，散发着浓郁墨香的土地上，有一家历经128年沧桑积淀的专科医院，这就是曲靖市妇幼保健院。新时代，新起点，新挑战。近年来，曲靖市妇幼保健院坚持党建引领，拉开了深化妇幼保健基本医疗卫生改革高质量发展的序幕，淬炼提高了医护人员为人民服务的质量和水平，为千千万万的基层百姓送去优质的医疗服务，唱响了一曲新时代党建引领赋能高质量发展的妇幼保健之歌。

一、党建引领与医院治理深度融合，筑牢发展高地

"新时代妇幼健康事业发展号角已经吹响，只有厘清管理制度并深入贯彻落实，才能在新的'赶考路'上交出一份人民满意的'答卷'"。在会上，曲靖市妇幼保健院党委书记余雄武的发言掷地有声。

2020年，曲靖市妇幼保健院全面落实党委领导下的院长负责制。

通过《党委会第一议题制度》《曲靖市妇幼保健院书记和院长定期沟通制度》等制度的建立，党政班子集体民主决策、班子成员带领分管科室、部门主抓落实的工作链条更为清晰，院党委从"政治核心"向"领导核心"的转变更加凸显。

"要保证医院在党委领导下的院长负责制机制下得到充分发展，就必须推进党建业务相融合，也就是将医院运营管理中的关键性工作、项目也作为党建工作的关键性工作和项目。这样一来，即可确保党的卫生健康工作方针和各项政策在基层得到充分落实，又可充分发挥院党委的凝聚力和向心力，保证医院各项工作的顺利开展。"如何让党建有载体，如何走深走实，如何实现党建和业务双促进，余雄武有深入的思考。

结合医改的重点任务，医院党委引领推进质量安全、人才培养、科研建设、项目建设、清廉医院建设、智慧医院建设及人事薪酬分配制度改革等工作，设置"书

记工程""院长工程",通过推进汇报会、工作清单、督办检查等多种形式完善PDCA管理闭环,确保重大事项落实见效。把好党支部换届选举关,按"支部建在科室上"的建设思路,考虑院区、性质、业务等多因素,设置了23个党支部,其中在职党支部20个,所属科室优化了设置,完成了支部的换届选举;把好党支部书记培养关,以"双带头人"培育思路,加强支部书记的培养,每年安排1次集中轮训,强化医改政策的学习,引导医院管理人员、医务人员更新观念、积极投身改革,为党建促医改打下了坚实的基础。

以"传、帮、带"形式提升基层医务人员的业务素质与能力,增强基层医疗机构的服务能力和诊治水平,促进业务与管理"双提升"。2020年至2021年,在市妇幼保健院的大力指导和帮助下,会泽县、宣威市、罗平县、陆良县、富源县、沾益区妇幼保健院先后通过了二级妇幼保健机构的评审,2022年对师宗县、麒麟区、马龙区妇幼保健机构等级评审与能力达标的指导持续进行中,有效推进了县级妇幼保健院公共卫生与临床职能共同发展,点对点突破了妇幼健康服务建设的"短板"与"缺陷"。

2020年年初新冠肺炎疫情暴发,院党委警惕在前、行动在前,带领干部职工在疫情初发时精准判断,隔离曲靖市区内前三例确诊病例,阻断城区传染源,在院患者和干部职工"零感染"。党政主要领导身先士卒请战出征,党员干部充分发挥先锋模范作用,先后驰援湖北、云南德宏和上海等地。坚定践行"四个不一"(不多收一分不该收的医药费、不出一台医疗差错责任事故、不拒收一名前来就诊的患者、不让一名患者和家属失望而归)理念,设身处地为患者着想。在院内各部门、各业务科室(含二级科室)设立行风专管员一名,民主推荐增补行风专管员99名,实现全员全院全覆盖。

三年来,曲靖市妇幼保健院坚持党委领导下的院长负责制,院党委以党建为引领,紧抓业务发展指标不松懈,实施领航工程、人才工程、强基工程、清廉工程、文化工程,把党建工作与精准扶贫乡村振兴、创文、三甲妇产儿童医院复评、大型医院巡查、政治巡察、妇幼健康专科联盟、党建促医改三年行动等重点工作融合,全面加强思想、组织、作风、反腐倡廉和制度建设。在特色专科发展方面,按照三级甲等妇幼保健院标准强化科室建设和规范化管理,以完善组织机构、健全制度为抓手,不断完善"四大部"体系建设,为全市妇女、儿童提供从出生到老年全生命周期、内容涵盖生理和心理的主动、连续的医疗保健服务与健康管理。同时,秉承

"发展自身带动基层"的理念，利用妇幼健康专科联盟网络、公共卫生项目管理及"两个"省级抢救中心平台，通过上引下沉，科-科结盟等形式，使结盟活动开展更加扁平化、网格化、精准化，实现了精准、高效、同等的专科共建，促进区域妇幼健康服务共同发展。

2021 年，辖区孕产妇死亡率、5 岁以下儿童死亡率下降到历史最低，曲靖市妇幼保健院在全省妇幼保健机构绩效考核成绩位于首位，住院患者满意度达 93.75% 以上，区域妇女儿童医疗中心功能全面彰显，有力推动了"健康中国"战略的实施。

二、鲜红党旗飘扬在 134 个乡（镇、街道）

"作为医疗机构，最直接的就是提供'以病人为中心'的健康服务。这项服务搞好了，深化妇幼保健基本医疗卫生改革高质量发展就有了内涵，就会出实绩。而要搞好'以病人为中心'的健康服务，党建引领是龙头，走出医院是关键，深入乡村是保障，奋斗为民、服务为民是目标所指、情感所系。"余雄武的表态铿锵有力。

事实确实如此。通过医疗卫生改革，虽然基本建立了覆盖城乡居民的医疗卫生服务体系，有效控制了重大传染疾病，明显提高了居民的健康水平，但仍存在着农村卫生资源投入不足、农村三级卫生网络组织定位不清、农村与城市之间的医疗卫生配置差异日趋显著等诸多短板。尤其是当前在农村的大部分人群又是留守的妇女儿童，她们的提前预诊及就医问题越显突出。"党建引领妇幼健康高质量发展"送医送药大型义诊走进曲靖 134 个乡（镇、街道）行动暨"我为群众办实事、党建促医改三年行动计划"，切中了问题所在，是补齐短板所需。

于是，2021 年，医院在全院 20 个党支部围绕"坚决高举党的旗帜，坚决服从工作安排和坚决站稳人民立场"的"三个坚决"开展了"党建引领妇幼健康高质量发展"送医送药大型义诊活动，出台了"我为群众办实事、党建促医改三年行动计划"。

医院党委经过充分调研分析，将曲靖市的 10 个县（市、区）划分为 9 个网格，服务网络覆盖 134 个乡（镇、街道）卫生院（街道社区卫生服务中心），老少边穷的农村乡镇作为重点优先安排。成立由院级领导带队分片包保的 9 个组，以 20 个医院在职党支部为行动主体，带领支部所属的党（团）员和专家团队，以县乡村三级保健网为纽带和支撑，以巡回医疗车为有形平台，把党建与业务、保健与临床紧密相结合起来，制定出"一县一策"的活动方案。

初心如磐，步履铿锵。

活动中，每到一处，重点对每个乡镇（社区）筛查评估管理的高危孕产妇进行复核，缩短高危复核时间和提高高危管理的准确性。每到一处开展义诊，为当地人民群众提供所需的医疗保健服务，实现老百姓在家门口就能享受到市级医疗专家的服务。据不完全统计，行动计划正式落地实施后，院党委率队持续开展义诊、坐诊、手术指导、专题讲座，将三甲医院优质医疗资源下沉到基层地区，有效推进妇幼健康分级诊疗医改政策，满足基层偏远地区人民群众健康需求，累计开展送医送药下乡服务群众近5万人次，免费发放价值100余万元的药品。

回顾行动之旅，他们有了"五个一"的收获。一是"一面鲜红的党旗"：活动始终高举党的旗帜，一切行动均听从院党委统一指挥，现场服务均以党员为主体，同时让部分入党积极分子、发展对象、预备党员、年轻干部加入服务队伍开展志愿服务，以此进行进一步考察识别。二是"一个根据地"：134个乡（镇、街道）之行，留下了一个个"不走的妇幼保健基地"。三是"一个好战友"：134个乡（镇、街道）的基层妇幼保健院成为最好的战友和伙伴，双方全程协同参与行动，为多年积淀的深情厚谊再添信任包容、互助互利。四是"一堂优质课"：队伍每到一个"根据地"，都根据提前做好的调研和沟通，安排院内各学科资深专家为地方医疗保健同仁进行授课培训，帮助业界同仁更好服务地方群众；五是"一次主题党日"：活动中，坚持用行动抓党建、带队伍，坚持多支部联合开展主题党日活动。

风展红旗如画。高举党旗，曲靖妇幼保健医务工作者用足迹书写了"生命至上，健康所系"的华美诗行，把党的关怀实实在在送到了老百姓的心坎上。

（此新闻稿原载于2022年11月17日《曲靖日报》和"掌上曲靖"App）

余雄武

第二章
调 查 研 究

　　没有调查就没有发言权，但仅有调查也不一定有发言权。因为调查是一个精细活，既要深入实际，又要讲究科学方法，还要有针对性地研究，不下一番苦功是不行的。所形成的调查报告言之有物，言之有理，有的放矢并具有一定的可行性，调查研究的初衷和目的才能有机统一到一起。

1

运用"透视"方法查证和解决医院高质量发展的"瘀点"——曲靖市妇幼保健院高质量发展调研报告

一、调研背景

(一)妇幼卫生工作重要性日益凸显

妇女儿童的身体和心理健康是人类可持续稳定发展的第一要素,也是一个国家和区域整体发展水平的体现。公共卫生领域中极其重要的一项工作就是妇幼卫生工作,以妇女儿童群体为核心,为他们提供全方位全生命周期的医疗保健服务,着力于降低和控制孕产妇和新生儿死亡、伤残风险,提升人群健康水平,提高人口素质,为国民经济和社会发展提供坚实基础。

2016年,中共中央、国务院印发《"健康中国2030"规划纲要》,指出要加进一步强重点人群健康服务,通过为孕产妇提供生育全程的基本卫生保健服务、构建完善的出生缺陷综合防治体系、实施健康儿童计划和加强妇女常见病筛查力度等手段切实提高妇幼健康水平。根据第七次人口普查的相关数据,目前我国女性人口超过6.88亿,0~17周岁人口约2.98亿,随着"二孩""三孩"政策的施行,妇幼卫生工作的重要性日益彰显。

(二)政策定位清晰但运营定位偏差

妇幼卫生工作方针明确指出:坚持以保健为中心,以保障生殖健康为目的,保健与临床相结合、面向群体、面向基层和预防为主。实践证明,这一方针对于维护和提高我国妇女儿童的健康水平极为必要。在妇幼卫生服务机构的功能定位方面,我国出台了一系列的政策来推动妇幼健康服务机构的规范化建设、科学化管理和可持续发展。通过梳理归总可以发现,自上世纪90年代至今,相关政策数量不断增加,政策的可行性和可操作性逐步提高,目标及任务更加量化和具体。但与此同时也可以发现以下两个问题：

第一，长期以来，保健是妇幼保健院最初的社会职能定位，妇幼保健机构相关政策一直在强调机构的公益性。由于妇幼保健服务机构的特殊性质，财政拨款对于妇幼健康服务机构有着极大的影响，国家对妇女儿童健康服务的质量和覆盖面要求都在逐年提高，但相较于政策的高要求，实质性的政策补助支持占比低且呈现逐年下降趋势，财政支持的不足也诱导着妇幼健康服务机构"重临床　轻保健"，逐步偏离职能定位。

第二，2016年公立医院绩效考核工作开始试点，2019年公立医院绩效考核全面实施。对比妇幼保健机构绩效考核情况，2019年全国试点，直到2020年7月才正式发布《妇幼保健机构绩效考核办法》。2020年之前，三级妇幼保健机构一直与三级公立医院一起参加绩效考核，考核指标并没有体现出妇幼保健机构的特殊性，对于机构职能定位的导向性不足，一定程度上也导致了妇幼保健机构按照公立医院的建设思路，在市场激烈竞争下，存在偏向于"大临床"综合医院建设发展模式的倾向。

（三）曲靖市妇幼保健院发展现状

曲靖市妇幼保健院目前是云南省规模最大、历史最长的妇幼保健院。1893年始建于上海，历经上海市立产院、上海市第二妇婴保健院，1972年全建制迁入曲靖，成立曲靖地区妇幼医院，后更名为曲靖市妇幼医院。2013年12月，原曲靖市妇幼医院与原曲靖市妇幼保健院整合成为现在的曲靖市妇幼保健院，曲靖市儿童医院、曲靖市妇产医院作为单位的第二、第三名称。医院先后成功创建为三级甲等儿童妇产专科医院、三级甲等妇幼保健院。医院目前有三个院区，占地面积176.59亩（南苑新区138.59亩，总投资14亿元，2018年10月投入运行；寥廓院区28亩；西关院区10亩），编制床位840张，实际开放床位1256张，设有116个科室，全院在职职工1700余人。

作为一家由妇产儿童专科医院转变而来的妇幼保健院，曲靖市妇幼保健院有其独具的特殊性，相较于其他妇幼保健院而言，不仅承担着公立儿童妇产专科医院的临床诊疗职责，还承担着曲靖市辖区妇幼公共卫生管理和督导职能，且兼具临床专科诊疗和妇幼保健公共卫生两块职能的运营体量更大。党政主要领导经多次外出实地考察借鉴成功经验，结合医院改革发展实际，确立了"大专科　小综合　临床保健深度融合"的发展战略，但在实际运营管理的过程中，临床保健发展不均衡的情况依旧存在。

二、调研目的

在整个医疗市场呈现出"看病难、看病贵"等突出问题的大背景下，妇幼保健机构受内外部环境的影响，职能定位有所偏差，而妇幼健康服务机构作为医疗卫生服务体系中相对特殊的主体，只有实现临床和保健深度融合、均衡发展，才能实现机构的高质量发展和社会价值的有效产出。在人民群众共享经济发展成果的同时，群众对妇幼保健机构的满意度并没有显著提高，机构发展也步入窘境。究其原因，是妇幼保健机构的运营管理一定程度上未达到预期。然而，简单套用"回归医院公益性"或"去行政化"等改革方案，并不能很好解决三级妇幼保健院在改革现实中遇到的所有问题。因此，有必要运用"透视"方法查证和解决医院高质量发展的"瘀点"。

透视的本意是视线穿透眼前的障碍物，看到背后的场景和真相，同时也是一种处理图像的方法。这里所说的透视，是化用医学术语"透视"，即用类似于 X 线或其他医学影像查证病症的方法，以习近平新时代中国特色社会主义思想为指导，充分掌握这一思想的历史穿透力、文化感染力、精神感召力，进而深入查证医院高质量发展中存在的问题。

瘀点的本意是瘀积点位，这里借用医学诊断术语，即人体因血液、经脉运行不畅及内伤造成的瘀积、阻滞等所形成的早期症状。瘀点不像痛点、难点一目了然，而是像冷点容易被忽视，从机理上说基本上还能维持运转，但长此以往，极有可能酿成重大"疾患"，甚至是"不治之症"。

总之，只有打通"瘀点"、攻克"难点"、破解"痛点"，才能实现医院高质量发展目标。

三、调研方法

（一）比较研究法

比较国外的美国、英国、日本等国家以及国内的上海长宁区、连云港市和广西柳州市的妇幼保健服务供给模式，探讨可参考的先进做法和可借鉴的有效经验。

（二）问卷调查法

为广泛了解曲靖市妇幼保健院干部职工对医院高质量发展的认知，通过抽样开展网络调查问卷，调查内容包括医疗、科研教学、后勤管理三大模块的各项举措，按 1～10 打分，1 表示对医院高质量发展最没有帮助，10 表示最有助于医院高质量发展，以样本均值作为总体水平的评价，为医院高质量发展提供思路和借鉴。

采用便利分层抽样从曲靖市妇幼保健院临床医技、行政职能保健后勤各科室抽取医务工作者 386 人，问卷由行政职能保健部门、临床医技科室负责人发放，充分告知问卷目的，遵循自愿填写原则，根据真实情况匿名填写，同一 IP 地址只能作答一次，问卷全部答完才可提交。有效问卷 378 人，有效问卷率 97.9%。填写问卷的时间为（311±109）秒。

（三）访谈法

以达到深入调查研究、信息饱和为目的，对曲靖市妇幼保健院主要领导、副院级领导 10 人、科室主任（护士长）12 人、工作人员 16 人进行访谈，了解曲靖市妇幼保健院运营面临的问题、机遇。对主要领导、副院级领导进行访谈，了解网格化履责情况；对科室主任（护士长）进行访谈，了解各科室团结共事、工作执行情况；对工作人员进行访谈，了解职工对单位的诉求。在进行实践的过程中，确保采集的内容可靠性，同时注意谈话环境的私密性，确保接受访谈者的个人隐私，从而达到更好的收集效果。

四、调研成果

（一）国内外妇幼保健服务体系梳理（表 2-1-1）

表 2-1-1　国内外妇幼保健服务体系

国家／地区	机构设置	服务提供	优势／特色
美国	以家庭医生为主的社区医院、专科医院、大型综合医院的三级体系	家庭医生负责保健工作和常见疾病诊治并负责联系专科医生转诊；各类医院提供专科诊疗服务	构建以社区为基石的服务网络

续表

国家/地区	机构设置	服务提供	优势/特色
英国	家庭医生、社区医疗服务中心、地区综合医院、专科医院的四级体系	家庭医生提供基本妇幼保健服务；社区医疗服务中心、地区综合医院均设有孕妇保健中心	创立发达国家的基本服务模式
日本	妇幼保健机构、医院、托幼机构、民间组织	妇幼保健机构提供妇幼保健服务；医院承担医疗；托幼机构和民间组织从事健康咨询教育、儿童看护	使用特色《母子保健手册》
长宁	妇幼保健机构、医院	打造妇女保健学科群、儿童保健学科群、围产保健学科群、医学技术学科群和公共卫生学科群	以强化学科建设推动妇幼保健事业发展
连云港	妇幼保健机构、医院	将妇幼保健服务的全生命周期过程系统考量，以人群和疾病为出发点，实现孕产妇、新生儿等群体健康服务可及性、便捷性、专业性的最优化	大部制集中妇幼保健服务
柳州	妇幼保健机构、医院	发挥专科联盟优势，实现临床、护理、医技、教学等方面的资源共享	基于医疗体的资源共享

（二）问卷调查结果及分析

1. 参与调查人员的基本情况（表2-1-2）

表2-1-2 参与调查人员的基本情况

项目	人数（例）	构成比（%）
性别	—	—
男	82	21.69
女	296	78.31
年龄	—	—
20~30岁	145	38.36
31~40岁	164	43.39
41~50岁	44	11.64
>51岁	25	6.61
受教育程度	—	—
中专及以下	8	2.12
大专	47	12.43
本科	297	78.57
硕士	26	6.88
职称状况	—	—
高级	51	13.49

续表

项目	人数（例）	构成比（%）
中级	82	21.69
初级	216	57.15
未聘任	29	7.67
岗位类别	—	—
医疗	128	33.86
护理	159	42.06
医技	31	8.21
药学	23	6.08
行政职能	37	9.79

2. 医疗方面有助于医院高质量发展的影响因素分析

在医疗方面最有助于医院高质量发展的项目评分在 9 分以上（含 9 分）有 5 项，分别为：优化医疗流程，绩效管理改革，临床保健深度融合，加强学科人才队伍建设，亚专科建设。评分为 8 分以上 9 分以下的共 6 项，分别为：智慧医疗，开展医疗新技术新项目，优化投诉反馈制度，多学科（MDT）诊疗模式，专科联盟，学科均衡发展（图 2-1-1）。

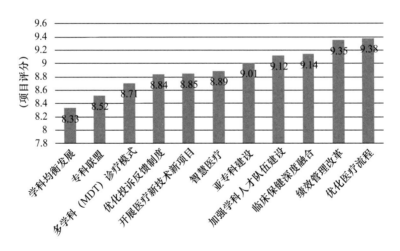

图 2-1-1 医疗方面有助于医院高质量发展的因素

3. 科研教学方面有助于医院高质量发展的影响因素分析

在科研教学方面最有助于医院高质量发展的项目评分在 9 分以上（含 9 分）有 4 项，分别为：联合开展科研项目，科研技术和能力培训，科研实验平台，医师规范化培训水平。评分为 8 分以上 9 分以下的共 4 项,分别为:论文、专利等成果产出质量,给医师一定科研时间,临床技能中心配置,带教老师水平(图 2-1-2)。

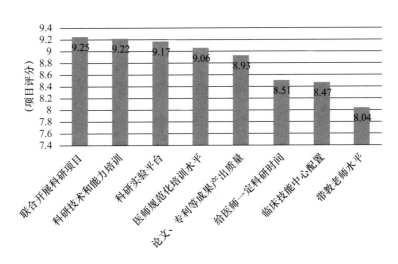

图 2-1-2 科研教学方面有助于医院高质量发展的因素

4. 后勤管理方面有助于医院高质量发展的影响因素分析

在后勤管理方面最有助于医院高质量发展的项目评分在 9 分以上(含 9 分)有 7 项,分别为:后勤部门(含第三方)服务效能,完善休假制度,硬件设施,信息化建设,多劳多得、优绩优酬,就餐条件改善,职工就医优惠制度(图 2-1-3)。

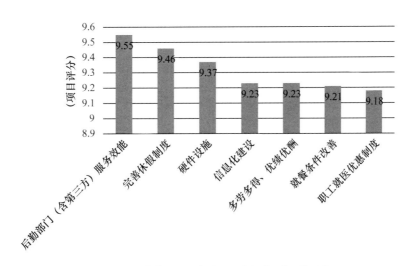

图 2-1-3 后勤管理方面有助于医院高质量发展的因素

5．调查问卷小结

公立医院高质量发展，是相对于前一段时期的公立医院高增速阶段而言，在宏观上强调稳定、均衡和创新动力；在行业层面通过结构优化，转型提效；在微观层面则是质量提升和持续创新。进入新发展阶段，医院高质量发展并不仅仅局限于某一方面，不仅要从单个机构的层面考虑，更要从体系构架的层面系统考虑，促进优质资源扩容、区域布局均衡、服务体系创新，发挥公立医院主体作用，推动建立优质高效、协同发展的医疗卫生妇幼健康服务新体系，为人民群众提供全方位、全周期的健康服务。

（三）调研访谈情况及分析

1．极少数科室存在医护不团结、绩效分配争议较大的情况

2015年起曲靖市妇幼保健院就在全市医疗保健行业机构中率先开始绩效分配改革探索，旨在打破以经济效益为导向的分配体系，更好体现医护人员的技术劳务价值。其中，护士队伍的绩效分配改革是该项改革探索的重要一环。我高度重视针对医院人数占比最大的护士团队的绩效分配改革，专门组织由专业公司和绩效核算小组组成的团队与护理部、护士长开展一对一访谈，初步结论是：护士队伍不够稳定，病房护士主动申请到门诊科室较为频繁，儿科系列护士工作积极性不高。在科室二次分配中，医院层面的指导原则是在科室内部实行绩效工资医护分开，绩效工资医生人均∶护士人均的比为1.3～1.5∶1，强调在科室二级分配中要适度考虑护士的择岗倾向因素，以维护科室护理队伍稳定性。随着该项改革不断深入，医院绝大多数医护团队团结稳定，共谋科室发展的良好干事创业氛围逐步形成。然而，绩效分配改革涉及每位员工切身利益，员工关注度极高、敏感性极强，直接影响干部员工的工作积极性，这也决定了绩效分配改革绝不是简单的"算钞票"，而是直接关乎医院稳定发展大局的重难点工作。

党的十八大以前，医院管理多偏向于自上而下的和谐管理，常年"吃大锅饭"，干多干少都一样，绩效分配看似一团和气，但是无法拉开差距，岗位价值无法体现；科主任"主外"只管患者收治等科室业务，护士长"主内"管理科室日常事务并负责绩效工资的现金发放。这样的管理模式看起来是"医护一家亲"，但一定程度上可以说是种"假和谐"，干得多拿得少、论资排辈现象严重，潜在的矛盾日益累积，也必将随着绩效分配改革的不断深化而凸显和爆发。在我开展具体调研的进程

中发现，我院南苑新区的一个临床业务科室，其医护团队在工作协作和执行绩效分配改革要求过程中，彼此间矛盾重重且由来已久。一方面，暴露了科室主任在直面风险、驾驭团队的能力方面有欠缺，导致个别护理人员甚至身为中层干部的护士长都觉得自己必须跟医生的地位对比，纠结于个人价值和地位的体现，与医务团队长期敌对，整个科室不团结、不和谐的氛围弥漫。另一个方面，核心问题仍然要聚焦在科室绩效分配的二次分配上。该科室在我开展调研前已有半年未按时下发绩效，经调研访谈，原因在于护理团队不满介绍患者入院的绩效奖励，原方案为介绍患者入院绩效奖励奖给患者主管医生，经深入了解，一对一开展思想教育，最终科室达成共识，即坚持"一碗水端平"原则，"谁介绍谁领取"，不再有医护之别，主任、护士长介绍的患者不计相关绩效，只参与医院层面的一次分配。达成共识后，这个悬而未决的问题才得以全面解决。

在我牵头开展的"新生儿脑损伤多学科协作诊疗"项目推进进程中我也多次发现，在手术业务开展过程中的医护协同操作等环节，医护间的协同性低、技术能力差、风险隐患大，存在很多技术上的瓶颈。医护合作是在医生和护士在平等自主、相互尊重和共同信任彼此专业知识与能力的前提下，通过开放的沟通和协调，共同决策、分担责任，为患者提供优质医疗护理服务的过程。只有建立"相互尊重、权利对等、相互合作，协商治疗护理病人方案"的医护合作关系，才能实现医护意见的优势互补，产生 1＋1＞2 的效应，从而实现医疗护理与安全管理质量同步提升。所以，应当以绩效分配改革、业务服务能力提升、团队协作能力增强等为抓手，长期致力于构筑医护间协同互促、团结共事的氛围。

2. 班子成员网格化履责不充分，沉身俯腰不足

院党委在 2023 年年初针对三年疫情和各种因素造成的业务下滑问题开展认真调研，及时确立了以"防风险　保稳定　促发展"为目标的网格化管理相关工作实施方案，要求在绩效分配、安全生产、短长期发展等方面由院领导牵头指挥、沉下身段参与科室管理，确保院领导在管理责任上绝不置身事外，与网格化科室要做到一荣俱荣一损俱损。随着院党委关于网格化管理绩效考核分配补充方案的不断完善，网格化管理的实际工作成效已全面与责任院领导的绩效挂钩，务求将网格化管理责任一步步压紧压实。在网格化管理的履职尽责方面，客观存在着班子成员人数较多、职级跨度较大等问题：第一，专业型院领导少，专业技术性指导性不强。《关于加强公立医院党的建设工作的意见》中指出，根据《事业单位领导人员管理暂行规定》

《公立医院领导人员管理暂行办法》，按照干部管理权限和政治强、促改革、懂业务、善管理、敢担当、作风正的标准，选优配强医院党政领导班子成员，其中特别强调了"懂业务""促改革"，要具有胜任岗位职责所必需的专业知识和职业素养，熟悉医疗卫生行业发展情况和相关政策法规，有先进的医院管理理念和实践经验，符合深化医改和健全现代医院管理制度需要，业界声誉好。而当前医院 11 名院领导中，仅书记、院长、2 名副院长、1 名执行院长为临床医生，专业型院领导少，专业技术性指导性不强。第二，官僚主义、形式主义思想行为存在，有机关作风，履责担当乏力，存在工作责任"踢皮球"现象。少数班子成员存在高调认领任务、会后即转手交给分管部门、科室的情况，既不认真把握具体工作要求，也不带头抓具体工作落实，既不开展必要的跟踪督导，也不按照时间表、路径图有计划、分阶段地推进工作。例如，一些具体常规工作出现网格责任领导把关不严、程序不清、落实不力的情况，导致一个上会讨论议题经多次上会才得以彻底解决；再如，少数班子成员跨越分管权限签批文件，认领任务不充分，工作责任"弹钢琴"，多次出现因分管职责交集而互相推卸工作责任的问题。

为带领班子成员真正沉身俯腰，把网格化管理职责和班子成员各自的司责尽责抓到细处、落到实处，我带头在自己的网格化责任区域寥廓院区召开网格化履责专题推进会，并责成其他班子成员限期高质开展好网格化相关工作，长期做到恪守职责，对提振团结干事士气、查缺补漏提质增效起到了良好预期效果，责任网格更加清晰，责任落实更为到位，以共同目标激励人心、协调行动、推进工作，建立好上下贯通、科学简捷、运转高效的责任体系。同时，我带头坚持贯彻落实党委领导下的院长负责制，充分发挥院党委"把方向、管大局、作决策、促改革、保落实"的领导核心作用，坚持集体决策与个人分工负责相结合，正确处理民主与集中的关系，按照不同职级班子成员的分工抓好工作落实。

3. 收费处、方便门诊等窗口部门服务态度差、患者及家属缴费或拿药流程不通畅、不便捷的情况

收费处、方便门诊等窗口部门劳动强度大、服务频率高，作为医院形象的窗口，是医院和患者接触时间最早的地方，也是各种矛盾相对集中的地方。虽然其服务意识和服务态度有不同程度的提高和改善，但在具体的态度和细节上还存在不少欠缺，投诉量在病人对门诊的投诉中占有较大比例，大都表现在服务态度不端正、服务细节不到位、对患者不尊重等方面。经调研，仅 2023 年，因服务态度和医患沟通不

到位产生的投诉就高达 78 起。例如，2023 年 9 月 17 日，一名中年妇女到南苑方便门诊询问一常规药品的购买和使用，窗口员工态度刻板冷漠、致使患者在方便门诊、住院部、门诊部和自动化药房往返 4 次购药未果引发投诉，患者提出若干合理诉求均未能及时予以道歉解释，最终由我直接过问、窗口员工当面道歉才得以处置。

深究原因，主要有以下几方面：第一，窗口服务部门员工等人群，"存在感"、价值感相对较低，觉得自己工作在"底层"无人关心在意，工作量大，每天接待大量患者及家属，服务意识较差，不能有效解答患者疑问，造成双方矛盾；第二，目前医院实行实体就诊卡或小程序挂号缴费服务，但部分患者对到院就诊流程不清楚，有临时放弃检查退费或办理退药等流程，排队等候过程中也易发生矛盾；第三，医院均采用电子处方，但部分医生在电子处方操作上疏忽大意、存在错漏，也有部分患者对自身要求表述不明白（如：患者享受慢性病报销政策，需在医生开具处方时说明，收费时才能直接统筹支付），导致打印出来的处方出现信息不准确的情况，使患者反复往返于科室与收费窗口，引发矛盾。

医院收费处、药房、方便门诊、导医台等窗口服务质量体现了医院的整体服务水平，直接影响人民群众就医获得感。优质化的窗口服务能增强患者对医院的认同感和满意度，更能有效减少医患矛盾。要长期致力于窗口服务水平的不断提升，就要从窗口人员综合素质、门诊收费取药流程、信息化建设等多个角度加强完善，从患者需求出发，找到医院、患者和社会需求的契合点，树立更为良好的医院形象。

五、对策研究

（一）创新党建，严把方向，全面加强党的领导

应进一步把握《关于加强公立医院党的建设工作的意见》精神要求，全面贯彻落实党委领导下的院长负责制。强化政治担当。始终牢记和恪守"全心全意为人民服务"这一党的根本宗旨，切实增强"四个意识"、坚定"四个自信"、拥护"两个确立"、做到"两个维护"。坚持党建引领。让"党建＋"引领医院改革发展全过程，充分发挥基层党组织的战斗堡垒作用和共产党员的先锋模范作用，着力打造技术精湛、服务优良、设备完善、具有相当规模的重点学科、特色专科；坚持科学决策、民主决策、依法决策。明确医院党委实行集体领导和个人分工负责相结合，书

记院长沟通会先行，对需决策事项互通有无、提出意见，以"三重一大"为核心的医院重大问题与事项提交党委会研究决定；坚持选人用人制度化。实施"双带头人"培养工程，严把选人用人政治关、廉洁关、素质能力关，确保人才队伍的新老更迭，达成以打造年轻向上职工为核心力量的中层人才队伍建设的阶段工作目标；强化清廉医院建设。以全面从严治党永远在路上的政治自觉，坚持无禁区、全覆盖、零容忍，坚定不移贯彻落实中央八项规定及其实施细则，驰而不息纠治"四风"，带领全院干部职工自觉严格遵守《医疗机构工作人员廉洁从业九项准则》，标本兼治，惩防并举。

（二）创新管理，精准对接，高质量实施发展目标

运营管理是以全面预算管理和业务流程管理为核心，以全成本管理和绩效管理为工具，对医院内部运营各环节的设计、计划、组织、实施、控制和评价等管理活动的总称，是对医院人、财、物、技术等核心资源进行科学配置、精细管理和有效使用的一系列管理手段和方法。因此，要以新发展理念引领公立医院高质量发展，全方位提升公立医院精细化管理水平。完善医院全面预算信息系统。以医院战略发展规划和年度计划目标为依据，继续优化完善涵盖5大板块、5类预算、16个归口管理部门、囊括139个关键性指标的全面预算体系，以现金流为核心，以业务量预算、成本预算等为抓手，实现预算编制、预算执行和绩效评价全过程预算管理。实行全口径、全过程、全员性、全方位预算管理，贯穿预算编制、审批、执行、监控、调整、决算、分析、考核等各环节，强化预算约束，推进预算和绩效管理相融合，促进资源有效分配和使用；完善内部控制制度。以业务管理和经济管理的重大风险、重大事件、重要流程为重点，开展风险评估和内部控制评价，强化内部授权审批控制、预算控制、资产控制、合同控制、会计控制、政府采购控制、信息公开控制等，防范财务风险、业务风险、法律风险和廉政风险；关键指标纳入奖励性绩效分配考核。继续用好三级公立医院、三级妇幼保健院绩效考核"指挥棒"，将"CMI值""时间指数""费用指数"等关键指标纳入各临床科室的奖励性绩效分配考核，并作为评优评先的刚性指标。以云南省医院质量管理与绩效评价平台反馈的DRG数据为标准，在计算临床科室每月奖励性绩效时，按照CMI值、时间指数、费用指数增减比例给予科室绩效相应增加或扣减，从而促使临床科室积极探索专科发展路径，找准亚专科建设着力点，持续增强疑难重症诊疗水平。

（三）创新科技，平台搭建，快速推进学科人才发展

着力营造医疗、教学与科研三者协调发展的良好氛围，保证医院科教发展的不断进步与创新，形成"以医疗服务为主体，人才培养、科学研究为侧翼，现代医院科学管理为尾翼"的"一体三翼"发展新格局。加大科研教学投入，完善科研教学绩效考核机制。应专门设立科研发展基金，确保各项科研项目有序开展，将科研教学工作与科室绩效考核挂钩，细化考核指标，将科研教学工作与职务晋升聘用挂钩，各级别职称晋升时不同级别论文发表、图书出版、科研项目开展工作情况纳入优先条件；加强院校合作。依托省内外医学院校平台，深化医教协同培养及科研项目合作，进一步开展同等学力研究生联合培养工作，为提升医院整体带教水平及专业技术人员学历奠定基础；健全专业技术人才梯队。进一步细化重点人才培养和管理办法，分步骤、分层次组织实施，积极招收妇产科、儿科专业医生参加住院医师规范化培训，推行新护士定岗前轮转培训；加快专业技术人才队伍建设。落实人才待遇相关政策，引进培养医学高端人才和学科带头人，重点引进培养符合临床重点学科或专科、亚专科建设要求的学科带头人；完善院领导联系培养高学历人才和学科带头人制度。继续优化完善相关制度，由党政班子成员对口联系高学历人才和学科带头人，为高层次人才提供工作、学习和生活上的必要帮助。

（四）创新服务，智能协同，切实提升群众就医获得感

优化就医流程，完善电子导医。着力解决排队等候时间长等问题，让患者少"跑路"，解决就医过程中的难点、痛点、堵点，让患者更舒心、顺心。合理设置门诊候诊区域，严格落实"一人一诊一室"，保障有序就诊；完善移动医疗及统一预约建设。完善诊疗预约，进一步拓展医院门诊医生号源、检查、日间收入、住院床位线上预约渠道，为患者提供覆盖诊前、诊中、诊后的全流程、个性化、智能化的医疗健康服务。完善移动查房、移动护理应用，提升医护工作效率，为关键业务流程闭环建设奠定坚实基础；将患者信息视图等纳入互联网医院系统建设，丰富互联互通和创新应用效果。通过患者信息视图促进医院临床诊疗业务协同，进一步强化互联网医院建设，运用互联网技术临床诊疗业务在互联网医院端的延伸与拓展，实现患者线上身份认证、预约挂号、院内导航、分诊导医与就诊记录查询，实现医护线上开单、随访、转诊、记录病历，创新线上图文、视频问诊互联网诊疗服务模式、

拓展线上孕产妇、儿童健康管理，创新互联网＋医疗健康新型服务模式。

（五）创新管理，质效齐驱，着力建设现代医院管理制度

网格化压实"防风险　保稳定　促发展"责任。在绩效分配、安全生产、短长期发展等方面由院领导牵头指挥和参与科室管理。党政领导班子成员每人按照分管领域、分管部门和网格化管理职责，根据工作实践中长期未解决的难点堵点问题，把身段真正沉到责任科室，对科室医疗安全隐患和质量控制进行深入调研，一对一开展风险排查并形成可行的整改方案，作为科室中长期发展的工作遵循。同时，将"一岗双责"渗透到网格管理当中来。针对运营发展中有的中层因工作、家庭等多种因素导致的压力，主动进行疏通和关心。对各科室腐败问题风险点进行深入分析，将廉洁建设工作与学习贯彻党的二十大精神、与学习贯彻习近平新时代中国特色社会主义思想主题教育进一步融合，以医药领域腐败问题集中整治活动为契机，规范诊疗行为，规范收费，规范医疗文书的开具，筑牢思想道德防线，增强拒腐防变能力。院外，稳步推进妇幼健康机构标准化建设。建立以我院为龙头，县级保健院、乡镇卫生院为枢纽，村卫生室为基础的市、县（区）、乡、村妇幼健康服务体系，进一步深化全市妇幼健康专科联盟建设，全面扎牢全市三级妇幼保健网"网底"，通过建立结对帮扶机制、质量管控机制、双向转诊机制，优化配置人才、技术、设备资源，以患者为中心，合理分流诊治不同层次的妇儿科患者，实现医疗卫生服务上下联动、整体提升。在保障完成好曲靖市辖区妇幼保健公共卫生指标任务的基础上，逐步提高全市妇幼健康服务机构的服务能力，不断强化市域妇幼卫生业界同仁的妇幼健康服务质量意识和责任意识，坚持问题导向，聚焦关键环节，定期开展基层妇幼健康业务、报表数据质控及培训，督促基层把妇幼健康项目、数据规范化建设落到实处，重点引导基层业务人员将培训与实际工作相结合，提升培训质量，每次业务指导及技术督导都及时进行通报，并对存在问题进行深入分析、定期跟踪。

（六）创新文化，打造品牌，充分激发文化引领作用

推进百年老院文化品牌建设。应依托百年老院文化底蕴和历史氛围，继续全面弘扬医院精神与核心理念，继续深入推广医院作为首批国家妇幼健康文化特色单位的典型做法经验，继续探索与曲靖妇幼文化的融合与创新；加强职业精神和价值观建设。将医院文化建设融入长效制度之中，将精细化管理融入医院特色文化，引导

全院干部职工医学素养和人文道德的和谐统一，着重强调全院尤其青年医务工作者的职业操守建设，通过畅通民主管理渠道、医师节、护士节大型系列活动等文化活动，切实提高职工的幸福感、获得感和归属感；彰显"区域妇女儿童医疗中心"的服务内涵及品牌特色。全面发挥好医院作为曲靖市区域妇女儿童医疗中心的"九大中心、三大基地"的品牌效应，按照上级党委政府关于打造"一流技术、一流设备、一流服务、一流环境"的"四个一流"的明确要求，不断提高服务水平、扩大服务容量、增强发展活力、打造特色品牌，以"医疗中心＋"的管理模式彰显服务内涵和发展后劲。

综上，运用"透视"方法查证和解决医院高质量发展的"瘀点"，就是要结合新时代公立医院和妇幼保健院必须走好高质量发展之路的对应要求，以深入的调查研究为必经路径，有针对性地找准制约医院实现高质量跨越发展的症结，有计划性地对症施治，有阶段性地推进整改，有目标性地达成预期，真正做到让医院高质量发展进程能时时"消瘀疏堵，祛病强身"。

余雄武 唐山宸 王标晶

以绩效考核为抓手　助推医院在新时期实现高质量跨越式发展——学习贯彻习近平新时代中国特色社会主义思想主题教育调研报告

按照学习贯彻习近平新时代中国特色社会主义思想主题教育有关调查研究的工作安排，本人就"以绩效考核为抓手，助推医院在新时期实现高质量跨越式发展"为题进行调研，现将调研情况报告如下：

一、调研背景

在全党大兴调查研究是党中央作出的重大部署，作为主题教育的重要内容，调查研究对于深入学习贯彻习近平新时代中国特色社会主义思想、落实党的二十大精神、践行主题教育"学思想、强党性、重实践、建新功"的总要求具有重要意义。

习近平总书记强调，要把保障人民健康放在优先发展的战略位置，坚持基本医疗卫生事业的公益性，聚焦影响人民健康的重大疾病和主要问题，加快实施健康中国行动，织牢国家公共卫生防护网，推动公立医院高质量发展，为人民提供全方位全周期健康服务。近年来，曲靖市妇幼保健院始终牢记"人民至上　生命至上"，从提高医疗服务质量、降低运营成本、提升服务满意度等方面为患者提供优质高效便捷的医疗健康服务，以"公立医院绩效考核"和"妇幼保健机构绩效考核"工作为抓手，围绕"管理、服务、绩效、质量、安全"核心要素，聚焦医院改革发展中的问题和不足，提出切实可行的改进措施，以高质量发展的实际成效助力"健康曲靖"建设。

二、调研目的

公立医院绩效考核指标体系覆盖了医疗质量、运营效率、持续发展、满意度评价 4 个方面 56 个指标，妇幼保健机构绩效考核指标体系包括辖区管理、服务提供、运行效率、持续发展、满意度评价 5 个方面 56 个指标，两个考核体系，覆盖了医院发展的方方面面，一次绩效考核就是对医院的一次体检，有利于找准医院发展的症结所在，精准分析医院发展现状，为有针对性地制定措施提供依据。以绩效考核为抓手，对加强和完善公立医院管理，提高医院精细化管理水平，更好坚持公益性，调动积极性，促进医院综合改革政策落地见效，推进妇幼保健机构全面落实职责任务，提高医疗服务质量和效率，为群众提供高质量的医疗和妇幼健康服务具有重要意义。

三、绩效考核基本情况

曲靖市妇幼保健院认真贯彻落实《国务院办公厅关于加强三级公立医院绩效考核工作的意见》（国办发〔2019〕4 号）、《国家卫生健康委办公厅印发妇幼保健机构绩效考核办法的通知》（国卫办妇幼发〔2020〕7 号）、《国务院办公厅关于推动公立医院高质量发展的意见》（国办发〔2021〕18 号）文件要求，按照国家、省、市卫健委关于绩效考核工作部署，对照指标认真组织开展绩效考核，成立以书记、院长为组长的领导小组，制定《曲靖市妇幼保健院三级公立医院绩效考核实施方案》《曲靖市妇幼保健院妇幼保健机构绩效考核实施方案》，明确牵头领导和牵头责任人，并将 56 个考核指标逐条分解，层层压实责任，确保绩效考核工作落到实处。

（一）参加国家三级公立医院绩效考核情况

医院于 2018 年参加国家三级公立医院绩效考核，国家监测指标 26 项，总分 1000 分，2018 年考核得分 596.1 分，排名第 80 名，等级 B；2019 年考核得分 609.46 分，排名第 55 名，等级 B；2020 年考核得分 645 分，排名第 45 名，等级 B；2021 年考核得分 653.9 分，排名第 40 名，等级 B。4 年得分及排名均呈上升趋势。

（二）参加三级妇幼保健机构国家考核情况

医院于 2020 年参加三级妇幼保健机构绩效考核，国家监测指标 24 项，总分 1000 分，2020 年考核得分 684.09 分，排名第 96 名，等级 B$^+$；2021 年考核得分 756.7 分，排名第 65 名，等级 A。2 年得分及排名均呈上升趋势。

（三）参加省级三级妇幼保健机构绩效考核情况

医院于 2020 年参加三级妇幼保健机构绩效考核，省级监测指标 56 项总分 560 分，2020 年考核得分 448.93 分，排名第 3 名；2021 年考核得分 472.53 分，排名第 1 名；2022 年考核得分 478.48 分，排名第一名（三年得分已扣除不参加考核指标 10、44、45、46）。3 年得分及排名均呈上升趋势。

四、绩效考核取得成效

医院紧扣"公立医院绩效考核"和"妇幼保健机构绩效考核"工作，从医疗质量、辖区管理、服务提供、运行效率、持续发展、满意度评价等方面推进医院各项工作实现高质量发展。

（一）辖区妇女儿童健康水平持续提高

一是孕产妇死亡率方面。2014 年至 2022 年曲靖市活产数共 653 995 人，孕产妇死亡 113 例，平均孕产妇死亡率为 17.28/10 万。全市孕产妇死亡率从 2018 年的 25.29/10 万下降至 2022 年的 16.48/10 万，5 年间总体低于国家、全省平均水平，但 2022 年出现反弹。全市户籍孕产妇死亡率保持低位水平，稳定在 8.61/10 万和 24.21/10 万之间；非户籍孕产妇死亡率总体呈下降趋势，2016 年达到最高 294.9/10 万，往后逐年下降。二是婴儿死亡率方面。2016 年以来，全市婴儿死亡率逐年下降，2022 年为 3.19‰，低于全省平均水平。三是 5 岁以下儿童死亡率方面。全市 5 岁以下儿童死亡率实现逐年下降，2019 年后持续低于全省平均水平，2022 年为 5.09‰，同比下降 10.54%。四是孕产妇艾滋病母婴传播率方面。曲靖市近 4 年 HIV 母婴传播率均控制在＜2% 的世界卫生组织消除标准以内，2020、2022 年艾滋病母婴传播率为 0。

（二）辖区业务管理效能显著增强

一是专科联盟成效显著。以妇幼健康专科联盟的方式让优质资源下沉更加紧密，专科联盟规模不断扩大，现已形成上联省内外 25 家 61 个科室，下联 74 家 162 个科室的区域性妇幼健康专科联盟，全年开展手术带教 192 次，学术讲座 165 场，带教及业务查房 210 次，推广新技术新项目 74 项，义诊、坐诊、手术指导、专题讲座等活动 713 次，直线转诊危重患者 1430 人次，分级诊疗深度不断拓展。二是以党建引领为民办实事。创新服务方式，通过"党建促医改"推动医院优质医疗资源下基层，全市受益群众达 10.3 万余人次。

（三）医疗服务水平大幅提升

一是诊疗服务范围进一步扩展。医院始终贯彻院党委提出的"大专科、小综合，临床保健深度融合"发展战略，持续推进医院内涵建设，医院在保持医院现有妇幼专科优势的基础上，重点攻克产科严重并发症和合并症、妇科恶性肿瘤、儿童神经外科、新生儿外科等影响妇女儿童健康的重大疾病，DRG 组数 454 组，较 2021 年增加 24 组，增幅 5.58%。二是疑难危重患者救治能力持续增强。积极引进和开展医疗新技术，如电子支气管镜下肺泡灌洗、外周血管介入、不断提高医院医疗救治能力，2022 年医院 CMI 值 1.1257，较 2021 年 1.0418 上升 0.0839，增幅为 8.05%，其中 RW≥2 的例数 3899，较 2021 年 2337 人增加 1562 人，增幅为 66.84%。三是持续推进医疗服务模式创新。围绕人民群众看病就医过程中的"急、难、愁、盼"问题，妇科、儿外科积极开展日间手术、微创手术，2022 年，日间手术 388 人，日间手术占比 2.81%，较 2021 年上升 0.7 个百分点；出院患者微创手术人数 3390 人，微创手术占比 17.43%，较 2021 年 14.58% 上升 2.85 个百分点；四级手术人数 920 人，四级手术占比 4.73%，较 2021 年上升 0.46 个百分点；特需医疗服务量占比和服务收入占比分别为 1.23% 和 1.79%，符合指标导向要求。四是预约诊疗制度进一步落实。医院设置个性化、精细化的就诊等待时间间隔，提升预约等待的精准程度，减少患者就医等待时间，同时实行"一卡通"就诊模式，提高患者就医效率。2022 年门诊人次 1 114 450 人，其中预约诊疗人次 824 317 人，门诊预约诊疗率 73.97%，较 2021 年上升 3.87 个百分点。

（四）医疗质量与安全水平稳步提升

一是重点环节质量持续改善。2022 年，医院以创建"国家级、省级临床重点专科"为抓手，以问题为导向，抓紧抓实医疗质量与安全管理。手术患者并发症发生率 0.38%；Ⅰ类切口手术部位感染率、低风险死亡率 3 年均为 0，符合指标导向要求。二是检查检验同质化稳中有进。医院大力推进信息化建设，检验科 LIS、影像科 PACS 系统逐年升级完善，通过参加室间质评，助推医院提高医疗设备检查检验结果的精准度。2022 年医院参加国家临床检验中心组织的室间质评成绩合格检验项目总数 336 例，较 2021 年增加 52 例，上升 18.31 个百分点，临床检验项目参加率、合格率三年均为 100%。三是合理用药水平持续提升。定期进行医嘱和处方点评，对抗菌药物和辅助用药情况进行监测和分析，将监测结果纳入对医师的薪酬绩效考核。抗菌药物使用强度 26.20，门诊和住院患者基本药物处方使用占比 87.1% 和 97.11%，同比上升 42.17 和 0.39 个百分点。参加国家组织药品集中采购中标药品使用比例 63.3%，同比上升 34.26 个百分点。

（五）运营管理机制不断完善

一是管理专业化能力不断增强。医院以绩效考核为契机，持续完善绩效管理模式，把绩效管理工作从浅层面的绩效分配改革升级为涵盖医院管理各方面的科学高效的绩效管理，一方面医院设立了总会计师，积极推进全面预算全过程信息化闭环管理，建立临床科室和病案编码人员的沟通机制，充分发挥专业优势，持续提升病案首页数据质量；另一方面设置运营管理部，定期通报医院运营情况，根据各临床科室特点，结合医院总体发展规划，开展临床运营管理，提升精细化管理水平和运营效率。二是收支结构不断优化。2022 年，医院门诊收入 26 298.45 万元，医疗收入 64 453.34 万元，门诊收入占医疗收入比例为 40.8%，同比上升 1.08 个百分点；住院收入 38 128.43 元，医疗收入 64 453.34 元，住院收入占医疗收入比例 59.16%，同比降低 1.07 个百分点；医疗服务收入 23 122.21 万元，医疗服务收入占比 35.87%，同比上升 0.84 个百分点；人员费用 26 116.64 万元，人员支出占比 39.51%，同比上升 1.47 个百分点；辅助用药收入 58 180.45 元，辅助用药收入占比 0.04%，同比下降 0.07 个百分点；重点监控高值医用耗材收入 1 650 850.16 元，重点监控高值医用耗材收入占比 8.4%，同比降低 2.66 个百分点。三是次均医药费用下降明显。2022 年，门诊次均费用 198.68 元，较 2021 年 242.14 元减少 43.46 元降低 17.95%；门诊次均药品费用 55.5 元，较 2021 年 70.09 元减少 14.59 元降低 20.82%；住院次均药品费用 1079.79 元，较 2021 年 1290.49 元减少 210.7 元降低 16.33%。四是节能降耗成效显著。医院积极践行国家"双碳"目标，促进运行模式从粗放管理转向精细化管理，推动绿色转型。2022 年万元收入能耗占比 0.0249%，同比基本持平。

（六）持续发展能力不断提升

一是医教融合取得新成果，人才培养取得积极进展。医院始终坚持"人才强院"

战略，把人才作为第一资源，着力打造培养、引进、激励、服务等人才发展链，医学教育专职管理人员数量持续增加且结构进一步优化。2022年通过与曲靖医学高等专科学校采取"1.5＋1.5"教学模式共同培养助产专业学生30人；临床带教教师和指导医师人数同比增长5.36%，接受教育教学培训占比为39.55%，同比增加5.92个百分点，临床带教师资培养力度进一步加强，住院医师首次参加医师资格考试通过率基本稳定100%。二是人员结构持续优化。2022年，医院卫生技术人员中具有副高级职称及以上的医务人员197人，比例为12.82%，同比增加1.03个百分点；麻醉、儿科、重症、病理、中医医师占比42.37%，同比增加3.92个百分点；医护比1∶1.83；每名执业医师日均住院工作负担2.34，同比下降0.22个百分点，每百张病床药师人数5.5人，同比基本持平。三是学科建设能力有所增强。2022年成功申报云南省第一人民医院临床医学中心立项课题1项，市哲学社会科学课题3项，昆明理工大学联合专项20项，获曲靖市医学会优秀论文奖3项、科学技术成果奖1项；完成2023年度院内科研项目立项37项，院内科研项目结题16项。线上线下举办国家级继续教育项目3项，省、市级继续教育项目8项，参训学员2万余人次。着力促进基础学科与临床学科、辅助诊疗学科间的交叉融合，更加注重临床研究和临床诊疗协同，开展医学科技创新研究和成果转化，将科研成果服务临床和疾病防控一线。

（七）患者满意度、医务人员满意度评价较高

医院积极建立"我为群众办实事"长效机制，门诊及住院部病区开展特需服务，根据服务对象需求设置个性化诊室、病房，高年资医生出门诊，开设月子护理中心等特需服务；通过加快智慧医院建设，患者通过自助终端、微信公众号、支付宝服务窗、门户网站等渠道构建起诊疗全过程的线上线下一体化医疗服务模式，缓解传统医疗服务模式下"三长一短"的现象，提升患者就医体验。2021年国家公立医院绩效考核门诊患者满意度88.48，住院患者满意度93.75，医务人员满意度88.61。

五、存在问题

（一）绩效考核结果运用不够紧密

一是绩效考核结果反馈周期在一年以上，反馈结果的滞后性不利于医院开展全

方位工作效果评估；二是绩效考核缺少分层数据信息，从而削弱了考核结果运用的适宜性，不利于构建"基于整体、精于个体"的结果参考运用体系，实现结果适宜与科学运用。三是医院部分科室对绩效考核工作重视程度不高，绩效考核结果应用不足，影响绩效考核工作质量。

（二）指标发展不平衡问题较为突出

在国家监测指标中，I 类切口手术部位感染率、低风险组病例死亡率、抗菌药物使用强度（DDDs）、收支结余（医疗盈余率）、门诊次均费用增幅、门诊次均药品费用增幅、住院次均费用增幅、住院次均药品费用增幅、医护比、住院患者满意度、医务人员满意度这 11 个优势指标获得满分。手术患者并发症发生率、通过国家室间质量评价的临床检验项目数、万元收入能耗支出（万元收入能耗占比）、资产负债率、麻醉、儿科、重症、病理、中医医师占比、医院住院医师首次参加医师资格考试通过率这 7 个指标中医院的得分率在 60%～100%。出院患者手术占比、出院患者微创手术占比、出院患者四级手术占比、单病种质量控制、电子病历应用功能水平分级、医疗服务收入占比、人员支出占业务支出比重、每百名卫生技术人员科研项目经费、门诊患者满意度这 8 个方面得分较低。

（三）辖区妇幼健康服务能力还需提升

辖区妇幼健康业务管理作用发挥不充分，各县（市、区）妇幼健康服务能力差距依然显著；制度落实松懈乏力，国家"母婴安全五项制度"和云南省"孕产妇首诊负责制等 12 项制度"等落实不到位；出生缺陷疾病以专项防治为主，全周期、整合型的防治体系仍未建立；辖区妇女"两癌"筛查专项经费不足，承担筛查的基层人员缺乏、技术能力较低。

（四）医院学科建设及服务能力亟待增强

医院在专科设置和服务提供方面存在一定差距，具有妇幼特点的生育全程服务提供不够；对疑难危重症的救治能力相对薄弱。临床与保健深度融合不够，相互促进发展不全面，临床和保健之间转介率较低，贯彻以保健为中心的妇幼卫生工作方针有差距。

（五）信息化建设和智慧医院服务能力不足

电子病历应用功能水平分级级别不高，互联互通标准化成熟度较低，信息化建设不能做到数据共享，电子病历、智慧服务、智慧管理"三位一体"智慧医院建设有差距。

（六）人才引进、科研建设短板亟须补齐

高层次人才引进较困难，科研基础薄弱，科研成果较少。2022 年，每百名卫生技术人员科研项目经费，配套科研经费和人才培养经费占总经费支出的比例，较2021 年低。

（七）门诊预约诊疗率较低，影响门诊患者满意度

预约诊疗制度不完善，人工智能等手段应用不到位，预约诊疗精准度不足，预约患者等候就诊时间较长，影响患者就医体验。

六、下一步工作思路

（一）强化结果运用

一是与等级评审相结合、强化结果运用。建立绩效考核信息和结果共享机制，强化对绩效考核结果的应用，将考核情况与医院学科建设、等级评审等工作相结合，督促医院各科室全面落实功能任务。二是注重病案首页与考核指标结合，提升结果运用效能。将出院患者手术占比、出院患者四级手术占比、出院患者微创手术占比等指标纳入对临床科室年度目标考核，将考核结果与科室和个人评优评先、职称晋升挂钩。三是根据绩效考核指标完善薪酬绩效分配方案。重点将 DRGs 和 CMI 值等绩效考核指标纳入薪酬绩效分配改革方案，提升收治的病种范围和危重症的诊疗能力。三是注重考核指标与运营效率融合运用。通过运营数据分析，促进医院医疗服务收入占比、人员支出占比、门诊次均费用、门诊次均药品费用、住院次均药品费用等运营指标按照绩效考核导向进一步趋于科学合理，提升运营效率。四是强化目标责任书运用。根据医院总体战略目标，结合科室工作实际，与各科室签订涵盖医

疗质量、服务质量、安全管理、患者满意度等方面，且与绩效考核指标相对应的目标责任书，并实行定期考核，做到闭环管理。

（二）借助外力，夯实内部改革发展

借助牵头举办云南省妇幼保健机构绩效管理与能力提升培训班的契机，从绩效管理、绩效考核、等级评审和能力达标等方面切入，全方位、多角度地探讨医院服务能力提升的新思路和有效途径，推动统筹等级评审与绩效考核工作，使之贯穿于医院日常运营管理与改革发展之中，全力构建特色鲜明、学科融合、优质高效的高水平专科医院发展格局，为人民群众提供更加优质高效的健康服务。

（三）明确功能定位，增强辖区妇幼健康服务能力

立足三级妇幼保健机构功能定位，紧扣"以保健为中心，以保障生殖健康为目的，保健与临床相结合，面向群体、面向基层和预防为主"的妇幼卫生工作方针，推进危重孕产妇和新生儿救治中心网络建设，推进妇产科、儿科优质资源下沉，开展危重孕产妇、危重儿童和新生儿的多学科会诊和及时安全转诊，进一步提高会诊转诊效率，降低两个死亡率，确保母婴安全。持续完善辖区多机构、多部门联动工作机制，加强产前诊断中心服务能力建设，严格落实"两癌筛查"、地中海贫血防控、新生儿疾病筛查、母婴"三病"消除等工作，不断提高婚前、孕前、产前筛查和产前诊断服务效能，促进辖区妇幼健康管理水平和服务质量的提升，确保各项妇幼健康指标稳中有进，进中提质。

（四）强化学科建设，提升机构医疗服务能力

紧紧围绕医院学科专科建设发展三年行动计划，依托云南省产前诊断、新生儿遗传代谢性疾病诊断中心等10个省级中心，新生儿科、妇科、产科等5个省级临床重点专科，新生儿危重症、儿科、儿童康复等10个市级中心，儿童重症科、儿科、儿童血液肿瘤科等7个市级临床重点专科，以满足重大疾病临床需求为导向，对优势特色专科进行重点扶持和培育，打造优质高效学科群，集中力量开展疑难危重症诊断治疗技术攻关，实现学科建设"跨越式、内涵型、高质量"发展，形成以点带面、以高质量学科发展带动整体发展的趋势。

（五）加强智慧服务能力提升建设

以建设"三位一体"智慧医院为整体目标，加强电子病历信息化建设，实现电子病历信息化诊疗服务全覆盖；建设医、护、患一体化的智能随访系统，实现患者随访、健康监测、健康教育、院外健康监测、医护患沟通、满意度调查等服务。

（六）加大人才队伍及科研能力建设

一是多路并进强化人才队伍建设，着力配备、引进和培养一批高层次人才，形成以云南省"名医"专项、曲靖市珠源英才育才"名医"等为核心的人才方阵，完善人才队伍建设优惠政策，积极营造吸引人才、人尽其才的环境。加强青年医务人员培养，开展岗位练兵和技能竞赛，促进青年医务人员快速成长。鼓励技术骨干接受继续教育，参与科技创新项目、重点课题和高层次学术交流活动，促使一批优秀人才脱颖而出，夯实医院高质量发展的根基。二是围绕"健全体系、集中力量、立见实效"下功夫，将科研教学工作与科室绩效考核、职务职称晋升挂钩，细化考核指标，增强科室科研教学工作的责任感与紧迫感；在院内选取科研水平较高的干部职工组成科研团队，选取一到两个重点课题，集中力量攻关出成果；加强院校合作，依托昆明理工大学等医学院校平台，深化医教协同培养及科研项目合作，进一步开展同等学力研究生联合培养工作。

（七）持续完善内部管理

一是巩固医疗服务效能，持续优化收入结构。围绕绩效考核指标，合理控制检查、化验等费用，落实医疗服务价格改革，逐步降低药占比、耗占比。二是紧跟DRG支付方式改革步伐，健全和完善运营管理体系，优化费用结构，持续提升运营效率。强化成本消耗关键环节的流程管理，逐步降低费用消耗指数，降低万元收入能耗支出。加强单病种管理和临床路径管理，强化对临床科室的医保实施办法的培训，从源头上规范医保政策的执行，对治疗、药耗、检查、化验、护理等医疗行为进行标准化管理，规范医疗服务行为，加强医保基金监管与宣传，确保合理诊疗、合理用药、合理检查。三是加强资产管理。建立完善的资产管理制度，落实责任追究制度，提高资产使用效率，通过合理配置、共享、调剂等方式，提高固定资产的使用效率，降低闲置和浪费现象；加强资产保值增值管理、合同管理，严格资产采购审批程序，为提高医疗服务质量和医院可持续发展提供有力保障。四是以提升综合运营管理能力为抓手，推行全面预算管理和全成本核算管理，重视预算的编制与过程控制，实现资源有效配置、完善绩效考核，形成预算、资源配置、绩效考核"三位一体"的管理体系。

（八）进一步完善门诊服务流程

一是简化流程、创新模式，提升患者门诊体验，弹性安排门诊时间，满足上班、上学等人群的就诊需求。重新梳理就诊流程，绘制全新的就诊流程图，便于患者方便理解诊疗流程，减少往返询问过程。二是调研出诊医师查房后到达门诊的平均时间，优化调整预约诊疗时间，进一步优化门诊流程设计，缩短患者在门诊的滞留时间。三是重新制定门诊就诊流程，同步升级改造门诊预约系统，提升智能化水平，实现精准预约。

在今后的工作中，我们将强化责任意识，知责于心、担责于身、履责于行，敢于直面问题，不回避矛盾、不掩盖问题，引导医院各级干部职工强化责任担当、主动靠前服务，坚持以作风革命、效能革命为引领，着力解决医院改革发展中存在的问题，破解群众看病就医、妇幼健康服务面临的堵点难点，在持续领跑全省妇幼保健机构绩效考核的基础上，以医疗质量安全为核心，深度推进医院内涵建设，推动三年行动计划落实落地，充分借助绩效考核"指挥棒"作用，实现两个"国家机构绩效考核"排名及得分有提升，推进医院在发展上持续实现新突破，实现高质量跨越式发展，不断增强群众就医的获得感和满意度，更好地维护妇女儿童的健康权益。

邓星梅

3

落实集采规范药品管理　走好服务群众的"最后一公里"
——学习贯彻习近平新时代中国特色社会主义思想主题教育调研报告

一、药品集中带量采购背景和必要性——为什么做？

（一）调研背景

为贯彻落实党中央、国务院关于深化医药卫生体制改革的决策部署，推动医疗、医保、医药联动改革的持续深化，2019 年 1 月 17 日国务院办公厅印发《国家组织药品集中采购和使用试点方案》以来，国家组织药品集中采购从部分区域试点拓展到全国，药品品种范围覆盖面不断扩展，切实降低了药价，显著减轻了患者的药费负担。2021 年 1 月 28 日，国务院办公厅再次发布《关于推动药品集中带量采购工作常态化制度化开展的意见》，使药品集中带量采购工作常态化制度化，做到"应采尽采"[1]。

国家组织药品集中采购是深化医药卫生体制改革的一项重要举措，而这项工作常态化、制度化后，在降低药价、减轻患者用药负担、实现用药可及性、推动"三医联动"改革，促进医药行业健康发展等方面具有非常重要的意义。同时，国家组织药品集中带量采购，目的在于探索完善药品价格形成机制，努力降低群众的药费负担，规范药品流通秩序，保障用药安全，提高老百姓医疗保障水平[2]。

（二）调研目的

在医疗改革的进程中，采购环节被认为是重要的优化医药卫生资源配置，控制医疗成本的手段之一。药品集采是指通过政府或者其他机构组织的集中采购方式，规模化采购药品，降低药品价格、提高市场竞争力，以更好地满足人民群众对药品价格合理、质量可靠的需求[3]。近年来，集采药品成为各级医院的采购首选，进一步推动了医疗服务的价格和质量发展。

本次调研旨在对集采药品的规模、品种、供货商、价格等方面进行专题调研，为医院合理采购和使用药品提供重要参考。

（三）必要性

药品是防病治病的重要武器，当前人民群众反映强烈的看病贵的重要原因之一就是药品价格虚高，受到党中央、国务院的高度重视。国家组织药品集中带量采购，是解决长期以来药品价格居高不下、药品购销领域行为扭曲的重大措施，是构建合理的药品价格形成机制的基础性工作。药品集中带量采购工作的一个关键，是药品在使用环节要"落地"，而使用环节"落地"的关键是医疗机构和临床医生。要求医疗机构改变原有的管理模式，临床医生适应集中带量采购的规则来使用药品，需要有相应的激励奖惩机制[4]。

二、药品集中带量采购——如何做？

（一）内外部环境及差距分析

1. 外部环境分析

为贯彻落实党中央、国务院关于深化医药卫生体制改革的决策部署，推动医疗、医保、医药联动改革的持续深化，自 2019 年起，国家医疗保障局牵头开展了国家药品集中带量采购（以下简称集采）改革工作，自此药品采购改革上升为国家战略。作为医保购买机制的一种创新方式，国家药品集采推进的速度和力度超乎市场想象，从"4＋7"城市试点到城市和品种双扩围，截至 2021 年 6 月 23 日，国家药品集采已进行到第五批次，覆盖了 218 个药品品种。与此同时，2021 年 1 月 28 日国务院办公厅印发《关于推动药品集中带量采购工作常态化制度化开展的意见》，提出了分级开展药品集采工作的指导意见[5]。目前，多个地区联盟、省、市级的药品集采工作也已经进入实施阶段。随着药品集采工作的快速推进和集采品种的急剧增加，公立医院作为药品集采政策实施的终端，其财务运营、药事管理和临床诊疗工作均受到了较大影响。为了更好地落实国家药品集采政策，同时保障医疗安全，促进临床合理用药，笔者梳理了医院在药品集采实践工作中存在的问题，并提出相应建议，以期为进一步完善药品集中采购的相关政策和制度提供参考。

2．内部环境分析

药品集中带量采购是协同推进医药服务供给侧结构性改革的重要举措，并且在增进民生福祉、推动三医联动改革、促进医药行业健康发展等方面发挥了重要作用。自2020年国家医疗保障部门出台药品集中带量采购相关政策以来，曲靖市妇幼保健院积极落实这一惠民政策。医院领导高度重视，层层压实责任，提出"应报尽报、应采尽采、应用尽用、优先使用"的工作要求，做好政策宣传及用药监测，提升医院集采药品采购使用覆盖面，降低患者药费、降低药占比、节约医保资金等，让广大妇女儿童实实在在享受到集采政策带来的实惠。作为云南省规模最大、历史最长的妇幼保健院，充分发挥妇幼"领头羊"的作用，与医保同频共振，始终坚持把维护妇女儿童健康作为医院如一的使命。

3．药品集采政策执行差距分析

（1）根据国家医保局相关要求，集采覆盖面将持续扩大，到2023年年底，集采药品数累计达到450种，化学药、中成药、生物药均应有所覆盖。截至目前，曲靖市妇幼保健院采购使用集采药品有136个品种200个品规，较2022年有明显提升，虽然国家、省、市组织的药品集中带量采购品种覆盖面不断扩大，但孕产妇、儿童等特殊人群使用的集采药品数量偏少，与综合医院相比可选择的集采药品面较窄，现有集采品种不能满足妇幼儿童专科医院的临床用药需求（图2-3-1）。

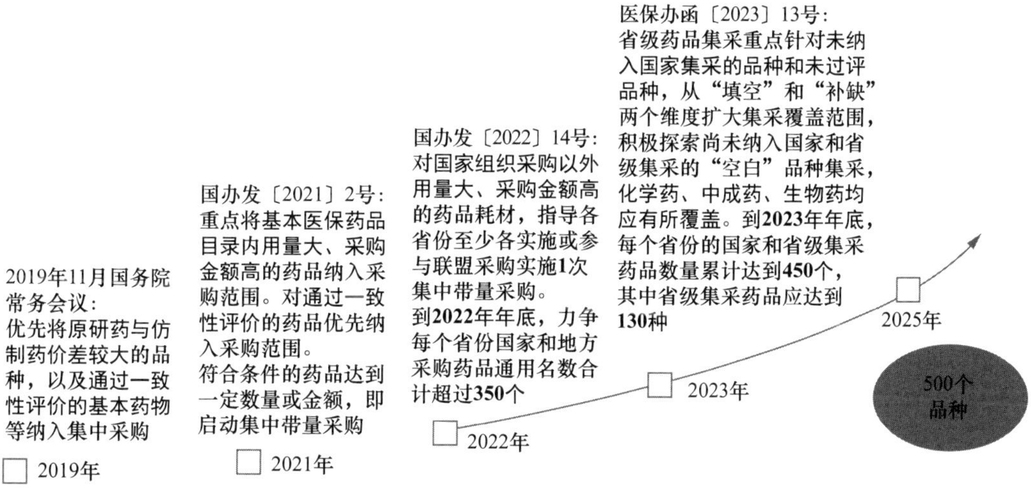

> 化学药品：经多次集采，其规则与模式已比较成熟，是药品集采主要品种。
> 中成药：由湖北牵头开展2个批次，覆盖全国31省共33产品组，此外山东、北京、广东也各组织1批中成药专项集采。
> 生物制品：完成1批胰岛素专项国家集采，广东、福建、河北、安徽等地在省集采中涵盖部分生物制品。

图 2-3-1 药品集采政策

（2）临床科室对集采药品的安全性、有效性存在一定疑虑。医生作为患者用药的"守门人"，医生的选择会对患者产生绝对影响，医生都不敢用，患者自然也不敢用。只有让医生了解集采药是与非集采药一样有效，时时刻刻、全方位地对患者进行"集采药质优价宜"的宣传教育，加深人民群众对集采药品的认可度，从而让医院成为集采药宣传的"第一阵地"。

（3）考核激励机制不完善。为常态化制度化推进药品集中带量采购工作，医保部门制定了集采药品结余留用资金相关制度，以提高医疗机构参与药品集采的积极性。但是，截至目前，医院未建立健全集采药品相关考核机制，缺少进一步调动临床优先选用集采药品的"助推剂"。

（二）药品集中带量采购的做法

1. 加强组织领导，建立健全制度建设

修订完善《曲靖市妇幼保健院药品采购管理办法》，围绕集采药品的品种目录选择、报量、采购、使用、监测以及所需参与部门及其相应的职责等方面进行明确，建立健全了集采药品相关管理制度，畅通集采药品入院渠道，为集采药品的规范管理提供了有力依据（图 2-3-2）。

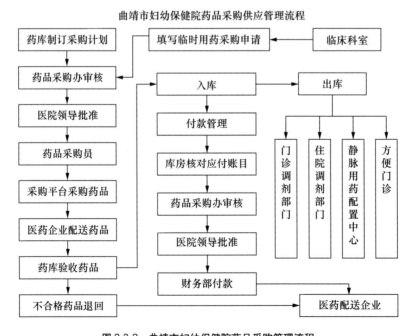

图 2-3-2　曲靖市妇幼保健院药品采购管理流程

2．强化"三医"联动，构建共赢好局面

一是加强多部门间的协调沟通，形成了医保、医院、医药"三医"有效联动，督促配送企业按医院采购计划及时配送药品；对采购使用、供应保障过程中存在的问题及时上报医保部门，确保采购顺利，配送到位，临床药品使用需求得到满足，从而构建多方共赢的良好局面。二是在报量环节中，结合医院上年度使用量、临床使用情况等因素，组织药学部、临床药学讨论研究，科学、客观、准确报送下年度集采药品采购需求品种、数量，从源头上保障扩大集采药品的覆盖面。三是为确保最大限度地满足临床实际用药需求，让患者能及时用到所需的合适的药品，在生产厂家选择时，由医保、医务、药学、临床等相关科室讨论确定。

3．加强政策宣传，打消医患顾虑

药品入院后，如何让医生主动选用集采药品，如何让患者消除顾虑，放心使用集采药品？一方面加强对医生的政策宣传和引导，让临床药师和医生"结对子"，建立良好的沟通，强化医生对药品集采政策的了解，让医生了解有一致性评价作为集采药品的质量保障，让他们打消顾虑，放心使用。另一方面做好与患者的沟通，加深老百姓对政策的了解，树立老百姓对集采药品的信心。

4．加强长效机制建设，重视监测结果

随着药品集中带量采购政策的常态化、制度化开展，逐渐完善了监测制度体系。在根据临床实际满足患者用药需求的同时，一是对药品使用情况进行监测，及时上报药品不良反应，建立合理用药的长效机制。同时，通过科研开展集采药品安全性、有效性观察等，以科学的数据为支撑，消除临床医生对集采药品的疑虑。二是加强对集采药品采购、供应保障情况的监测，确保在采购周期内完成相应的采购任务量及优先使用集采药品，不定期分析集采药品使用情况，对执行得不好的药品进行原因分析，及时疏通难点、堵点。三是加强执行进度监测，定期、不定期通过院周会通报执行率低的品种，提醒临床科室优先使用集采药品，确保按时完成约定采购量。通过执行进度监测与通报提醒相结合的方式，加快推进约定量实际执行进度，如期完成约定采购任务量。

5．强化信息系统建设，提升优先使用率

在 HIS 系统中，对集采药品进行特殊标识，通过信息系统提示医生优先选择集采药品。但对于急危重症患者以及老人、婴幼儿、孕产妇等特殊人群，临床医生在优先选用集采药品的同时，还要结合患者具体情况综合分析，选择合理的治疗方案，谨慎选择替换药物。

6．开展问卷调查，提升服务效能

为充分了解集采药品落地执行情况、存在问题及对策建议，深入各临床科室进行专题调研，制定并向临床科室发放《曲靖市妇幼保健院集采药品临床使用情况问卷调查表》，结合问卷调查情况综合分析存在问题，制定行之有效的措施，以便更好、更快地推动集采药品政策落实落细。

三、成效展示——做了什么？

国家实行药品集采是深化医改，解决看病难、看病贵问题的重大举措。曲靖市妇幼保健院认真贯彻落实药品集采相关政策，多措并举，稳步推进药品集采工作。让药品集采形成常态化，集采的范围和品种也在不断增加，让患者真正享受到了实惠，切实减轻患者看病就医负担，患者用药的依从性、持续性提高，让群众获得了实实在在的获得感、幸福感。

成效一：降低药费，减轻患者药费负担

截至 2023 年 11 月，门诊患者人均药费为 146.22 元，较 2022 年的 157.86 元下降 7.37%；住院患者人均药费为 924.96 元，较 2022 年的 1039.96 元下降 11.06%。

成效二：降低药费占比，提升药事管理水平

随着医院药学科学技术水平的不断提高和服务内容的拓展，特别是临床药学工作的深入开展，使医院药学成为一门综合作用的药学分支学科。根据医院专科特色，合理制定相应的药品目录和准入制度，提升医务人员合理用药水平，是控制药占比的关键。药占比高低决定合理用药的水平，是医院管理评价指标体系中的重要评价指标，降低药占比直接关系到患者就医负担和医院管理成效，保护患者权益。截至 2023 年 11 月，药占比为 18.23%，较 2022 年的 20.31% 下降 2.08%（图 2-3-3）。

成效三：提高集采品种数，提升药品可及性

截至 2023 年 11 月，医院共执行集采药品 15 批次，涉及 136 个品种 200 个品规，采购金额为 404.84 万元。品种数占全部药品采购品种数的 20.61%，较 2022 年度的 15.55% 提升 5.06%；品规数占全部药品采购品规数的 16.86%，较 2022 年度的 12.30% 提升 4.56%（图 2-3-4）。

成效四：提升临床人员对集采药品的认可率

随着药品集采的广泛开展，医保、药学、医务、临床的多部门联动，以及药品

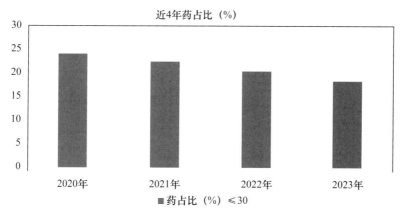

图 2-3-3 近四年药占比（%）

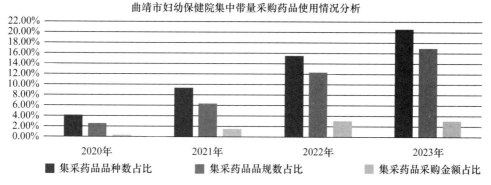

图 2-3-4 曲靖市妇幼保健院集中带量采购药品使用情况分析

集采相关政策的宣传引导，从而提高了临床医务人员对集采药品的认可率，在诊疗中能放心选用集采药品，有力减轻群众用药负担，不断增强人民群众的获得感、幸福感、安全感（图 2-3-5、表 2-3-1）。

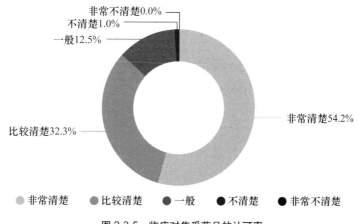

图 2-3-5 临床对集采药品的认可率

表 2-3-1   在诊疗中能放心选用集采药品临床科室情况统计表

选项	选择次数	百分比（%）
非常放心	55	57.29
比较放心	28	29.17
一般	12	12.50
不放心	0	0.00
非常不放心	1	1.04
回答人数 96		

成效五：深入分析"把脉问诊"

通过调研，深入分析集采药品采购使用情况，集采药品使用占比，梳理集采药品采购使用过程中的堵点淤点。根据药品集采工作调研中反映和分析中发现的问题，紧紧围绕"为民集采、集采惠民"，督促加强医院用药目录的调整优化，拓宽专科用药范围，提升国家医保谈判药品可及性，增加配备集采药品品种，细化优先采购使用集采药品工作措施，进一步巩固药品集中带量采购工作成果，持续推动药品集采工作制度化、精细化、惠民化。

四、下步工作思路和举措

（一）强化思想意识，提高政治站位

药品集中带量采购是一项利民惠民的好政策，深刻认识到药品集采作为推进"三医联动"突破口的重大政治意义，把药品集采工作当作惠民生、解民忧的重要政治任务和实事工程来抓，加强组织领导，高位推进，做好集采的统筹实施。通过专题研究、细化工作责任、层层传导压力等措施，健全工作机制，扎实推进政策落实到位，让患者真正得到实惠。

（二）强化制度完善，提升积极性与依从性

从组织机构、制度机制和考核机制等方面建立健全集采药品长效机制，调动医生主动落实集采政策的积极性，强化医院药品目录管理，确保中选药品优先使用，保障患者的合理用药需求。加强落实集采约定采购量的日常督导，通过定期调研、及时提醒和通报等手段，切实提高集采药品的覆盖面，提高集采药品的可及性和患者用药依从性。

（三）强化业务指导，促进集采工作规范化

加强对相关人员的业务培训指导，及时解决预采购量填报、采购使用中出现的各种问题，积极采购，优先使用集采药品，提高对集采药品的认知率、认可率，切实减轻医疗费用负担。

（四）强化监测管理，确保惠民政策落地落实

建立监测异常反馈机制，将集采中选药品纳入监测范围，对采购过程实行全程跟踪，加强对价格、供应保障和质量等情况的监测，及时分析解决存在问题。同时，深入调研集采药品推广使用和责任压实情况，集采药品得到有效推广和使用。

五、结语

随着药品集中采购工作不断发展完善，相关政策不断优化，在减轻群众用药经济负担，保障药品供应，助力医疗机构改革发挥了重要作用。如何充分发挥药师作用，更好更科学地完成带量采购任务，实现将完成带量采购任务与合理用药相结合，加快国家集采政策的推广，推动医院高质量发展，为患者用药有效、经济、安全提供保障，是各级医院面临的挑战与责任。

李琼英

参 考 文 献

［1］ 中华医学会临床药学分会. 医疗机构抗菌药物集中带量采购管理专家共识［J］. 医药导报，2023，42（1）：1-5.

［2］ 蒋雨彤，谈在祥. 我国药品带量采购政策实施效果及其优化建议［J］. 中国卫生事业管理，2022，4（39）：287-291.

［3］ 曾扬. 国家组织药品集中采购和使用在我院的应用效果分析［J］. 北方药学，2023，5（20）：62-64.

［4］ 王雷，何涛. 医院国家集中带量采购药品管理实践与成效［J］. 江苏卫生事业管理，2023，1（34）：97-99.

［5］ 辽宁省药学会. 辽宁省医疗机构执行药品集中采购政策专家共识［J］. 实用药物与临床，2022，25（9）：769-772.

4 后疫情时代的医患心态研究
——以曲靖市为例

摘要：新冠疫情暴发以来，医务工作者的心理健康状况十分突出，保证后疫情时代医务工作者的心理健康水平是当前的一项重要任务，本文采用调查问卷对某三甲医院职工进行抽样调查，分析了后疫情时代医务工作者产生焦虑的原因，并就重视医务工作者心理健康状况提出对策建议。此外，疫情为医患关系由紧张向和谐提供了契机，本文通过访谈，在分析后疫情时代医患关系存在的问题及原因的基础上，探究了后疫情时代构建和谐医患关系对策建议。

一、问题的提出

（一）研究背景

2020 年年初暴发的新冠肺炎疫情深刻地改变了人们的社会和工作环境，社交变化、封控措施、隔离、工作受限、收入下降、对身体和病毒、未来的恐惧等一系列问题，不仅考验着我们每个人的身体健康，也冲击着大家的心理健康状况。据《中华精神科杂志》在疫情暴发期间对国内 14 592 名普通民众进行心理健康状况调查的结果显示，约 1/3 被调查者遭受较大心理冲击，人群抑郁症状阳性检出率为 53.5%，其中轻度抑郁占 29.3%，中度抑郁占 14.0%，重度抑郁占 10.1%。而人群焦虑症状阳性检出率为 44.6%，其中轻度焦虑占 27.8%，中度焦虑占 10.2%，重度焦虑占 6.6%。常态化疫情防控下"心理保健"依然不可或缺。

新冠肺炎疫情发生以来，广大的医务人员一直奋战在疫情防控救治的一线。根据专家团队对疫情防控一线医务人员心理健康水平调查研究显示，新冠肺炎发生后一线医务人员健康心理的恢复在不同时期、不同内容、不同方式等方面有不同的需求。在应对新冠肺炎时，部分医务人员因过度紧张，警觉性增高，偶有惊跳反应，甚至有些医务人员还可出现过度防护，如反复洗手、一遍遍消毒等情况；一线医务人员长时间穿着防护服，操作不方便，执行质量不高，挫败感较平时增加，在心理上产生了不同程度的应激反应。另外，还有部分连续作战、身体透支的一线医务人员，长期的睡眠不足会引发人的情绪耗竭，即情绪处于极度疲劳状态，个体的情感资源过度消耗，疲乏不堪，精力丧失。根据调查数据显示，91.4%的医务人员在疫情期间有进行全程心理疏导的需求，76.2%的医务人员则希望在疫情结束后的恢复期进行心理辅导；75.1%的人有系统的心理知识及应对技能的需求；78.2%的人希望通过心理援助热线、互联网进行一对一或团建心理辅导。后疫情时代，一线医务人员依然伴随着多元化、多层次的健康心理需求。

抗击新冠肺炎疫情期间，无数医护人员挺身而出，为战胜病魔贡献自己的力量，有的甚至献出了生命。他们的行为赢得了患者的信任和舆论的赞扬。应该说，抗疫期间的医患关系有一定的特殊性，疫情重压之下的医患关系迎来高光时刻，呈现出了最为和谐、温情的一面。粗略梳理原因，体现在以下几方面：其一，大量医护人员是全国抽调而至的精英，带着上级的嘱托和人民的希望逆行，有着强烈的使命感与责任感；其二，由于新冠肺炎病人的治疗有医保报销和政府补助兜底，患者不担心费用，医生不必和患者谈钱；其三，在抗疫期间，支援抗疫的医护人员与当地医疗机构不存在利益关系；其四，全国舆论高度关注，整个战"疫"过程都在外界持续高度关注下进行，此举对各方都有一种约束力。这场突如其来的公共卫生事件为医患关系的改善奠定了舆论条件和情感基础，疫情限定下理想的医患关系能否走向常态，后疫情时代医患关系疫能否持续向好，也成为舆论场上的新话题。

（二）研究目的和意义

自2022年年底疫情防控政策调整、有序放开封控后，并没有出现预计中的大感染、大暴发，尤其是2023年春节大量人口流动期间，也没有出现重度传染现象。这说明，国家包括全民疫苗接种等防控政策和相应措施在三年多的全力防控中起到了关键作用，民众防控意识普遍增强，有足够的心理承受能力和健康的体魄来迎击新冠病毒的不断变异。这些状况也表明，我国已正式进入了后疫情时代。可后疫情时代人们的普遍心态、心理健康状况如何以及如何加大对重点人群尤其医务工作者的心理问题早期发现和及时干预力度，成为亟须研究的问题。

一方面，目前仍存在变异的新冠病例，小规模暴发时起时伏，医务工作者由于其职业性质与工作环境，在疫情防控中依旧面临着巨大的压力与风险，尤其在发热门诊等临床一线的医务工作者长期处于高风险、高压力、高负荷的应激状态，容易出现情绪困扰甚至职业倦怠，这不仅会影响个人健康状况和工作质量，更严重会危害医患关系，直接影响医疗质量[1]。《健康中国行动（2019—2030年）》指出，应加强心理健康服务体系建设和规范化管理，加大对重点人群心理问题早期发现和及时干预力度[2]。

另一方面，在新冠肺炎期间，在诸多因素的共同影响下，全社会对医务工作者的尊重以及对就医秩序的遵守都达到了近些年的最高点，后疫情时代虽然医患关系的阻碍不会从根本上消除，但必然会得到极大改善。因此，挖掘新冠肺炎疫情形势下和谐医患关系的原因，探究后疫情时代构建和谐医患关系的策略，有利于推动常态化和谐医患关系。

总之，研究后疫情时代的医患心态，能更好维护社会安定团结、和谐共进的社会局面，同时也能有效提升医护人员诊疗服务水平，以健康心态应对新冠疫情发生和救治的常态化，符合健康中国、健康云南、健康曲靖战略目标。

（三）研究现状综述

黄慧娴、罗炜娴等人从身心健康角度出发，基于"无伤""有利"伦理原则，针对不同群体以及后疫情时代分别对医务人员的人文关怀提出了参考建议[3]。苏思贞、官艺邈等人认为目前我国新冠疫情形势复杂，与疫情相关的精神心理问题仍非常突出，文章正在总结前期新冠疫情相关的精神问题基础上，从政府支持、开展流行病学调查、探索突发公共卫生事件新技术、疫苗接种等方面提出了后疫情时代精神心理问题的应对策略[4]。窦超、冯娟等人采用一般资料问卷、职业倦怠量表对2201名医务人员进行调查，发现后疫情时代医务人员存在不同程度的职业倦怠，医院应完善医务人员心理服务支持系统，进行职工心理健康服务[5]。杨靖、孙爱东等人采用自制一般情况调查表、症状自评量表（SCL-90）、社会支持评定量表（SSRS）和简易应对方式量表（SCSQ），对扬州大学附属医院的510名医护人员进行调查，发现新冠肺炎流行期间医护人员的心理健康水平低于全国普通人群，医院应该重视医护人员心理健康状况评估，及时进行有效心理干预，保障医护人员身心健康[6]。刘乐对疫情背景下某三甲综合医院1032名职工进行调查，结果显示医务人员的整体幸福感水平较低，其中9%已达到重度和重度焦虑情绪，医院管理者应该从重视心理学知识普及教育、医务社会工作干预医务人员焦虑、建立医务人员持续是社会支持系统等方面，制定后疫情时代医院医务人员心理健康帮助计划[7]。周洁、陈象飞等人以云南省少数民族地区（河口县）人民医院全体医护人员、后勤、行政人员631例为研究对象进行网络调查问卷，了解新冠疫情下其心理健康状况，结果显示云南省少数民族地区医务工作者心理健康问题较为严重，管理者应及时提供相应的干预措施[8]。

　　汪新建从国家治理的视角出发，论述了在后疫情时代医患社会心态作为社会治理议题的特殊性和当前困境，并分析了新冠疫情对医患社会心态治理的影响，从理论范式和治理路径探索方面提出了应对策略[9]。冯涛、金艾裙认为疫情期间医患关系高度和谐的表现与疫情后的维系存在挑战，我国进入后疫情时代，和谐医患关系的存续问题需要从制度、理念、社会关系等方面进一步调整巩固[10]。许军鹏、王声雨等人基于患方视角，了解并分析后疫情时代患方对医患沟通方式的选择，认为目前医患沟通方式并未达到患方预期，医患间的医疗知识信息不对称，医生的医嘱过于抽象不便理解，研发全新的线上沟通平台是一种较好的解决方式[11]。王一方聚焦后疫情时代医患关系的两种声音，认为医方、政府加大生命关怀力度，患方、社会舆论努力表达感恩，医患关系才会纯粹[12]。尹栗、杜乌林等人（2021）剖析了医患关系持续恶化的原因，总结了新冠肺炎疫情背景下医患关系的理论条件，探究了后疫情时代构建和谐医患关系的策略[13]。邱卓娅分析总结了疫情期间医患关系媒体报道的可取之处，认为后疫情时代媒体工作者应充分利用媒体矩阵，充分发挥其在构建和谐医患关系中的导向功能和传播效果[14]。陈芬、罗培英认为医患命运共同体为构建和谐医患关系提供了实践范例和现实依据[15]。赵娟、孙明雷等人剖析了新冠肺炎期间医患关系的转变以及暴露的问题，并根据社会燃烧理论，分析了医患冲突发生机制，多层次、多维度探析挖掘医患关系紧张的根源性冲突与非常态下和谐的原因，提出构建和谐医患关系仍然需要多方推动[16]。全裔、滕若冰从医方视角出发，认为疫情防控常态化形势下，加强医院文化建设、提高服务质量、加强医患沟通和人文关怀是构建和谐医患关系的重要方法[17]。

二、研究方法

（一）文献研究法

　　通过系统的文献检索和整理，综合分析先前的研究结果，并与现有研究相比较，寻找有价值的信息。通过综合分析过去医务工作者心理健康状况调查研究经验以及构建和谐医患关系的观念及其相关理论，从中可以探索出有效的模式，并将其应用于本次研究。

（二）问卷调查法

参考已有的成熟心理健康状况调查量表，结合实际情况和研究目的进行适当调整，特别是在问卷中设计疫情防控相关问题，并在问卷末尾征集对医务工作者释放压力的建议和诉求。问卷采用网络问卷方式，由行政职能保健部门、临床医技科室负责人发放，充分告知问卷目的，遵循自愿填写原则，根据真实情况匿名填写，同一IP地址只能作答一次，问卷全部答完才可提交，保证问卷真实可靠。

采用便利分层抽样从曲靖市妇幼保健院临床医技、行政职能保健后勤各科室抽取医务工作者378人，有效问卷372人，有效问卷率98.4%。填写问卷的时间为（306±135）秒。入组标准：同意进行心理问卷调查并自愿参加的医务工作者。排除标准：①外来、外出进修人员；②产假、病假人员；③被诊断为具有明确心理疾病或拒绝参加人员。

1. 一般资料调查问卷

由笔者自制，包括性别、年龄、婚姻状况、受教育程度、职称、科室、工作年限、是否受过心理培训等，并在问卷最后设置心理健康状况服务需求相关开放性问题以及多选，例如"目前正处于后疫情时代，最大的压力源是什么""希望医院能够提供什么方式的心理支持""自身最有效的解压方式是什么"等。

2. 焦虑自评量表（Self-Rating Anxiety Scale，SAS）

国外研究认为，SAS能够较好地反映有焦虑倾向的精神病求助者的主观感受，适用于具有焦虑症状的成年人，具有广泛的应用性。

SAS采用4级评分，主要评定症状出现的频度，其标准为："1"表示没有或很少时间有；"2"表示有时有；"3"表示大部分时间有；"4"表示绝大部分或全部时间都有。20个条目中有15项是用负性词陈述的，按上述1～4顺序评分。其余5项用正性词陈述的，按4～1顺序反向计分。主要统计指标为总分。将20个项目的各个得分相加，即得粗分；用粗分乘以1.25以后取整数部分，就得到标准分。按照国内常模结果，SAS标准分的分界值为50分，其中50～59分为轻度焦虑，60～69分为中度焦虑，70分以上为重度焦虑。

3. 压力源量表

参考陈建萍编制的临床医生工作压力源调查表，结合实际情况和研究目的进行适当调整，从外部环境因素、工作负荷因素、疫情防控因素、组织管理因素、职业兴趣因素、医患关系因素、职业发展因素、人际关系因素8个压力维度了解医务工作者的压力源。

压力源量表包含 40 个题项，采用 4 级评分，其标准为："1"表示非常不符合；"2"表示有点不符合；"3"表示有点符合；"4"表示非常符合。主要统计指标为总分，分值范围应为 40～160，得分越高表示压力越大，理论中位数为 100。

4. 中文版心理弹性量表（（Connor-Davidson resilience scale，CD-RISC）

采用国内学者于肖楠和张建新于 2007 年对心理弹性量表进行维度的划分（3 维度分法）：坚韧性、力量性、乐观性。

CD-RISC 采用 5 级评分，主要评定症状出现的频度，其标准为："1"表示从来不；"2"表示很少；"3"表示有时；"4"表示经常；"5"表示一直如此。量表共 25 个条目，主要统计指标为总分，得分越高表示心理弹性水平越好。

（三）访谈法

选择不同个体特征的 6 名医务工作者进行半结构式访谈。通过深入访谈，可以更加全面、深入、仔细、准确地了解研究对的看法，并具有很高的效度，从而更好地推动研究进行。在进行实践的过程中，确保采集的内容可靠性，同时注意谈话环境的私密性，确保接受访谈者的个人隐私，从而达到更好的收集效果。通过与受访者的交流，深入探讨各个专业技术、各个职能岗位的员工，包括被调查医院的行政负责人、临床医技科室主任和随机抽取的职工进行访谈，以获得他们在后疫情时代构建和谐医患关系的看法。

三、研究结果

（一）问卷调查

1. 一般资料调查

（1）一般资料（表 2-4-1）

表 2-4-1 一般资料调查

项目	人数（例）	构成比（%）
性别	—	—
男	77	20.7
女	295	79.3

项目	人数（例）	构成比（%）
年龄	—	—
20～30 岁	143	38.44
31～40 岁	156	41.94
41～50 岁	48	12.90
＞51 岁	25	6.72
婚姻状况	—	—
未婚	86	23.12
已婚	283	76.07
离异	3	0.81
丧偶	0	0
受教育程度	—	—
中专及以下	5	1.34
大专	54	14.52
本科	292	78.49
硕士	21	5.65
职称状况	—	—
高级	49	13.17
中级	76	20.43
初级	219	58.87
未聘任	28	7.53
岗位类别	—	—
医疗	121	32.53
护理	157	42.20
医技	32	8.60
药学	20	5.38
行政职能	42	11.29

（2）压力缓解方式倾向

在本次调查研究的所有医务工作者中，排在前三位的理想解压方式分别为休假（33.42%）、睡觉（15.75%）、旅行（12.50%），另有11.24%、8.17%和6.92%的受调查者分别认为运动、亲友陪伴、娱乐更有助于缓解压力，如图2-4-1所示。

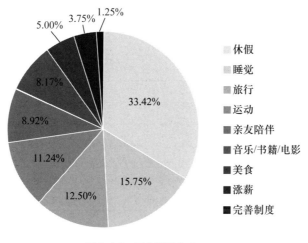

图 2-4-1 压力缓解方式

2. 焦虑自评测试（表 2-4-2）

在 SAS 焦虑自评量表测试中，利用统计学软件 SPSS 进行统计分析，计数资料采用百分率（%）表示，组间比较采用卡方（χ^2）检验，$\alpha=0.05$。无焦虑或轻度焦虑的 207 人，占 55.65%；中重度焦虑的 165 人，占 44.35%，即中重度焦虑检出率为 44.35%，在性别、年龄、婚姻状况、受教育程度、职称状况、岗位类别之间差异均具有显著性（$P<0.05$）。

表 2-4-2 焦虑自评

项目	无焦虑或轻度焦虑（$n=207$）	中重度焦虑（$n=165$）	χ^2	P
性别	—	—	5.193	0.023
男	34	43	—	—
女	173	122	—	—
年龄	—	—	19.291	<0.001
20～30 岁	80	63	—	—
31～40 岁	84	72	—	—
41～50 岁	37	11	—	—
>51 岁	6	19	—	—
婚姻状况	—	—	6.568	0.037
未婚	58	28	—	—
已婚	147	136	—	—
离异	2	1	—	—

续表

项目	无焦虑或轻度焦虑 （$n=207$）	中重度焦虑 （$n=165$）	χ^2	P
受教育程度	—	—	10.673	0.014
中专及以下	3	2	—	—
大专	40	14	—	—
本科	156	136	—	—
硕士	8	13	—	—
职称状况	—	—	13.559	0.003
高级	33	16	—	—
中级	42	34	—	—
初级	125	94	—	—
未聘任	7	21	—	—
岗位类别	—	—	23.103	<0.001
医疗	56	65	—	—
护理	80	77	—	—
医技	22	10	—	—
药学	18	2	—	—
行政职能	31	11	—	—

3. 压力源调查

从自我评价来看，13.1%的医务工作者感觉压力"很大"，50.3%的医务工作者感觉压力"大"，35.0%的医务工作者感觉压力"一般"，而仅有1.6%的医务工作者感觉压力"小"或者"很小"。经过测试，所有被试者的量表总分均处于46～144范围内，平均分为105.37，标准差26.38。其中，62.1%的被试总分>100分，31.2%的被试总分>110分，11.5%的被试总分>120分。由此可见，医务工作者的压力普遍较大。当前医务工作者感觉最有压力的前十个项目，如表2-4-3所示。

表2-4-3　医务工作者感觉最有压力的前十个项目

排序	题号	题目	平均数	标准差
1	10	工作中要承担很多风险	3.15	0.811
2	11	现在媒体上对医务人员的负面报道太多了	3.13	0.753
3	38	感到目前的医疗保障制度亟待完善	3.12	0.698
4	39	疫情防控给我带来了很多额外工作量	3.10	0.777
5	28	觉得自己的工资待遇远远低于自己的付出	3.04	0.772

续表

排序	题号	题目	平均数	标准差
6	36	感觉目前的法律法规难以保护自身的合法权益	2.96	0.818
7	27	单位缺乏有效的激励政策	2.64	0.771
8	3	总觉得没有时间陪伴家人以及做自己想做的事	2.93	0.832
9	7	节假日或双休日常需要加班	2.93	0.931
10	1	工作任务繁重，休息时间少	2.92	0.824

从医务工作者压力源量表结果，即8个分量表的得分来看，得分最高也就是医务工作者感觉最有压力的因素来自外部环境，其均值为3.07，其次是工作负荷，以下依次为疫情防控、组织管理、职业兴趣、医患关系、执业发展和人际关系，详见表2-4-4。

表2-4-4 压力源调查

调查因素	平均分	标准差	得分率（%）
外部环境因素	3.07	0.095	76.75
工作负荷因素	2.91	0.145	72.75
疫情防控因素	2.79	0.443	69.75
组织管理因素	2.71	0.217	67.75
职业兴趣因素	2.9	0.150	62.25
医患关系因素	2.45	0.155	61.25
执业发展因素	2.44	0.244	61.00
人际关系因素	1.82	0.131	45.50
总计	2.59	0.350	64.75

4. 心理弹性调查

在心理弹性量表测试中，调查对象的心理弹性总分为（70.74±5.65）分，弹性总分及各维度得分情况，详见表2-4-5。

表2-4-5 心理弹性调查

项目	中位数（均值）	标准差	Q1	Q3	MIN-MAX
坚韧性	36	—	34	38	30～45
自强性	25	—	24	27	18～30
乐观性	9	—	8	10	6～13
总分	70.74	5.65	—	—	57～85

新冠肺炎疫情流行期间,韩秋凤等人调查研究得出,医务人员的心理弹性得分为(68.15±18.01)分。本次调查研究结果略高于该水平,说明公立医院医务工作者面对新冠疫情长时间流行状况,虽然没有了疫情暴发初期时的焦虑和恐慌,也能够在一定程度上进行自我调节,但医务工作者的心理弹性水平仍然处于一个中等偏低的水平。

考虑到心理弹性总分与不同的影响因素有一定的相关性,对总分的影响因素进行单因素分析,利用统计学软件 SPSS 进行相关性分析和非参数检验,$\alpha = 0.05$。结果显示性别、年龄、婚姻状况、受教育程度、职称状况、岗位类别之与总分具有相关性($P < 0.05$),详见表 2-4-6。

表 2-4-6　心理弹性的相关性

项目	相关系数	P
性别	−4.47	<0.001
年龄	0.837	<0.001
婚姻状况	−3.35	0.001
受教育程度	0.337	<0.001
职称状况	0.672	<0.001
岗位类别	34.95	<0.001

从具体数值可以看出,年龄、受教育程度、职称状况以及岗位类别与总分呈正相关。结合实际情况不难分析出,年龄越大的医务工作者大多是工龄较长、具备一定职称水平并且工作经验丰富的熟练型医务工作者,这部分人员大多都是医院各科室各部门的骨干,能够较好地处理各种事务,有良好的社会支持,也更容易得到领导支持,因此随着年龄的增长,其心理弹性水平也会随之提升。

(二)访谈

1. 访谈提纲

(1)您怎样定义医患关系?有没有什么例子可以分享?

(2)您认为医患矛盾的根源是什么?

(3)您认为疫情给医患关系带来了哪些改变?

(4)2020 年 3 月,一张被称为"2020 年最治愈的照片"迅速走红朋友圈触动了无数人,照片中一位躺在轮床上的患者手指夕阳,旁边身着防护服的医生驻足眺望,二人共同欣赏落日余晖。疫情期间，每天医护和患者互相理解、彼此信任的故事，感动着我们，似乎看到了中国医患关系最美好的样子。您认为新冠肺炎的救治过程为什么出现了和谐的医患关系？

（5）疫情尚未过去，医护人员还在一线拼命，却又发生了伤医事件，据新闻报道，两名新冠肺炎康复者在复查时因等待时间过长殴打医院 CT 室医生。您认为后疫情时代是否会迎来医患关系的拐点？

（6）要构建后疫情时代和谐医患关系您认为需要靠什么？

（7）您对后疫情时代的医患关系有哪些愿景？

2. 访谈对象名录（表 2-4-7）

表 2-4-7　访谈对象资料

序号	编号	年龄	职称	学历	岗位类别	备注
1	A	25	初级	大专	护理	驰援瑞丽
2	B	31	中级	本科	行政	医患沟通办公室
3	C	29	初级	研究生	药学	—
4	D	36	中级	本科	医技	—
5	E	44	高级	本科	医疗	驰援上海
6	F	58	高级	研究生	行政（管理）	驰援武汉

四、问题与讨论

（一）重视医务工作者心理健康状况

1. 医务工作者焦虑产生的原因分析

（1）外部环境：医疗行业是一个特殊的行业，本身就具有高风险性和不确定性。一方面，近年来，一些媒体为了博得观众眼球，热衷于报道聚焦于医疗事故、医疗回扣等事件，尤其近年来抖音、快手等自媒体的迅速发展，使得部分有失偏颇的报道刻意抹黑了医疗机构、夸大了医务工作者的过错，增加了社会对医务工作者的负面舆论。另一方面，当前的医疗纠纷的举证责任分配模式，使得医务工作者必须时刻谨慎，加强自我防范。

（2）工作负荷：国外学者 Kantowitz 曾提出工作负荷的多维定义，表明医务工作者的工作压力不仅仅是一种客观体验，个人感知的工作量是由内在和外在因素共同决定的。例如，当一项工作任务要求极其严苛，个人无法轻易完成，这时个人所感知的工作量是最大的。当个人在努力工作时，取得的结果或者成绩并不如意时，也容易感到压力。对于医院实际情况来说，医务工作者的工作负荷大的客观事实确实存在。此外，医学是一门终身学习的课程，即使取得从医资格走上临床一线，很多时候尽管医务工作者已经尽了最大努力，但病人的结果依然没有好转，这也会导致自我认知工作负荷增加，从而导致心理压力，产生焦虑情绪。

（3）疫情防控：历经三年的新冠疫情防控，对国内所有的医疗机构都提出了相比之前更加严苛的要求，持续攀升的感染人数，不仅增加了医务工作者的工作负担，也加剧了一线医务工作者的感染风险。疫情的影响不仅限于大量救治，还包括了医院感染管理、就诊者的流行病学史排查等。2022年12月国内疫情防控政策的调整，短期内对医疗机构造成了不小的负担。一时间发热门诊人满为患，原有的住院床位数远达不到患者所需，人力资源的短缺也显而易见。承担核酸检测的临床分子诊断实验中心的科室人员日夜不停"连轴转"，给医务工作者带来了心理和生理的双重压力。因此，疫情防控也是医务工作者产生焦虑的重要原因之一。

（4）组织管理：近年来，尽管医疗卫生健康行业伴随着社会转型也在进行行业改革，但相比其他行业，其改革力度和程度仍然有限，医院的管理体制、绩效考核制度、奖惩激励机制在一定程度上影响着医务工作者的发展，从而影响其心理状况和焦虑情绪。

（5）职业兴趣：医务工作者的任务不仅仅是简单地解决患者的病痛，从接诊每一位患者到处理临床问题再到与患者及家属沟通，都需要有积极主动的态度、高度负责的精神和善于解决问题的职业技能。一旦对自己的职业产生不了归属感和荣誉感，就不能以良好的情绪状态投入工作，从而产生焦虑。

（6）医患关系：鉴于医疗卫生行业的特殊性，患者及家属在诊疗过程中的高投入和高心理预期与治疗效果不一定成正比，因此往往容易发生医患矛盾。医务人员认为自己的付出没有得到患者及家属的充分理解和尊重，甚至遭到无理要求，会使医生产生自我怀疑，引发负面情绪，产生心理压力。

（7）执业发展：医务工作者作为专业技术人员，除了日常诊疗救治服务，还有科研、教学、日常考试和职称晋升的压力，尤其在职称晋升上存在不合理现象，这种不畅通的职业发展道路会严重影响医务人员的积极性。

（8）人际关系：医务工作者需要面临和处理医护之间、上下级之间的多重人际关系，面临有效的资源使用、绩效考核、职业发展时，很容易出现权利与义务的矛盾，从而导致团队内部的不团结，若是缺乏有效的沟通协调，就容易影响医务工作者的情感体验，造成焦虑。

2．重视医务工作者心理健康状况对策建议

（1）政府层面

第一，加快完善医疗卫生行业法治建设。目前的法律法规更多侧重于对患者的保护，不能对医务人员的权益进行全面保障。第二，建立健全医疗风险预警体系。通过系统规划、分层预警、跨行业合作、规范制定、后效评价等一系列完善的医疗风险预警体系和救助机制，确保医疗卫生行业的安全和可持续发展。第三，确保特殊疫情的保障措施落实到位。应当加速分配制度的改革进程，让医务人员的人力资本投资和风险负担都可以获得与之匹配的收益，才能保证不影响效率的前提下保证公平。

（2）社会层面

第一，引导正向舆论。医院和医务工作者受到的舆论负面评价以及患者对他们的高期待值让医护人员承受了巨大的压力，因此必须加强群众的科普教育，通过媒体等公开渠道，建立客观真实的信息交流环境，让人民群众清楚地了解医疗政策，自觉维护良好的社会风气。第二，营造和谐环境。要构建和谐医患关系，需要医患双方共同努力。一方面要加强对医务工作者的沟通技能训练，提高医务人员的沟通能力和心理负担能力；另一方面也需要加强患者及其家属对医务工作者的理解和尊重，共同建立广泛的社会支持网络，营造和谐的医疗环境。

（3）医院层面

第一，提升福利待遇，优化晋升渠道。一方面，建立一套完善的绩效评估体系，激发职工的参与度和积极性。曲靖市妇幼保健院在妇幼保健机构人力资源管理与绩效分配改革上大胆探寻，以绩效分配改革杠杆强力撬动医院各级各类人员工作积极性，医院业务总收入实现强势翻番，并深入总结改革创新经验著成《妇幼保健院人力资源管理》，良好改革经验在全省妇幼健康行业中得到广泛推广运用。同时，在网格化压实领导责任上大胆创新，针对医院在疫情后时代业务下滑、发展受阻的困境，迎难而上，革故鼎新，由党委书记牵头确立"防风险 稳增长 促发展"主基调，以更为细化可行的绩效分配改革方案为依托，网格化全覆盖逐层压实院领导班子成员责任，有效防范风险、应对挑战，业务回暖提升明显，改革成效显著。另一方面，设计规范化、科学化、合理化的选拔机制。强化党管干部、党管人才，继续推进"能者上、平者让、庸者下、劣者汰"的选人用人机制，用好容错纠错和激励保护机制。多路并进、多措并举，引进和留住人才，形成良好的人才梯队，培育一支强劲的人才队伍。

第二，做好物资保障。一是对病区进行合理的扩展和使用，并对病区的环境卫生进行改善。二是确保员工福祉，积极倾听职工意见，供应充足物资，加强对办公设备和医疗设备的定期维修更新。

第三，优化应急预案。在院内加强对不良事件的预防和控制，强化对医疗事故的预防与监控，提升对医疗风险的处理效率，推动信息公开透明，强化安全建设。

第四，提供心理支持。重视职工的思想动态，主动发现职工由于过大压力产生的心理问题并给予有效疏导，提高职工对医院的信任度和归属感。充分发挥工会的作用，通过组织一系列轻松有趣的减压活动，缓解医务工作者的压力，增强医疗团队的凝聚力。设立专门的心理咨询机构，定期邀请心理学专家举办心理健康知识讲座，提供职工支持计划服务，采用"心理按摩"类型的心理管理技术，提升医务工作者的心理承受能力。

（4）个人层面

第一，提高思想认识。医务工作者一要不忘医者初心。要把个人理想、追求和抱负，融入对医疗工作的忠诚上来，时刻不忘初心，保持进取心，不断提高自身综合素质；二要常修医者仁心。医者仁心是一颗仁爱正义之心，生命的托付，沉甸甸的分量，我们应该倍感自豪，倍加珍惜；医者仁心是一种职业操守，我们要想病人之所想，急病人之所急，用心用情对待每位患者；医者仁心是一种吃苦耐劳精神，我们要甘于吃苦和奉献，在利益与病患之间懂得取舍；三要保持医者恒心。选择医学，就意味着走上了一条超越平庸、科学严谨的奉献之路，必须要有恒心有毅力，持之以恒。

第二，正视压力，直面挑战。要对正向与负向的压力进行合理区分，认真履行自己的职责，不断加强专业级技能学习，培养良好人文素养，对工作时间进行合理规划，扩大兴趣爱好，拓宽视野，主动与世界保持良性沟通，勇敢接受挑战。

（二）构建后疫情时代和谐医患关系

1. 后疫情时代医患关系存在的问题及原因分析

（1）新冠疫情背景下医患关系高度和谐的理论条件

第一，形成了医患命运共同体意识。新冠病毒暴发初期，传染性强、致死率高，在这种共同认知的基础上，医患双方都面临着被感染的可能，不再是简单的医患双方，而是灾难来临时同舟共济的关系。共同敌人——新型冠状病毒的确定，有利于医患双方充分信任彼此配合，进而形成"医患命运共同体"，即医生和患者之间是一个生命共同体、利益共同体、价值共同体。医患之间生命相托、相互尊重理解信任、理智冷静的互动为这段特殊时期医患关系高度和谐打下了意识基础。

第二，医患双方关注点高度集中。抗击新冠疫情背景下，政府坚持"人民至上生命至上"，施行免费救治的抗疫政策，为患者卸下了高额费用的经济负担和医疗资源分配不均的不平衡情绪，医患双方的关注点都高度集中在疫情救治和防控这一共同目标上，有助于形成"医生竭尽全力救治患者，患者全心全意信任医生"的良好局面。

第三，救治过程凸显了人文关怀。一方面，政府明确发声表态要求全社会关心爱护、理解尊重医务人员，明确指出了奋战在抗疫前线的医务人员是战胜新冠肺炎的核心力量，各级政府务必高度重视对医务人员及其家属的关心爱护。另一方面，因疫情防控需要，新冠病毒感染者和疑似病例均实行隔离治疗、隔离观察的防治措施，在没有家属陪护的状态下，对于患者来讲，医护人员不仅仅是医疗角色，还兼顾了陪护者和照顾者的角色，医疗救治过程回归人性，医生为患者提供了多维度的健康服务，凸显了人文关怀。

第四，营造了良好的舆论环境。为了营造良性的抗疫工作舆论环境，在政府"用心用情讲好中国抗疫故事"的号召下，无论是官方媒体还是自媒体，都主动报道感人事迹、主导正面舆论价值。舆论的正向引导在全社会形成了"上下同欲者胜风雨同舟者胜"的共同信念，营造了良好的舆论环境。

（2）后疫情时代医患关系的潜在威胁

《医师报》曾面向医生的一项调查结果显示，69%的人认为医患关系不会变好，18%的人表示不好说，特别认可医患关系会好转的人是12%。针对"如何看待本次疫情对医患关系的影响？"的问题，38%的人认为过多的宣传和歌颂给患者留下了高期待的就医体验。18%的人认为因疫情等待治疗时间过长，会导致医疗纠纷增加，还有14%的人认为这一次很好地改善了医患关系。针对"关于未来医患关系如何？"这一问题，32%的人认为根本没有解决问题，依旧很紧张，23%的人认为疫情过后一切如常，16%的人认为会好一些，但依旧任重道远。

后疫情时代医患关系仍然存在潜在威胁：

第一，疫情导致社会经济被破坏，家庭收入减少，看病更"贵"。新冠疫情暴发后，城乡收入差距、地区工资差距、行业工资差距、非私营单位和私营单位工资差距、收入分配群体差距逐渐拉大，长期的生活压力使个体处于潜在的暴发端口，在医疗诊治过程中遭遇到负性刺激时，容易造成紧张的医患关系，甚至引起医闹、伤医等医疗纠纷。

第二，疫情造成的心理健康问题更容易引起医患纠纷。新冠疫情暴发初期，大规模的新闻报道，涉及了感染人数的增加、死亡人数的增加、病毒的变异滋生情况等，这些带有危机性和恐慌性的信息让人变得紧张、悲观甚至绝望。严格的防控要求也容易让人产生负面情绪，甚至焦虑抑郁，这些心理健康问题不会随着病毒的消亡而立刻消失。心理健康状况欠佳的人员进入医疗机构就医，也更容易引发医患危机。

第三，医疗资源不均衡。新冠疫情暴发后，医疗资源的重心向一线倾斜，很多基层医疗机构临时停摆，因病毒传染特性，医院作为人流量大、人群高度集中、病毒相对密集的地方，在政府和医疗机构的呼吁下，全社会都基本做到了"非必要不就医"。相对而言，部分医疗资源疫情占用，一定程度上导致医疗资源人均占有率减少，坐诊医生的就诊量、手术量等劳动量急剧提升，诊疗质量相对下滑，使"看病难"的现象进一步加剧，从而引发患者乃至社会的不满，也更容易导致医患关系紧张。

第四，医患双方仍然存在认知偏差。除大规模流行病外，其他疾病的预防、发病机制和治疗措施无法为所有人所知，离开了疫情的特定时期，医患之间通常就会进入"医生说什么就是什么"的局面。此外，伴随着高精尖技术设备引入医学领域，借助医疗设备极大地提升了各种疾病的诊治效率，但医生在诊疗过程中过度依赖医学检查加剧了患者不理解、不信任、不尊重的就医心态，认为"医生多开检查没用，就是为了赚钱"等等，这是导致医患关系紧张的根源之一。

第五，网络信息缺乏规范有效治理。新闻媒体对医疗工作者的正面报道不多，反而对医闹、伤医事件兴趣浓厚，为了所谓的"流量"选择性报道，或经加工后的"象征性事实"呈现给观众。同时，随着微信、抖音等新媒体的社会普及，自媒体发布信息变得更加自由，也更加不可控，在网络上进行情感宣泄或投诉建议，有的患者为了达到目的添油加醋过度渲染。媒体的不实报道导致医患双方防范心理加重，使得医患信任对立。

2. 构建后疫情时代和谐医患关系对策建议

（1）健全医疗体制

第一，充分发挥政府主导作用，完善医疗保障体系。一方面，加大医疗卫生投入，更加广泛、合理地配置医疗资源，加强医疗卫生服务体系建设，营造安全和谐的医疗环境，尤其注重对欠发达边远地区的支持与帮助，扩大医保体系覆盖范围，预防因病返贫现象发生，减轻患者在心理、经济上的负担，促进医生行医理性和患者就医理性的双重回归，始终维护医患心理契约。另一方面，加强行业立法。对现有的相关法律法规增补医患关系的内容，让医患双方都受到法律的保护和制约，同时运用法律对公立医院公益性实行刚性监管约束，让行医就医更加规范化。

第二，建立有效的调解机制。一方面，优先在医疗机构内集中调解，成立医患管理办公室，可以迅速调动院内专业人员力量组成专项工作组处理医疗纠纷事宜，避免你问题上移。同时，要充分发挥人民调解在医疗纠纷处理中的主渠道作用，实践证明，人民调解是化解矛盾是有效途径，它以相对柔性的方式解决纠纷，缓解了医疗对抗。另一方面，探索一种为社会民众认可的新型第三方工作机制，为社会消除医闹、解决医患纠纷提供更加客观、高效的路径。

第三，充分发挥社会组织作用。完善各地医患维权协会、医患调解委员会、医患纠纷处置中心等医患调解社会组织工作机制，保障该类组织健康稳定运行。同时，开展卫生保健专项志愿服务，缓解门诊高峰期的就诊压力。

（2）提高服务质量

第一，践行高质量优质服务理念。充分借助信息化建设发挥医务人员的工作主动性和积极性，鼓励医务人员对医疗服务工作进行有效创新，为患者提供方便快捷的优质服务。积极推行按疾病系统来划分诊疗专区、日间手术、多学科联合门诊等工作模式，提高医疗服务效能。积极开展临床路径管理和优质护理提升，保障患者的就医获得感和体验感。此外，医院还应高度重视患者满意度测评，以调查数据为依据，查找不足，立行立改。

第二，发挥基层党组织战斗堡垒作用。充分发挥医疗科室的党支部长痘堡垒作用，有利于提高医务工作者的工作积极性，提升服务患者的思想意识，也有利于发挥群团组织和职工代表大会是作用，确保落实新时代卫生与健康工作方针，在党的领导下建设和谐的医患关系。

第三，加强医德医风建设。医务工作者在构建和谐医患关系中起着举足轻重的作用，完善医德医风建设长效机制，不断提升医护人员思想政治素质和职业道德水平，不断压实医疗救助主阵地责任，全面落实治病救人的根本任务，医务人员一旦具备医者仁心，就能对患者形成情感认同，为促进医院关系和谐发展提供强大精神助力。

（3）加强医患沟通

第一，提升沟通技巧。随着社会经济高度发展，"遵医型"患者（即接受医生在诊疗过程中的一切表现）逐渐减少，越来越多的患者认为诊疗是一种消费行为，医生作为服务提供者，有义务向患者提供充分的信息，全面解答患者的疑惑。这医生加强沟通技巧培训，充分认识到患者差异，不仅解释诊疗技术细节，还需要关注消费过程中费用等关键问题，沟通过程中细致耐心，实现良性互动。

第二，搭建交流互动平台。自媒体时代，医疗机构和医护人员可以充分利用微笑、微博、网站、抖音等搭建医患交流互动平台，官方微信公众号可以集患者咨询、预约挂号、充值缴费、报告查询等功能于一体，在方便患者就诊的同时拓宽医患交流渠道，随着周期逐渐增长沟通逐渐顺畅，信息沟通会引起患者知识量的增加、知识构成的变化、情绪和就诊行为的变化，更容易促进和谐的医患关系。

第三，构建医患命运共同体。新冠疫情给医患关系带来了一个启示就是应该在全社会构建医患命运共同体。医患双方树立共同体意识，认同双方的出发点都是消除病患，医方提升共情力，诊疗时全面了解患者需求，设身处地为患者着想，真心实意为患者服务，患者积极配合诊疗，尊重信任医生，能够换位思考理解医护人员工作的艰辛。进而营造良好的诊疗氛围，实现医患双赢。

（4）正视患者投诉

第一，遇到投诉不回避、不应付、不拖延。发生投诉时，科室主任、护士长是医患双沟通的纽带，担负着协调者甚至裁判者的角色，要安抚投诉人的情绪，用真诚的态度表示歉意，并通过有效的沟通，尽快弄清楚被投诉的原因。如果确属院方工作人员或其他原因所致，就要在最短的时间内采取有效措施解决问题。

第二，客观评估事态发生的根本原因。真正由医疗事故引起的医疗纠纷仅占3%，八成的医疗纠纷都是由医疗服务质量引起的。因此，要从当事者和旁观者中多角度、多方位了解核实投诉的来龙去脉，对照制度职责找出问题聚焦点，理顺医患之间的矛盾。

第三，提高竞争意识。医院是一个特殊的服务行业，患者有选择医院的权利，而医院没有选择患者的权利，只有以病人为中心，耐心、细心、精心对待每一个病人，提高竞争意识，才能在同质化竞争越来越严重的医疗服务市场中生存。

（5）正向社会舆论

宣传报道要深入医疗机构一线，贴近事实，以有利于医患纠纷妥善解决为落脚点，以人性、理性、真实性的报道与受众建立关系，并知道网络媒体适时报道医护人员治病救人、热情奉献的事例和医患和谐的感人故事，合理引导舆论。此外，网络平台要对自媒体发布的内容进行审核，一旦发现涉及医患纠纷等敏感性内容时要慎重发布。

余雄武

参 考 文 献

［1］ Pfefferbaum B, North CS. Mental Health and the Covid-19 Pandemic [J]. N Engl J Med, 2020, 383 (6): 510-512.

［2］ 黄慧娴，罗炜娴，黄明涛，等. 从身心健康角度谈对疫情防控一线医务人员的人文关怀［J］. 中国医学人文，2022，8（5）：23-26.

［3］ 苏思贞，宫艺邀，赵逸苗，等. 后疫情时代精神心理问题的挑战与应对［J］. 四川大学学报（医学版），2023，54（2）：217-222.

［4］ 窦超，冯娟，王忠心，等. 后疫情时代综合医院医务人员职业倦怠现状及心理服务需求调查［J］. 齐鲁护理杂志，2021，27（14）：71-74.

［5］ 杨靖，孙爱东，邱萌，等. 新冠肺炎流行期间医护人员的心理健康状况调查及分析［J］. 现代医药卫生，2022，38（1）：113-116.

［6］ 刘乐. 疫情背景下某三甲综合医院医务人员心理健康需求现况调查及政策建议［J］. 江苏卫生事业管理，2021，32（3）：376-377.

［7］ 周洁，陈象飞，罗佳. 新冠疫情下云南少数民族地区医务工作者心理健康状况调查研究［J］. 心理月刊，2023，18（1）：184-186.

［8］ 汪新建. "后疫情时代"的医患社会心态治理［J］. 社会科学研究，2023（3）：52-59.

［9］ 冯涛，金艾裙. "后疫情时代"和谐医患关系的维系［J］. 黑河学院学报，2022，13（4）：73-75＋84.

［10］ 许军鹏，王声雨，孙叶丽，等. 后疫情时代从患方视角关于医患沟通方式选择及改善策略研究［J］. 黑龙江医学，2022，46（23）：2867-2871.

［11］ 王一方. 后疫情时代的医患关系［J］. 中国医院院长，2020（16）：82-83.

［12］ 尹栗，杜乌林，钱敏，等. 后疫情时代和谐医患关系构建策略探究［J］. 世界最新医学信息文摘，2021，21（105）：497-503.

［13］ 邱卓娅. 后疫情时代医患关系的媒体呈现研究［J］. 新闻研究导刊，2021，12（8）：115-116.

［14］ 陈芬，罗培英. 后疫情时代医患命运共同体构建的医学伦理反思［J］. 中国医学伦理学，2021，34（4）：484-488.

［15］ 赵娟，孙明雷，邹丹丹，等. 新冠肺炎疫情下及后疫情时代医患关系再思考［J］. 中国医院，2022，26（2）：24-26.

［16］ 全裔，滕若冰. 疫情防控常态化形势下医患和谐关系的思考［J］. 现代医院，2022，22（4）：541-543.

［17］ 韩秋凤，林霄，陈海城，等. 心理弹性及社会支持对医务人员负性情绪的影响［J］. 福建医科大学学报（社会科学版），2021，22（2）：34-39.

第三章

制 度 护 航

　　没有规矩就不成方圆，不方不圆就是坏了规矩。以人管人，最终管不了人，也管不了自己。以制度管人，则人伏其顺；以制度管事，则事不与愿违。但制度又不是万能的，必须与时俱进，与人俱进，与事俱进，否则就是事业发展的羁绊。

1 党委领导下的院长负责制实施细则（试行）

第一章 总则

第一条 为深入贯彻习近平新时代中国特色社会主义思想，健全现代医院管理制度，根据《中国共产党章程》《党委（党组）落实主体责任规定》《中共中央办公厅关于加强公立医院党的建设工作的意见》《中共云南省委办公厅关于加强全省公立医院党的建设工作的实施意见》《国家卫生健康委员会党组关于加强公立医院党的建设工作的意见实施办法》《中共云南省卫生计生委党组关于加强公立医院党的建设工作实施细则》及市委、市委卫生健康工委等政策法规和相关文件精神，结合医院实际，制定本细则。

第二条 中国共产党是中国特色社会主义最本质的特征，是中国特色社会主义事业的领导核心，是做好党和国家各项工作的根本保证。党政军民学，东西南北中，党是领导一切的。必须树牢增强"四个意识"、坚定"四个自信"、做到"两个维护"，自觉维护党中央权威和集中统一领导，自觉在思想上政治上行动上同党中央保持高度一致，完善坚持党的领导的体制机制，坚持稳中求进工作总基调，统筹推进"五位一体"总体布局，协调推进"四个全面"战略布局，提高党把方向、谋大局、定政策、促改革的能力和定力，确保党始终总揽全局、协调各方。

第三条 党委领导下的院长负责制，是中国共产党对国家举办的公立医院领导的根本制度，是公立医院坚持社会主义办院方向的重要保证，是我国公立医院领导体制长期探索和实践的历史选择，是中国特色现代医院制度的核心内容，是充分发挥公立医院党委领导作用的必然要求，是构建大卫生、大健康、大安全体系和助推健康曲靖建设，提高人民健康水平的迫切需要，必须毫不动摇、长期坚持并不断完善。

第四条 医院党委是医院的领导核心。党委实行集体领导和个人分工负责相结合的制度，凡属重大问题都要按照集体领导、民主集中、个别酝酿、会议决定的原则，由党委集体讨论，作出决定，并按照党委分工抓好组织实施，支持院长依法依规独立负责地行使职权。院长依法履行医院法定代表人和行政领导人的职责，组织执行和实施党委的决议决定，全面负责医院医疗、教学、科研、行政管理工作。

第二章　党委职责

第五条　医院全面落实党委领导下的院长负责制，医院党委是医院的领导核心，发挥把方向、管大局、作决策、促改革、保落实的领导作用，承担管党治党、治院兴院主体责任，对医院工作实行全面领导，对医院党的建设全面负责。

（一）贯彻落实党的基本理论、基本路线、基本方略，贯彻落实党的卫生与健康工作方针，贯彻落实深化医药卫生体制改革政策措施，坚持公立医院公益性，确保医院改革发展正确方向；

（二）依照有关规定讨论和决定医院改革发展、财务预决算、"三重一大"、内部组织机构设置，以及涉及员工权益保障等重大问题；

（三）坚持党管干部原则，按照干部管理权限领导医院干部的选拔任用工作，认真做好离退休干部工作；

（四）坚持党管人才原则，讨论决定医院人才工作的政策措施，创新用人机制，优化人才成长环境；

（五）做好思想政治、意识形态和宣传工作，开展社会主义核心价值观教育，弘扬崇高精神，加强医德医风、精神文明和医院文化建设；

（六）完善医院党组织设置和工作机制，提升组织力，增强政治功能，严格党的组织生活，扩大党内民主，抓好发展党员和党员教育管理监督服务工作；

（七）履行全面从严治党主体责任，支持纪委履行监督责任，加强医院党风廉政建设和反腐败工作；

（八）全面落实党的统一战线方针政策，做好统战工作；

（九）领导和支持工会、共青团等群团组织和职工代表大会开展工作。

第三章　党委书记的主要职责

第六条　党委书记主持医院党委全面工作，负责组织党委重要活动，协调党委领导班子成员工作，督促检查党委决议决定贯彻落实。支持院长开展工作，为行政决策与实施保驾护航。其主要职责：

（一）组织学习、宣传和贯彻执行党的路线方针政策及上级的指示精神。

（二）履行全面从严治党第一责任人的职责，落实党建工作和党委意识形态工作责任制，主持制订和组织实施医院党的建设规划，加强党的政治建设、思想建设、组织建设、作风建设、纪律建设、制度建设的贯彻落实，推动党支部建设全面规范提质，着力推动全面从严治党向纵深发展。

（三）组织研究医院改革发展稳定反腐中的重大问题和重要事项，负责督促检查党委决议决定的贯彻落实情况。

（四）按照干部管理权限，负责组织医院干部的选拔、教育、培养、考核和监督，按有关规定向上级组织推荐干部。

（五）负责协调医院党、政、群及工会、共青团、妇委会、民主党派等组织之间的关系。

（六）负责抓好党委领导班子自身建设，组织党委理论学习中心组学习，主持开好班子民主生活会，做好班子成员的思想政治工作。

（七）履行党风廉政建设和反腐败斗争第一责任人的职责，保证医院各项工作健康有序开展。

（八）受院党委委托代表院党委会定期向党员代表大会及上级党组织报告工作。

（九）履行党章等党内规章制度规定的其他职责。

第四章　院长的主要职责

第七条　院长是医院的法定代表人，在医院党委领导下，贯彻执行党的卫生工作方针，坚持依法治院和民主管理的原则，认真贯彻落实市委、市政府和市卫健委的指示决定和医院党委决议决定，依法行使各项职责，全面负责医院医疗、保健、教学、科研、行政管理工作。其主要职责：

（一）负责医院的日常运行管理，召集和主持院长办公会会议，组织开展医疗、教学和科研等业务工作，落实政府公立医院的公立性，不断提高医院为人民群众服务的水平。

（二）在医院党委领导下，组织制定并负责组织实施医院中长期发展规划、年度工作计划，学科建设和人才培养，促进医院科学发展。

（三）按照相关程序建立健全医院内部管理制度，促使医院高效运营；合理配置和有效利用医院资产，维护资产的安全完整。

（四）每年向医院党委会、职工代表大会报告工作，组织处理有关行政工作提案；尊重和维护专业委员会、群团组织的合法权益，支持其履行职权。

（五）认真履行党风廉政建设责任，抓好医德医风建设和行业作风建设。

（六）法律、法规、规章规定的其他职责。

第五章　决策机制、会议制度与议事规则

第八条　医院党委是党的基层组织，由党员代表大会选举产生，上级党委审批。

党的委员会对党员代表大会负责并报告工作，在市委、市政府及市委卫生健康工委的统一领导下开展工作。

第九条 党委会及其议事规则

（一）党委会决定涉及医院改革发展稳定、反腐和员工切身利益及党的建设等全局性重大问题。党委会主持医院党委工作，讨论决定医院改革发展稳定、反腐和医疗、保健、教学、科研、行政管理及党的建设、党风廉政建设等方面的重要事项。其议事范围和主要内容：

1. 讨论决定重大决策事项

（1）贯彻落实党和国家的路线方针政策、法律法规以及上级决定的重大部署，贯彻落实深化医药卫生体制改革政策的重要措施；

（2）医院党的建设、意识形态、政治思想建设、精神文明建设、医院文化建设等重要工作；

（3）医院重要改革、发展建设和学科建设等规划，年度工作计划以及重大活动（会议）方案，审定医院内部章程及其他重要规章制度；

（4）医院人才工作规划，人才引进、培养、使用方案与政策措施，职称评审等；

（5）医院内部组织机构（包括行政部门、业务科室、党组织和其他需医院党委明确的实体机构）、人员岗位及职能职责的设置和重要调整；

（6）院级（含院级）以上的各类评优评先和重要表彰奖励，员工薪酬分配、福利待遇和关系员工权益的重要事项；

（7）医院党风廉政建设、行业作风建设、医德医风建设和纪检监察工作中的重大问题、重大违纪事项的处理等工作；

（8）医院年度财务预算方案、决算情况的审定和预算执行与决算审计；

（9）医院重要资产处置、重要资源配置事项；

（10）统一战线工作和工会、共青团、妇委会、老龄等群团组织的重要工作；

（11）其他重大决策事项。

2. 讨论决定重要人事任免

（1）医院管理的干部、内部组织机构负责人的任免；

（2）给予党纪政纪处分，以及其他涉及干部人事任免的重要事项；

（3）其他重要干部人事任免事项。

3．讨论决定重大项目安排

（1）各级各类重点建设项目安排；

（2）国内国（境）外医疗、教学、科研、管理等领域交流与合作重要项目；

（3）大型医疗设备、大宗医用耗材、器械物资采购和购买服务；

（4）医院基本建设和大额度基建修缮项目；

（5）其他重大项目安排事项。

4．讨论决定大额度资金使用事项

金额在 10 万元以上（含 10 万元）的设备、耗材、试剂、药品、办公用品采购，基建维修项目、工程监理、工程设计，软件开发、网络建设及系统集成等；

大型活动预算与开支；对外大额捐赠、赞助与合作，以及其他大额度资金运作事项；

金额在 10 万元以上（含 10 万元）的通用设备，以及金额在 50 万元以上（含 50 万元）的专用设备的报废处置；

其他需要集体决策的大额度资金的使用。

（二）党委会议事规则

1．会前准备阶段

（1）提出议题。为提高党委会议事效率与质量，议题原则上先由院长办公会议或相关专题会议酝酿讨论，再提交党委会讨论决定，但不能以院长办公会或相关专题会代替党委会。凡提交党委会的有关议题，由分管领导提出，经党委书记综合考虑及审定后确定。凡未经党委书记会前审定的议题，不列入会议议程。

（2）会前酝酿。议题确定后，应事先做好充分准备，一般应提供书面材料。分管领导对所涉及问题，应组织有关科室（部门）及人员进行研究，形成比较成熟的意见和拟定具体方案，必要时应当提出两个以上可供比较的方案。对于重要决策，应在党委会议讨论之前，进行必要的协商和调研论证，充分听取各方面的意见，然后再作为议题提交党委会议讨论决定。未经协调一致的事项，不得仓促上会。

对于干部任免事宜，在提交党委会讨论决定前，应当在院党委书记、院长、副书记、纪委书记等范围内充分酝酿；对于重要行政、业务和专业性、技术性较强的事项，决策前须经相应专家委员会咨询论证，未成立相应专家委员会的，应组织相关专家进行评估或专题会议讨论；对事关员工切身利益的重要事项，决策前应当通过职工代表大会等形式听取意见和建议。

（3）会议通知。党委会须定期召开，原则上每周五上午召开一次，如遇特殊紧急情况可随时召开。会议召开的时间、地点、议题，一般应当在会议召开前1天以书面、短信或微信等形式通知与会人员，并将议题材料提前送达。与会人员应当认真做好参会准备。

2. 会中决策阶段

（1）会议组织。党委会议由党委书记召集并主持，党委书记因故不能出席时，可委托党委副书记召集并主持。党委会的出席人员一般为党委委员，根据工作需要，不是党委委员的班子其他成员及有关议题提交的科室（部门）负责人应列席会议相关议题。列席人员可以就相关议题发表意见或建议，但不得参与表决。党委会须有半数以上委员到会方能召开。讨论决定干部任免等重要事项时，应有三分之二以上的委员到会方可召开。党委会应出席人员因故不能出席的，应当按规定请假，对会议所列议题的具体意见建议，可在会议之前形成书面意见，委托会议主持人代为表达，但书面意见及代为表达意见不得计入表决票数。因故未出席党委会议的党委委员，由党委办公室负责会后通报相关情况。

（2）会议讨论。党委会议按照规定议题和议程进行，采取"一事一议"的方式进行，讨论之前由议题提出科室（部门）或分管领导作情况说明，然后由与会人员充分发表意见。会议主持人应当在参会人员充分发表意见的基础上进行归纳集中，提出决策方案并进行表决。会议根据需要可以邀请有关人员或者代表列席。党委会议坚持民主集中制原则，凡属应当由党委会讨论决定的事项，必须集体研究决定，任何个人或者少数人无权擅自决定。按照末位表态制的要求，党委书记应当在出席人员全部发表意见后再作表态发言。

（3）会议表决。党委会表决遵循少数服从多数的原则。表决可以根据讨论事项的不同内容，结合实际采取口头表决、举手表决、无记名投票或者记名投票表决等方式进行，以赞成票超过应到会人员的半数为通过。会议决定多个事项的，应当逐项表决。表决结果当场宣布。对意见分歧较大的议题，除了在紧急情况下必须按多数意见执行外，应当暂缓作出决定，待进一步调查研究、交换意见后，提交下次会议表决。特殊情况下，也可将分歧情况请示上级党组织。

3. 会后实施阶段

（1）组织实施。党委会作出的决议、决定，由党委班子成员按照分工负责的原则具体组织实施。党委书记对组织实施工作负总责，有关责任领导和科室（部门）应抓好贯彻落实。医院党政领导班子成员应切实履行职责，带头执行党委会形成的决定和决议，相互配合，相互支持，相互监督，形成合力，共抓落实，共推发展。

（2）监督检查。党委会应当自觉接受上级部门的领导和监督，接受上级和同级纪委的监督，接受党支部、科室（部门）和党员干部员工的监督，接受民主党派和无党派人士民主监督。除依法依规应当保密的外，决策执行落实情况应当在相应范围内公开，接受监督。

（3）调整完善。贯彻执行党委会决策决议过程中，要及时了解掌握决策实施过程中的新情况、新问题，对会议决定的事项在执行过程中确需作出重大调整的，必要时可以按照程序再次召开党委会讨论决定，并对有关具体事项予以适当调整完善，确保决策顺利实施。

（4）督促落实。党委办公室负责执行党委会决议、决定的督办和落实。

第十条　院长办公会及其议事规则

（一）院长办公会是医院行政议事决策机构，研究提出报由党委讨论决定的重要事项方案，具体部署落实党委决议的有关措施，研究处理医院医疗、保健、教学、科研、行政管理工作。其议事范围和主要内容是：

1. 讨论决定贯彻落实党委会决议的有关措施；

2. 讨论通过拟由党委会讨论决定的重大事项方案：医院发展规划、中期评估及调整意见；医院工作年度计划、计划执行和运行中的重大问题；由医院牵头落实的医药卫生体制改革中的重大事项；医院医疗、保健、科研、教学、行政管理中的重大事项；医院制发的《医院章程》及规章制度的制订、修改和废止；医院年度绩效考核目标制定、下达及考评有关事项；医院重要活动实施方案等；

3. 讨论提出拟提交党委会讨论决定的人事方案：决定职称评聘、常规晋升晋级及日常人员招用、解聘、调动、政务处分等医院人事工作的事项，人才引进等医院人才培养工作的事项；

4. 讨论提出拟提交党委会讨论决定的医院年度经费预算、预算调整计划、财务年度决算报告等事项方案；

5. 讨论决定医院临床医学、医技、护理部门的诊疗规范、医疗质量、医疗安全、药事管理、院感管理等医疗有关工作；

6. 讨论决定医院临床教学、继续教育、招生（进修生、规培生等）培训等教学有关工作；

　　7. 讨论决定医院科学研究、学科建设、科研学术交流工作等科研有关工作；

　　8. 讨论决定医院日常行政事务、后勤日常运行保障、安全生产、信息化日常工作和维护、社会服务等行政管理有关工作；

　　9. 讨论决定医院 10 万元以内（包括 10 万元）资金使用事项；

　　10. 需由院长办公会议讨论决定的其他事项。

　　（二）院长办公会议事规则

　　1. 议题确定

　　（1）会议拟列议题由分管院领导或主办部门提出。主办部门负责整理、审核议题材料，并经分管院领导签字同意后，方可作为议题报送院办公室。院办公室负责拟定《院办公会议议题》，报主要领导审定。未确定的议题原则上不上会。原则上不临时增加议题，如确有需要需征得分管院领导和院长同意。

　　（2）议题提交的材料为提供会议讨论、决策参考的重要依据，材料内容包括汇报要点、事项说明材料、有关文件（统计表、图纸）等，做到文字精练，数据准确，依据充分；材料由主办部门在会前提前印制并发放，会后交院办公室整理并记录在案。

　　（3）议题由院办公室负责收集、初核，对议题材料不全、内容不清晰的，可转回主办部门补充，必要时经院领导批示后转送相关部门。

　　（4）注重加强会前协商，对于重大事项，分管院领导应当在会前向院长专题汇报，经院长同意后提前向院长办公会议出席人员通报，经过充分沟通后再提交会议审议。同一议题涉及两名以上领导班子成员分管权限的，应在所涉的领导之间充分沟通酝酿，取得共识后提出。如有重大异议，经院长同意后可撤销有关议题。

　　（5）注重加强党政沟通，院长办公会议讨论议题拟提交党委会议决策的"三重一大"议题，应当在会前充分听取党委书记意见并形成共识后，再提交会议研究审议。书记、院长意见不一致时，应暂缓提交会议讨论研究，待进一步交换意见、取得共识后再提交。

　　（6）强化议题的前期准备和前置审查。对事关职工切身利益的重要事项，应通过职工代表大会或其他方式，广泛听取职工意见建议。对于专业性、技术性较强的事项，决策前须经相关专家委员会或召开专题会议。

　　2. 会议召开

　　（1）院长办公会定期召开，原则上每周一上午召开，由院办公室通知出席人员和列席人员。院领导因特殊情况不能出席会议的，应于会前向会议主持人请假；职能部门负责人不能出席会议的，向院办公室请假，由院办公室报告主持人。如遇特殊或紧急情况，可由院长临时决定开会时间。

（2）院长办公会议由院长召集并主持，院长因故不能出席时，可委托班子其他成员召集并主持。

（3）院长办公会议出席人员一般为医院行政班子成员，须有半数以上的行政班子成员到会方可召开；讨论决策重要事项时，须有三分之二以上行政班子成员到会方可召开。纪委书记参加院长办公会，党委其他班子成员可视议题情况列席。院长可根据议题需要，确定其他有关人员列席会议。

（4）除因特殊紧急情况临时召开的之外，会议的议题、召开时间和召开地点应当至少提前1天通知出席人员和列席人员。

（5）应出席人员因故不能出席的，应按规定请假，其对会议所列议题的具体意见建议，可以书面形式表达。需上会的议题，如分管领导因故缺席，原则上不予讨论研究。

3．议事程序

（1）院长办公会议坚持"会前充分准备，会中议题集中，会后检查落实"的程序，确保会议质量和议事效率。

（2）会议按照确定的议题进行，凡未经院长会前审定的议题，不列入会议议程。如遇突发事件和紧急情况来不及提交院长办公会议进行集体讨论决定的重大事项，医院班子成员可按医院应急预案临机处置，事后向院长办公会议报告，属于"三重一大"的事项应同时向党委会报告。

（3）院长办公会采取一题一议的方式进行。行政班子成员应当充分发表意见，对不属于自己分管的工作，也应从全局出发关心支持，加强研究，提出意见建议。

（4）院长办公会议贯彻民主集中制原则，必须体现决策规范化、民主化、科学化的要求，实行院长末位发言制，院长应当在出席人员全部发表意见后再作表态发言，并根据讨论情况提出决策意见。

（5）凡涉及"三重一大"事项时，经会议研究后提交医院党委会决定。对于应当报请党委会议讨论决定的议题，分管院领导应当根据院长办公会议讨论形成的意见修改完善后，按程序报请党委会议讨论决定。遇争议较大、不能马上确定的事项，应暂缓作出决定，待重新调查研究后，提交下次院长办公会议再定。

（6）因重大突发事件和紧急情况，无法立即启动集体研究决策的，分管领导一般应向院长汇报后，采取临时处置，但事后应当及时向院长办公会议报告，并形成书面记录。

（7）院长办公会议执行回避制度。议题凡涉及本人利益或亲属利害关系，或其他可能影响公正决策的情形，有关人员应回避。

（8）严格遵守保密纪律和保密规定，院长办公会议讨论和决定的事项等有关信息，未经批准公开之前，出席人员和列席人员不得以任何形式泄露，对违反者严肃追究相应责任。会议内容需要传达或宣传报道的，应严格按会议决定进行，以正式文件和会议纪要为准。会议所发文件和材料要妥善保管，规定收回的应在会议结束时交回。

4. 决议执行

（1）院长办公会议记录应当规范、准确，必要时形成会议纪要或者会议决议，并交会议主持人审核签发。班子成员因故未出席会议的，由办公室负责会后通报有关情况。

（2）院长办公会作出的决议、决定，由分管行政班子成员按照分工负责的原则具体组织实施。会议决定的事项在执行过程中确需作出重大调整的，应当根据有关程序，再次召开院长办公会议讨论决定。

（3）医院行政班子成员和相关职能部门必须坚决执行院长办公会决定。如对院长办公会的决定有不同意见的，可保留并提请医院党委集体决策，但在决定改变之前必须严格执行。在执行过程中，遇到新情况新问题以致决定事项需要调整或者变更的，应及时由分管领导向院长提出工作意见和建议，根据决策程序进行复议。

（4）院长办公会议决议事项，由院办公室负责督查督办，办理落实结果向主要领导或分管领导报告；建立督办事项跟踪和督促落实机制，定期向院长办公会议通报议决事项推进落实情况。

第六章　运行机制与工作制度

第十一条　党委领导下的院长负责制必须坚持党委的领导核心地位，支持保证院长依法独立负责地行使职权，建立健全党委统一领导、党政分工合作、协调运行的工作机制。党委书记和院长要强化政治意识、大局意识，充分信任，加强团结，相互理解、互相支持。在沟通协商党委会、院长办公会议题时，对意见不一致的，暂缓上会，待进一步交换意见、取得共识后再提交会议讨论。

第十二条　坚持和贯彻民主集中制原则。凡涉及医院改革发展稳定、反腐及"三重一大"事项，党委和行政都要按照"集体领导、民主集中、个别酝酿、会议决定"的要求，集体讨论，作出决定，党委书记和院长要以宽阔胸襟发扬民主，以科学方法正确集中，充分尊重领导班子成员意见，发挥班子成员的积极性和创造性。

第十三条　党委实行集体领导与个人分工负责相结合的工作制度，党委班子成员要坚持集体领导，提高政治站位，一级对一级负责，个人对党委负责，按照党委班子成员分工，守土有责、守土负责、守土担责、守土尽责。党委班子成员要认真执行党委集体决定决议，按照工作安排和分工主动做好工作，党委班子成员要加强请示报告、互相信任、互相理解、互相支持，对职责分工交叉的工作，要相互协调密切配合，形成整体合力，不犯自由主义，不搞个人主义，做到知行合一，政令畅通，严守底线和红线。

第十四条　坚持党员领导干部双重组织生活会制度。坚持高标准、严要求，认真开好民主生活会，会前广泛征求广大党员干部员工意见，原原本本地向党委班子成员反馈；党委班子成员要围绕民主生活会基本要求，以党性分析及作风状况为重点，认真撰写对照检查材料；党委班子成员之间要通过谈心谈话，充分交换意见。会上主要领导要带头查摆问题，带头开展批评和自我批评，其他党委班子成员也要认真开展批评和自我批评，深入分析问题成因，研究并提出整改措施，民主生活会每年至少举行1次，并按规定通报民主生活会情况，听取意见，接受监督。党员领导干部要坚持以普通党员身份参加所在党支部活动，自觉接受党组织和党员监督。

第七章　思想、组织保证与监督检查

第十五条　加强医院党委、党支部建设，健全医院专题会等会议制度，集体讨论决定重大事项，完善党支部设置形式，创新党支部活动方式，提高发展党员质量，加强党员教育管理，坚持把党委、党支部政治属性和服务功能有机融合，大力创建学习型、服务型、创新型党组织，不断提高党组织的创造力凝聚力战斗力，确保党的路线方针政策和医院各项决定的贯彻落实。

第十六条　加强和改进思想政治工作，做好意识形态工作。深入开展中国特色社会主义和中国梦宣传教育，引导员工坚持正确的政治方向，增强"四个意识"，坚定"四个自信"，做到"两个维护"。深入开展坚持中国共产党领导的教育，进一步深化广大党员干部员工对党委领导下的院长负责制的理解和认同，增强坚持和完善这一制度的自觉性和坚定性。

第十七条　充分发挥党内监督执纪问责作用。院党委要加强学习、准确把握党委领导下的院长负责制的基本要求和基本程序，不断增强贯彻执行的思想自觉、行动自觉，要加强对领导班子成员贯彻执行党委领导下的院长负责制情况的监督，发现问题及时纠正，重大问题及时报告。党委会每年要向党员大会（党员代表大会）报告工作1次，院长每年要向党委会报告工作，院长办公会的议决事项应及时向党委会通报。党委要充分发挥医院纪委的监督检查职能，支持纪委开展工作。纪委要依据职责对党委、行政的决策执行情况进行监督检查，发现问题，及时提出纠正建议。

第十八条　健全民主管理和监督制度，扩大党内民主。健全和规范党委会向党员代表大会定期报告工作并接受监督制度。完善职工代表大会制度，依法保障和实现职工参与民主管理和民主监督的权利。凡是应由职工代表大会审议通过的重要事项，须经院长办公会研究和党委会审议后提交职工代表大会审议或通过。推进党务公开和院务公开，健全重大事项公示和重点工作通报制度，及时向党员、员工、群团组织、民主党派、离退休老同志等通报医院重大决策及实施情况。医院每年召开1～2次民主党派、党外人士、离退休老同志代表座谈会，通报情况，听取对工作和执行本规定情况的意见，发挥他们在医院工作中的参与和监督作用。

第八章　附则

第十九条　本实施细则由中共曲靖市妇幼保健院委员会办公室负责解释，自印发之日起施行。

中共曲靖市妇幼保健院委员会

2020年8月7日印发

2 曲靖市妇幼保健院党委会议事规则

为深入贯彻习近平新时代中国特色社会主义思想，健全现代医院管理制度，加强和改进公立医院党的建设工作，规范完善党委会议事决策机制，根据《中共中央办公厅关于加强公立医院党的建设工作的意见》《中共云南省委办公厅关于加强全省公立医院党的建设工作的实施意见》《国家卫生健康委员会党组关于加强公立医院党的建设工作的意见实施办法》《中共云南省卫生计生委党组关于加强公立医院党的建设工作实施细则》《中共云南省卫生健康委党组关于印发云南省公立医院党委会议事规则等三项基本要求的通知》等有关规定，结合我院党的建设工作实际，制定本规则。

第一章　总则

第一条　全面落实党委领导下的院长负责制，医院党委是医院的领导核心，发挥把方向、管大局、作决策、促改革、保落实的领导作用，承担管党治党、治院兴院主体责任，对医院工作实行全面领导，对医院党的建设全面负责。

第二条　医院党委会是研究和决定医院重大问题的会议，凡属"三重一大"事项，必须按照集体领导、民主集中、个别酝酿、会议决定的原则，由党委集体讨论作出决定。确保各类事项在党的基本理论、基本路线、基本方略和党的纪律，国家法律法规范围内进行决策，保证决策合法合规。

第二章　议事范围

第三条　讨论决定重大决策事项。

（一）贯彻落实党和国家的路线方针政策、法律法规以及上级决定的重大部署，贯彻落实深化医药卫生体制改革政策的重要措施；

（二）医院党的建设、意识形态、政治思想建设、精神文明建设、医院文化建设等重要工作；

（三）医院重要改革、发展建设和学科建设等规划，年度工作计划以及重大活动（会议）方案，审定医院内部章程及其他重要规章制度；

（四）医院人才工作规划，人才引进、培养、使用方案与政策措施，职称评审等；

（五）医院内部组织机构（包括行政部门、业务科室、党组织和其他医院党委明确的实体机构）、人员岗位的设置和重要调整；

（六）院级（含院级）以上的各类评优评先和重要表彰奖励，职工薪酬分配及福利待遇和关系职工权益的重要事项；

（七）医院党风廉政建设、医德医风建设和纪检监察工作中的重大问题、重大违纪事项的处理等工作；

（八）医院年度财务预算方案、决算情况的审定和预算执行与决算审计；

（九）医院重要资产处置、重要资源配置事项；

（十）统一战线工作和工会、共青团、妇联等群团组织的重要工作；

（十一）其他重大决策事项。

第四条　讨论决定重要人事任免。

（一）医院管理的干部、内部组织机构负责人的任免；

（二）给予党纪政纪处分，以及其他涉及干部人事任免事项；

（三）其他重要干部人事任免事项。

第五条　讨论决定重大项目安排。

（一）各级各类重点建设项目安排；

（二）国内国（境）外医疗、教学、科研、管理等领域交流与合作重要项目；

（三）大型医疗设备，大宗医用耗材、器械物资采购和购买服务；

（四）医院基本建设和大额度基建修缮项目；

（五）其他重大项目安排事项。

第六条　讨论决定大额度资金使用事项。

（一）金额在10万元以上（含10万元）的设备、耗材、试剂、药品、办公用品采购，基建维修项目、工程监理、工程设计，软件开发、网络建设及系统集成等；

（二）大型活动预算与开支；对外大额捐赠、赞助与合作，以及其他大额度资金运作事项；

（三）金额在10万元以上（含10万元）的通用设备，以及金额在50万元以上（含50万元）的专用设备的报废处置；

（四）其他需要集体决策的大额度资金的使用。

第三章　议题确定

第七条　党委会的议题由医院党政领导班子成员提出，党委书记综合考虑后确定。重大事项在提交会议之前，党委书记和院长要充分沟通、取得共识，意见不一致的议题应暂缓上会。重要行政、业务工作议题，应当先由院长办公会审议通过后，再提交党委会讨论决定。

第八条　强化议题的前期准备和前置审查。对于干部任免事宜，在提交党委会讨论决定前，应当在书记、院长以及分管组织、纪检监察的领导班子成员等范围内充分酝酿；对于重要行政、业务和专业性、技术性较强的事项，决策前须经相应专家委员会咨询论证，未成立相应专家委员会的，应组织有关专家进行评估；对事关职工切身利益的重要事项，决策前应当通过职工代表大会等形式听取意见和建议。

第九条　提出议题应事先填写议题征集单，在会议前2个工作日由院党委办公室汇总后报党委书记审定。凡未经党委书记会前审定的议题，不列入会议议程。如遇重大突发事件或紧急情况确须上会研究讨论的，经党委书记同意后方可上会研究。

第四章　会议组织

第十条　党委会须定期召开，原则上每周二召开一次，如遇特殊紧急情况可随时召开。一般情况会议的议题、时间和地点，应当至少提前1天通知与会人员。

第十一条　党委会由党委书记召集并主持，党委书记因故不能出席时，可委托班子其他成员召集并主持。

第十二条　党委会的出席人员一般为党委委员，根据工作需要，不是党委委员的院长、副院长及其他有关人员应列席会议有关议题。列席人员可以就有关议题发表意见或建议，但不得参与表决。

第十三条　党委会须有半数以上委员到会方能召开。讨论决定干部任免等重要事项时，应有三分之二以上的委员到会方可召开。党委会应参会人员因故不能出席的，应当按规定请假，对会议所列议题的具体意见建议，可在会议之前形成书面意见，委托会议主持人代为表达。

第五章　议事程序

第十四条　党委会采取"一事一议"的方式进行，参会人员围绕有关议题内容充分发表意见。对于干部任免和需要决策的重要事项，会议主持人应当在参会人员充分发表意见的基础上进行归纳集中，提出决策方案并进行表决。

第十五条　党委会讨论有关事项时，每位委员都要充分发表意见并明确表态。在与会党委委员充分发表意见的基础上，按照末位表态制的要求，党委书记应当在参会人员全部发表意见后再作表态发言。

第十六条　党委会表决遵循少数服从多数的原则。表决可根据不同的事项，结合实际采取口头、举手、无记名投票或者记名投票等方式进行，赞成票超过应到会委员半数为通过，未到会委员的意见不得计入票数。讨论决定多个事项的，应当逐项表决，表决结果当场宣布。

第十七条　党委会讨论和表决时，如果出现重大意见分歧的，一般应暂缓作出决定，待进一步调查研究、交换意见后再进行表决。特殊情况下，也可将分歧情况请示上级党组织。

第十八条　因重大突发事件和紧急情况，无法立即启动集体研究决策的，医院班子成员可按医院应急预案临机处置，但事后应当及时向党委会报告，并形成书面记录。

第十九条　党委会执行回避制度。议题凡涉及本人利益或亲属利害关系，或其他可能影响公正决策的情形，有关人员应回避。

第二十条　严格遵守保密纪律，党委会讨论和决定的事项等有关信息，经批准公开之前，参会人员不得以任何形式泄露，对违反者严肃追究相应责任。

第六章　决议执行

第二十一条　党委会议记录应当规范、准确，应及时形成会议纪要或者会议决议，并交党委书记审核签发。党委委员因故未出席会议的，由党委办公室负责会后通报有关情况。

第二十二条　党委会作出的决议、决定，由班子成员按照分工负责的原则具体组织实施。会议决定的事项在执行过程中确需作出重大调整的，应当根据相应程序再次召开党委会讨论决定。

第二十三条　医院党政领导班子成员应切实履行职责，带头执行党委会形成的决定和决议，相互配合，相互支持，相互监督，形成合力。如有不同意见，可以保留或按照组织程序向上级党组织提出，但在决定改变以前必须按决议执行。

第七章　监督检查

第二十四条　党委会应当自觉接受上级部门的领导和监督，接受上级和同级纪委的监督，接受下级部门和群众的监督，接受民主党派和无党派人士民主监督。

第二十五条　实行党委会决策失误责任追究制度，对违反决策程序造成重大失误或者决策执行不力造成严重后果的，按有关规定严肃追究责任。

第八章　附则

第二十六条　本规则经 2020 年 1 月 3 日党委会讨论通过，自发布之日起执行，原《曲靖市妇幼保健院党委会议事规则》同时废止。

附注：本规则 2020 年 6 月 25 日修订，2020 年 7 月 25 日生效。

中共曲靖市妇幼保健院委员会

3 院长办公会议议事规则

第一章　总则

第一条　为深入贯彻习近平新时代中国特色社会主义思想，进一步健全现代医院管理制度，贯彻落实党委领导下的院长负责制，规范完善院长办公会议议事决策机制，提高科学决策、民主决策、依法决策水平，根据《中共中央办公厅关于加强公立医院党的建设工作的意见》《中共云南省委办公厅关于加强全省公立医院党的建设工作的实施意见》《国家卫生健康委员会党组关于加强公立医院党的建设工作的意见实施办法》《中共云南省卫生计生委党组关于加强公立医院党的建设工作实施细则》等有关规定，结合医院实际，制定本规则。

第二条　院长一般作为医院的法定代表人，在医院党委领导下，依法依规独立负责地行使职权，全面负责医院医疗、教学、科研、行政管理工作。

第三条　院长办公会议是医院行政、业务议事决策会议，是院长行使职权、履行职责、研究和决定医院行政业务重要事项的工作会议。院长办公会议研究提出拟由党委讨论决定的重要事项方案，部署落实党委决议的有关措施。

第四条　院长办公室会议贯彻民主集中制，坚持科学决策、民主决策、依法决策。

第二章　议事范围

第五条　院长办公会议的议事与决策范围主要包括：

（1）讨论决定贯彻落实党委会决议的有关措施；

（2）讨论通过拟由党委会讨论决定的重大事项方案：医院发展规划、中期评估及调整意见；医院工作年度计划、计划执行和运行中的重大问题；由医院牵头落实的医药卫生体制改革中的重大事项；医院医疗、科研、教学、行政管理中的重大事项；医院制发的《医院章程》及规章制度的制订、修改和废止；医院年度绩效考核目标制定、下达及考评有关事项；医院重要活动实施方案等；

（3）讨论提出拟提交党委会讨论决定的人事方案：决定职称评聘、常规晋升晋级及日常人员招用、解聘、调动、政务处分等医院人事工作的事项，人才引进等医院人才培养工作的事项；

（4）讨论提出拟提交党委会讨论决定的医院年度经费预算、预算调整计划、财务年度决算报告等事项方案；

（5）讨论决定医院临床医学、医技、护理部门的诊疗规范、医疗质量、安全医疗、药事管理、院感管理等医疗有关工作；

（6）讨论决定医院临床教学、继续教育、招生（进修生、规培生等）培训等教学有关工作；

（7）讨论决定医院科学研究、学科建设、科研学术交流工作等科研有关工作；

（8）讨论决定医院日常行政事务、后勤日常运行保障、安全生产、信息化日常工作和维护、社会服务等行政管理有关工作；

（9）讨论决定医院10万元以内（包括10万元）资金使用事项；

（10）需由院长办公会议讨论决定的其他事项。

第三章 议题确定

第六条 会议议题由分管领导提出，院长综合考虑后确定。原则上不临时增加议题，如确有需要需征得院长同意。

第七条 注重加强会前协商，对于重大事项，分管院领导应当在会前向院长专题汇报，经院长同意后提前向院长办公会议出席人员通报，经过充分沟通后再提交会议审议。同一议题涉及两名以上领导班子成员分管权限的，应在所涉的领导之间充分沟通酝酿，取得共识后提出。如有重大异议，经院长同意后可撤销有关议题。

第八条 注重加强党政沟通，院长办公会议涉及"三重一大"的议题，应当在会前充分听取党委书记意见并形成共识后，再提交会议研究审议。书记、院长意见不一致时，应暂缓提交会议讨论研究，待进一步交换意见、取得共识后再提交。

第九条 强化议题的前期准备和前置审查。对事关职工切身利益的重要事项，应通过职工代表大会或其他方式，广泛听取职工意见建议。对于专业性、技术性较强的事项，决策前须经相应专家委员会咨询论证，未成立相应专家委员会的，应组织有关专家进行评估。

第十条 建立议题提交的常态化机制，除紧急议题外，提出人应提前2个工作日提交书面材料，内容包括汇报要点、事项说明材料、有关文件（统计表、图纸）等，会后交办公室整理并记录在案。

第四章 会议组织召开

第十一条 院长办公会议定期召开，原则上每周一上午召开。如遇特殊或紧急情况，可由院长临时决定开会时间。

第十二条　院长办公会议由院长召集并主持，院长因故不能出席时，可委托班子其他成员召集并主持。

第十三条　院长办公会议出席人员一般为医院行政班子成员，须有半数以上的行政班子成员到会方可召开；讨论决策重要事项时，须有三分之二以上行政班子成员到会方可召开。纪委书记参加院长办公会议，党委其他班子成员可视议题情况列席。院长可根据议题需要，确定其他有关人员列席会议。

第十四条　除因特殊紧急情况临时召开的之外，会议的议题、召开时间和召开地点应当至少提前1天通知出席人员和列席人员。

第十五条　应出席人员因故不能出席的，应按规定请假，其对会议所列议题的具体意见建议，可以书面形式表达。需上会的议题，如分管领导因故缺席，原则上不予讨论研究。

第五章　议事程序

第十六条　院长办公会议坚持"会前充分准备，会中议题集中，会后检查落实"的程序，确保会议质量和议事效率。

第十七条　会议按照确定的议题进行，凡未经院长会前审定的议题，不列入会议议程。如遇突发事件和紧急情况来不及提交院长办公会议进行集体讨论决定的重大事项，医院班子成员可按医院应急预案临机处置，事后向院长办公会议报告，属于"三重一大"的事项应同时向党委会议报告。

第十八条　院长办公会议采取一题一议的方式进行。行政班子成员应当充分发表意见，对不属于自己分管的工作，也应从全局出发关心支持，加强研究，提出意见建议。

第十九条　院长办公会议贯彻民主集中制原则，必须体现决策规范化、民主化、科学化的要求，实行院长末位发言制，院长应当在出席人员全部发表意见后

再作表态发言，并根据讨论情况提出决策意见。

第二十条　凡涉及"三重一大"事项时，经会议研究后提交医院党委会决定。对于应当报请党委会议讨论决定的议题，分管院领导应当根据院长办公会议讨论形成的意见修改完善后，按程序报请党委会议讨论决定。遇争议较大、不能马上确定的事项，应暂缓作出决定，待重新调查研究后，提交下次院长办公会议再定。

第二十一条　因重大突发事件和紧急情况，无法立即启动集体研究决策的，分管领导一般应向院长汇报后，采取临时处置，但事后应当及时向院长办公会议报告，

并形成书面记录。

第二十二条 院长办公会议执行回避制度。议题凡涉及本人利益或亲属利害关系，或其他可能影响公正决策的情形，有关人员应回避。

第二十三条 严格遵守保密纪律，院长办公会议讨论和决定的事项等有关信息，经批准公开之前，出席人员和列席人员不得以任何形式泄露，对违反者严肃追究相应责任。

第六章 决议执行

第二十四条 院长办公会议记录应当规范、准确，必要时形成会议纪要或者会议决议，并交会议主持人审核签发。班子成员因故未出席会议的，由办公室负责会后通报有关情况。

第二十五条 院长办公会议作出的决议、决定，由分管行政班子成员按照分工负责的原则具体组织实施。会议决定的事项在执行过程中确需作出重大调整的，应当根据有关程序，再次召开院长办公会议讨论决定。

第二十六条 医院行政班子成员和内设行政业务机构必须坚决执行院长办公会议决定。如对院长办公会议形成的决定有不同意见的，可以保留并提请医院党委集体决策，但在决定改变之前必须按决议执行。在执行过程中，遇到新情况新问题以致决定事项需要调整或者变更的，应及时由分管领导向院长提出工作意见和建议，根据决策程序进行复议。

第二十七条 加强院长办公会议议决事项督查督办，明确具体督办部门，建立督办事项跟踪和督促落实机制，定期向院长办公会议通报议决事项推进落实情况。

第七章 监督检查

第二十八条 院长办公会议应当自觉接受上级部门和医院党委的领导和监督，接受上级和同级纪委的监督，接受下级部门和群众的监督，接受民主党派和无党派人士民主监督。

第二十九条 实行院长办公会议决策失误责任追究制度，对违反决策程序造成重大失误或者决策执行不力造成严重后果的，按有关规定严肃追究责任。

第八章 附则

第三十条 本规则由院长办公室负责解释。

第三十一条 本规则自印发之日起施行。

附注：本规则 2020 年 8 月 10 日修订，2020 年 9 月 10 日生效。

中共曲靖市妇幼保健院委员会

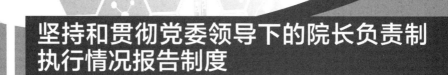

4 坚持和贯彻党委领导下的院长负责制执行情况报告制度

第一条　此执行情况报告制度在党委领导下的院长负责制体制框架内制定施行。

第二条　院长作为行政领导班子第一责任人，代表行政领导班子定期向党委会作党委领导下的院长负责制执行情况报告。执行情况报告每季度不少于1次，每年度不少于4次。

第三条　报告事项须为严格按照议事决策规程，经过书记院长沟通会、院长办公会并最终经院党委会集体民主决策后需要落实的行政事务。院长根据党委会议纪要中院党委对相应行政事务的推进落实要求，将执行落实责任按照行政领导班子成员分工进行细化部署。

第四条　分管院领导按照院长部署，带领分管的行政或业务职能科室抓好工作落实。分管院领导对负责事项负主要责任，带头执行党委会决策决议要求并不定期向院长报告执行情况；相应行政或业务职能科室负责人对负责事项负具体责任，按照职责要求推进工作，并不定期向分管院领导报告执行情况。

第五条　因紧急突发亟待处置而未能按照议事决策规程过会讨论的行政事务，由院长及时与党委书记进行沟通，以确定处置方式、牵头领导、责任科室、时限等要素后进行部署推进，并及时向院党委报告紧急决定事项的执行完成情况。在执行过程中，遇到新情况新问题以致决定事项需要调整或者变更的，应及时向党委书记提出工作意见和建议，并确定是否需要再次召开专题沟通会、专题党委会研究决策。

第六条　分管领导、责任科室负责人应切实履行职责，带头执行党委会形成的决定和决议，相互配合支持，形成合力督办推进工作。对重点工作推进不力、办结时限或效果达不到院党委推进落实要求的，院长应及时过问，提出统筹推进要求，并在每季度在党委会上进行的执行情况报告中予以说明。若因执行推进不力导致医院运营管理、经济效益、社会形象、党委领导权威等造成严重影响和损害的，院党委将依据工作纪律对相关责任人进行问责。

第七条 党委办公室、党政联席办、院办公室根据实际工作需要，带头执行制度并指导监督各相关人员和科室坚持贯彻好党委领导下的院长负责制执行情况报告制度。

曲靖市妇幼保健院

2021 年 7 月 13 日印发

曲靖市妇幼保健院进一步加强投诉管理工作实施方案

随着人民群众维权意识的普遍增强，患者对医疗服务的质量要求日益提高，医院投诉的频发多发，逐渐成为社会关注的热点和制约医院高质量发展的重要因素。根据医务部、医患沟通办对 2023 年 1 至 9 月医院投诉情况的梳理分析，结合《曲靖市妇幼保健院改善就医感受提升患者体验主题活动工作方案》《患者十大安全目标》相关要求，根据《医疗机构管理条例》《医疗纠纷预防和处理条例》的规定，结合医院实际，特制定本方案。

一、指导思想

进一步加强医院投诉管理，围绕医疗服务和医患关系的突出问题，制定投诉处理措施，完善投诉处理机制，提高医疗服务质量，保障医疗安全和医患双方合法权益，为广大患者和医务人员营造良好的医疗工作环境。

二、组织领导

1. 成立领导小组

组　　长

余雄武　党委书记

邓星梅　院长

副组长

范水平　党委副书记

任梅娜　党委委员、纪委书记

晏明佑　党委委员、副院长

冯　琳　党委委员、副院长

李琼英　党委委员、副院长

李传峰　党委委员、寥廓院区执行院长、寥廓院区新生儿科主任

陈　艳　副院长

杜光玉　副院长

钱　赛　院长助理

世文彪　寥廓院区执行副院长、寥廓院区产一科主任

成　员

医院各职能、保健部门负责人及各临床、医技科室主任（负责人）、护士长。

领导小组下设办公室在医务部，由分管医疗业务的副院长兼任办公室主任。医患沟通办牵头，根据投诉发生的类别及时对接归口职能部门共同处理。

以上人员若有变动，由相应职务人员自行递补，不再另行发文。

2. 领导小组职责

统筹推进医院投诉管理工作的组织实施，将投诉管理纳入医院质量安全管理体系，定期听取投诉管理工作情况报告，发现医院管理、医疗质量的薄弱环节，解决工作中的重大事项和重大问题，督促检查重要工作的落实。

3. 领导小组办公室职责

落实领导小组工作部署，定期召开医院投诉工作专题会议，对投诉情况进行梳理，分析产生投诉的原因，针对突出问题提出改进方案，并加强督促落实。

三、主要措施

1. 实行"院领导投诉接待日"管理

为广泛听取职工和患者的建议和意见，依法依规畅通沟通诉求渠道，切实解决群众急难愁盼问题，每月第二周、第四周的周三为院领导接待日，由院级领导到医患沟通办现场听取群众诉求，指导处理投诉工作。

2. 进一步加强门诊出诊规范管理

（1）各临床科室于每周五15：00前上报下周排班表至门诊部，且不得随意更改，如有变动，原则上提前24小时告知门诊部。门诊部严格实行考勤管理，每周对医师出诊情况进行公示。

（2）出诊医师严格执行医院《门诊出诊管理制度》，不得无故停诊、迟到、早退、脱岗。按照《曲靖市妇幼保健院员工手册》相关条款规定，迟到或早退半小时

以内，每次扣减 100 元绩效工资；迟到半小时以上（含半小时）3 小时以内，按旷工半天处理；迟到 3 小时以上按旷工一天处理；私自调班、调休，发现 1 次，当事人各扣减 100 元绩效工资。

（3）医师因特殊情况需离开诊室的，应向分诊护士告知去向、返回时间及联系方式，护士负责向患者进行解释；无分诊护士的，应在诊区设置提示牌告知医师去向及联系方式。

3. 进一步加强投诉规范管理

医患沟通办公室每月 10 日前对上月投诉情况汇总通报，相关科室和职能部门以问题为导向，及时处理并整改，减少投诉事件发生。

（1）员工之间或医患之间在工作场所吵架，根据《曲靖市妇幼保健院员工手册》相关条款规定，扣减当事人 1000 元绩效工资。

（2）因服务态度差导致的投诉，若为院内投诉，一经查实，根据《曲靖市妇幼保健院员工手册》相关条款规定，每次扣减当事人 300 元绩效工资。同一科室当月发生 2 件及以上投诉或连续 3 个月被投诉，除扣减当事人绩效工资外，每次科室负责人（科主任、护士长、临时负责人）扣减 300 元绩效工资，科室副职扣减 200 元绩效工资，当事科室 600 元绩效工资。）

（3）因违反诊疗规范和医疗 18 项核心制度所致医疗护理质量、医患沟通投诉，未造成不良后果的（若发生纠纷产生赔偿，按《曲靖市妇幼保健院员工手册》相关条款处理），若为院内投诉，一经查实，根据《曲靖市妇幼保健院员工手册》相关条款规定，每次扣减当事人 600 元绩效工资。同一科室当月发生 2 件及以上投诉或连续 3 个月被投诉，除扣减当事人绩效工资外，科室负责人（科主任、护士长、临时负责人）扣减 600 元绩效工资，科室副职扣减 300 元绩效工资，当事科室扣减 1200 元绩效工资。）

（4）因违反医疗服务收费标准行为所致的投诉，一经查实，根据《曲靖市妇幼保健院员工手册》相关条款规定，扣减责任科室应收与实收差额 3 倍的绩效工资。

（5）上述投诉若投诉人直接反映到上级行政部门，或通过网络（如人民网、领导信箱等）、媒体曝光等形式产生网络舆情的，一经查实，根据《曲靖市妇幼保健院员工手册》相关条款规定，每次扣减当事人 600 元绩效工资。情节严重或引起社会不良影响的，扣减当事人当月绩效工资；科室负责人（科主任、护士长、临时负责人）对投诉情况不重视、不及时协调解决并引起矛盾进一步激化的，分别扣减科室负责人（科主任、护士长、临时负责人）1000元绩效工资，科室副职扣减500元绩效工资，科室2000元绩效工资。）

4. 进一步完善医保政策宣传管理

进一步强化医保政策对医院的引导制约作用，按照医疗服务价格和医保DRG支付方式改革要求，结合医疗领域突出问题专项整治工作，加强医保基金监管。为切实加强患者对曲靖市医保报销政策的理解，方便患者办理各项医保事务，针对参保患者关注的问题，做好政策及办理流程的宣传，确保合理诊疗、合理用药，确保医保基金合理安全使用。因违反医保管理所致的投诉，一经查实，根据《曲靖市妇幼保健院员工手册》相关条款规定，每例扣减责任科室当月绩效工资2000元，并责令整改。

5. 进一步完善激励机制

以"改善就医感受，提升患者体验主题活动"为契机，结合"医院全面提升医疗质量工作方案"的相关要求，开展"创新服务星级科室""五心服务标兵"等评选活动，持续提高医疗服务水平。

（1）由医患沟通办牵头，相关职能部门每半年对医院临床、医技科室、收费等服务窗口（不包含第三方服务部门）的投诉情况进行考核：连续半年无投诉的临床、医技科室、收费等服务窗口（不包含第三方服务部门），人均一次性奖励300元绩效工资；连续1年内无投诉的科室，人均一次性奖励600元绩效工资，并参加年度"创新服务星级科室"评选，在医师节进行表彰，评选标准由领导小组另行研究决定。

（2）对工作中服务能力突出的医务人员，可参加年度"五心服务标兵"评选，在医师节或护士节进行表彰。评选标准由领导小组另行研究决定。

四、工作要求

1. 切实加强组织领导

全院各部门要提高认识，根据本实施方案的要求，压实责任，加强领导、统一部署，认真组织学习，贯彻落实各项措施，以加强医院投诉管理为抓手，提高医疗质量管理，推进医院的高质量发展。

2. 加强职能部门监管

全院各相关职能部门要根据本方案内容明确的职责，定期到临床、医技科室开展督导检查，确保每项措施落实到位；完善部门协同监管机制，以问题为导向，落实整改情况，加强投诉警示教育，实现投诉处理闭环管理。

3．切实提高临床、医技科室的思想认识

各临床、医技科室要从思想上充分认识到投诉管理工作的重要性和必要性，按照《曲靖市妇幼保健院全面提升医疗质量行动工作实施方案》和本实施方案的相关要求，进一步规范诊疗行为，提高诊疗质量，强化患者安全，加强医德医风建设，牢固树立"以人民为中心"的服务理念，提供优质的医疗服务，构建和谐的医患关系。

本方案自印发之日起执行。

曲靖市妇幼保健院

2023 年 12 月 15 日印发

第四章

运 营 管 理

运营管理是一门大学问，既方方面面又千头万绪，而提纲挈领就能破解一切难题。我们近期工作的这个纲，这个领，说起来又很简单，就是：

抓工作落实，突出重点任务；

抓服务提升，突出关键要素；

抓科技创新，突出核心竞争力；

抓深化改革，突出培育增长点；

抓破茧嬗变，突出主旋律弘扬正能量。

1

双轨并行　两翼齐飞　彰显专科诊疗保健特色
——曲靖市妇幼保健院强化专科诊疗服务

改革才有出路，改革才有生命力。

经过深化改革和优化整合，2013 年 12 月，原曲靖市妇幼医院与原曲靖市妇幼保健院正式实现了优化整合，应运而生了新的曲靖市妇幼保健院，加挂曲靖市儿童医院、曲靖市妇产医院牌子，医院发展从此搭上传统公卫与专科诊疗双轨并行、两翼齐飞的"动车"。新的曲靖市妇幼保健院，是全省唯一的公立三级甲等妇产、儿童专科医院，也是全市一区一市七县妇女儿童预防保健基本公共卫生业务的桥头堡和领头羊。这是重大的改革，全新的使命。要实现真正利于医院长远、可持续、科学发展的宏图，就要长远规划，以"保稳定、促改革、求发展"为主题开展和实施各项工作。

一、双轨并行，两翼齐飞是医院改革发展大方向

在"十二五"艰巨任务即将完成、"十三五"发展规划即将出台的当下，医院正进入和处于改革发展的深水区、关键期。曲靖市委、市政府和市卫生局作出原曲靖市妇幼医院与原曲靖市妇幼保健院进行优化整合的决定，就是在深水区进行深层次改革的一项重大改革举措。这项改革，在云南省妇幼卫生体系中尚属首例。改革为曲靖市妇幼保健院创造了十分宝贵的机遇，同时也带来了极为严峻的挑战。为什么这样说？道理十分简单，这是因为妇女儿童是占到社会人口三分之二的庞大群体，妇幼卫生工作涉及社会各方各面，乃至每一户家庭。实事求是地讲，直接为妇女儿童提供专科诊疗和妇幼保健服务的事，是天大的事，也是要求极高、难度极大的事，同时也是民众期盼、社会关注的事。如何深入挖掘和成功融合"双轨制"的结合点、发展点，是需要曲靖市妇幼保健院持续做细做实的艰巨工作，也是这所百年老院在中国梦的万里晴空下逐步实现"妇幼梦"的特色之路。

何谓"双轨并行"？是指传统公共卫生体制与医疗卫生体制虽同属卫生行业，业

务、功能多有交叉，但一个是差额补助的公立专科医院，一个是全额拨款的公共卫生单位，一个专于临床诊疗，一个注重预防保健，本是同根生，却又各有所专。长期以来，在全省乃至全国大多数地域，都是各吹各的号、各行各的道。通过改革整合，原来和单轨独行变成双轨并行，提速在望，动力倍增，是再好不过的优化组合。"两翼齐飞"则是比喻预防医学和临床医学的有机统一和完美融合。原曲靖市妇幼医院是一所历史沿革逾越整整一个多世纪的百年老院，具有鲜明的妇产、儿童专科特色和独特专科优势；原曲靖市妇幼保健院始建于 1979 年，肩负着全市妇幼卫生保健和对基层妇幼保健院的业务培训、指导督导及开展健康教育、健康促进等，建立了覆盖全市的三级妇幼卫生保健网络。但在一定时期，这些极其必要的基层卫生工作被忽视了、削弱了，人、财、物投入严重不足，致使全市部分公卫指标任务掉在了全省的后面，与曲靖市社会经济发展不相适应。经过优化整合，树立和增强医院干部职工的"大卫生观"，让一个"防"、一个"治"这两只翅膀动起来、飞起来，防中有治、治中有防，实为妇幼卫生事业的福音与幸运，更加明确了诊疗与保健双轨并行、两翼齐飞的目标，使以保健为中心、保健与临床相结合、面向群体、面向基层和预防为主的妇幼卫生工作方针落到了实处。

二、确保整合后的同步发展、团结稳定大局，是谋求医院和谐发展的根本保障

保稳定，就是要确保两院整合后的稳定。两院整合、强强联合，既强化发挥儿童妇产专科医院的诊疗服务职能，也巩固拓展妇幼保健部门的公共卫生职能，有利于临床医疗与妇幼保健科学结合，更有利于妇幼卫生资源的优化整合、优势互补。这是医院长远发展的大好机遇，也是巨大挑战。医院党政班子自两院正式整合以来，一直强调稳定，敦促全院干部职工要始终站在全院改革发展大局的高度上，做到讲政治、讲团结、顾大局，在全力做好自身工作的同时，协调配合其他部门、科室开展好相关工作，开创医院稳定发展的新局面。

回望两种体制、两块职能整合初始的磨合期，几曾矛盾冲突，几曾困难重重。当时，一些干部职工始终难以跳出狭窄的思维圈子，依然只站在原妇幼保健院或者原妇幼医院的角度思考问题，仍在纠结于绩效拿多拿少了、工作干多干少了、小群体吃亏还是受益了、领导重视还是忽略了等。因为缺乏大局意识，认识不到两院整合大好发展前景而导致的错位思想。这些无可避免的矛盾该如何解决？最根本的一

条，还是通过行之有效的思想政治工作和医院文化建设，让全院干部职工对诊疗和保健两块职能有更深入、更全面的认识，让大家知道，两条腿走路能让发展步子更稳健，能更好地为更广大的妇幼患者群体服务，能不断拓展医院的业务范围，提升医院的服务能力，从而使更多干部职工有更为广阔的发展空间，这对医院、对职工个体，都是利大于弊的。上级主管部门也明确要求，医院广大职工尤其是中层干部要进一步对两院整合的目标和重要性强化认识，统一思想，做好表率带头作用。两院整合是两个单位同时撤销，整合为新的市妇幼保健院，并非谁并谁的问题，亦非哪块重要哪块次要的问题，这是改革的需要，是事业做强做大的需要，缺一不可。经过近两年的细致磨合，医院专科诊疗和妇女儿童预防保健各项业务指标均稳中有升，呈健康发展态势，这也验证了一直以来医院党政班子始终坚持把"保稳定"作为凸显医院服务特色的首要前提是科学而行之有效的。

三、通过优化整合推进医院的各项改革工作向前推进

促改革，就是要将整合后的市妇幼保健院做大做强，成为专科医院改革的典范，以此作为推动医院各方面改革工作的重要动力。领导班子要加强研究，将医院做成"大专科""大保健"，将两块职能体现好、融合好，将整合后的人力、物力、财力互补利用好，这是推进医院改革发展的方向。

改革免不了阵痛，各种潜在的问题和矛盾也免不了渐渐凸显甚至升级。这就要求医院领导班子尤其是党政主要领导将两院整合后保持稳定、谋求发展的各项具体工作细化到点滴纤毫，从长远着眼，让整合、融合的效果尽快显现。例如，儿保、妇保两个科室的业务与医院临床科室多有交叉，如何在发挥好其公卫职能的同时将其较好融入并更利于医院的整体管理和发展就显得尤为重要。再如，公卫口业务培训量较大，如何探寻到精简甚至合并培训内容、缩减培训开支、减少人力资源浪费的培训模式，让具有专业技术职称的保健人员不再疲于应对各种培训，能够腾出精力深入临床去缓解科室专技人员紧缺、缓解广大妇幼患者"看病难"的压力，也是一直以来院领导班子不懈探究的具体工作。

新的妇幼保健院是全新的医疗卫生机构，有全新的工作职能。对于医院全体干部职工来讲，无论具体工作还是思想观念，对于整合都经历了再磨合和再认识的过程。整合后，医院承担着为妇女儿童提供临床服务和妇幼保健公共服务两大工作职能，这

两大职能是《中华人民共和国母婴保健法》和国家关于妇女发展、儿童发展两大纲要相关要求赋予的妇幼保健机构的法定职责。履行好这两块职能，也是上级党委政府提出的明确要求。履行和落实的过程正如两院整合过程本身，需要再磨合、再认识。

四、体现好两块职能，力争社会和经济效益的快步发展

求发展，就是要将合并之后的工作职能体现好、工作任务完成好，争取更大的社会效益和经济效益，做到管理上台阶、服务上水平、发展上档次，力争在不久的将来，将医院建设发展成为一座专科特色强、技术水平高、覆盖范围广、辐射能力强、临床医疗优势雄厚、预防保健卓见成效的妇幼卫生单位，使其在临床、保健、教学、科研、预防工作中实现"西南领先、云南第一"的目标，使改革成果惠及民生。

现在，县级妇幼保健院已经纳入了曲靖市妇幼保健院的妇幼卫生管理网络，也就是说，以曲靖市妇幼保健院为龙头，在曲靖市正逐步形成一个科学可行的妇幼卫生管理系统，其服务阵地已经延伸至县区级并通过妇幼保健的公卫业务延伸至乡镇卫生院、村卫生所，这样就给医院改革发展拓展了一块更大的空间。妇幼保健属于传统的公共卫生体制，承担着较大的社会责任，以预防保健为主，通过已经建立起来的覆盖全市的三级妇幼卫生保健网络，实施的是"大卫生"战略。两院整合之后，防与治就较好地结合起来，防中有治、治中有防，使医院全面开辟区县地域妇女儿童患者的就医就诊"绿色通道"成为了可能。当下，医院正加快全面实现县、市、区妇幼保健院全覆盖的步伐，以县区级保健院为桥梁，迅速与各乡镇卫生院、乡村卫生所建立起技术协作关系，这样，区、县妇幼卫生市场就进一步成为曲靖市妇幼保健院的服务阵地。

展望整合后的医院发展前景，远瞻两院整合后的医院发展趋势，近两年来，院党政班子带领全院广大干部职工，凸显预防保健与专科诊疗水乳交融、并行发展的服务特色，思路明确、步履稳健地抓实抓好以下工作：

一是抓好医疗临床服务能力和服务水平的提升。

医疗上坚持保健与临床相结合的妇幼卫生工作方针，坚持以临床为中心，以病人为中心，加强医疗服务内涵建设，不断拓展服务范围，提高技术含量，做好全市妇幼卫生的领头羊，加快发展步伐，提高社会、经济两个效益。

二是抓好妇幼公共卫生工作。妇幼公共卫生工作是政府职责，也是妇幼保健机

构的重点工作。孕产妇死亡率、婴儿死亡率、5 岁以下儿童死亡率、期望寿命四个指标，有三个半涉及妇幼卫生。这几个指标是体现一个国家和地区综合国力、经济社会发展水平的关键指标，也是联合国千年发展目标中的卫生指标，同样，上级党委政府评价下一级党委政府工作的卫生目标实现情况，主要也是依据这几个指标。如何实现联合国千年发展计划，圆满完成妇幼卫生关键指标，实现党和政府作出的庄严承诺，这就使整合后的曲靖市妇幼保健院广大干部职工责任更重大，使命更光荣。

院领导班子一直致力于在人力、物力和领导精力上对公卫工作计划好、安排好、落实好，把"大保健"即孕产保健、儿童保健、妇女保健任务真正落到实处。

整合后的曲靖市妇幼保健院，不仅是医疗保健机构，一定程度上还依法承担着行政管理职责。要加强全市母婴保健技术服务机构的管理与技术指导，发挥区域内母婴保健技术服务机构的协同作用，确保"三降二升一提高"目标的实现。"三降"即降低孕产妇死亡率、婴儿死亡率和 5 岁以下儿童死亡率以及出生缺陷率；"二升"即确保孕产妇住院分娩率和妇女儿童健康水平有提升；"一提高"即服务能力水平有提高。医院还承担着做好全市出生医学证明管理、全市爱婴医院评审业务管理、艾滋病母婴阻断、妇幼健康计划和基本妇幼项目、两癌筛查、免费婚检、两个系统管理、基层信息统计等工作。

仅就整合后第一年的工作业绩，进一步验证了两院整合后诊疗与公卫协同发展的可行性。2014 年，医院总收入同比增长 18.36%；全年门诊量共计 56.7 万人次，同比增长 5.50%；出院 2.8 万人次，同比增长 9.41%；全年分娩产妇人数 8164 人，同比增长 22.84%；全年出生婴儿数 8444 人，同比增长 24.67%。公共卫生方面，2014 年度较好地实现了原曲靖市妇幼医院与原曲靖市妇幼保健院的班子整合、人员整合，既强化了医院作为儿童、妇产专科医院的专科优势和专科特色，也丰富了儿保、妇保公共卫生职能，拓展了新的服务领域，为医院的长远持续发展奠定了坚实基础。农村孕产妇住院分娩补助、"两癌"筛查工作、新生儿疾病筛查可疑阳性随访、免费婚前医学检查等妇幼健康指标、重大卫生项目、基本卫生项目等工作稳步推进。

三是团结拼搏，调动各方积极性，加快发展步伐。

医院上下团结拼搏是医院改革与发展的原动力，团结是做好工作的基础。院党政班子不断加强班子团结，提高班子的战斗力和凝聚力。每个班子成员都做到了顾大局、讲团结、讲正气、讲原则、讲纪律、守规范，成为与公卫业务单位整合后团结干事的表率。干部职工的团结拼搏在当下已成常态。整合后医院的整体团结，有效促进了医院的健康发展。

　　曲靖市妇幼保健院独具的专科诊疗与预防保健双轨并行、两翼齐飞的服务特色，让曲靖市妇幼保健院站在了新的历史起点。成绩接踵，喜悦连至。在三级甲等专科医院获得认定、获评两个省级重点专科、试管婴儿技术平台筹建工作取得新进展的同时，医院正紧锣密鼓开展与原曲靖市计生局两个下属部门的整合工作。随着国家"两孩"政策的全面放开，"十三五"期间，曲靖市妇幼保健院势必发展成为西南三省以三级甲等妇产儿童医院为重点、预防保健与计划生育服务齐头并进、统筹发展的医疗卫生单位的特色标杆。曲靖市妇幼保健院以看得见、做得到的成绩说明，与公共卫生业务进行优化整合后的双轨并行、两翼齐飞，不是负担、不是遥不可及的梦想，而是立竿见影的成效，是开往大好发展前景的动车，更是谋求为广大妇女儿童健康权益的惠民福祉。

　　　　　　　　　　　　　　　　　　　　　　　　　　　　　　余雄武

2 果结今朝，原是奋斗耕耘获——曲靖市妇幼保健院科研教学和专科建设掠影

2015 年 6 月，云南省曲靖市妇幼保健院（曲靖市儿童医院 曲靖市妇产医院）儿科、妇产科两大系列在全省同行业近乎白热化的竞争中，以全省同系列第一的骄人成绩双双拔得头筹，获评云南省两个省级重点专科。这是全省公立妇产、儿童医院零的突破，是曲靖全市专科医院零的突破，更是曲靖市妇幼保健院这所拥有 123 年深厚历史积淀的百年老院迈上专业化、现代化发展更高台阶的里程碑，医院科研教学和专科建设不断实现质的飞跃。

回望来时路，喜尝今朝果，细思慎捋，原是奋斗耕耘获。

一、班子重视，领导带头，是一切重要工作取得成绩的前提

成绩的取得，离不开务实求进、团结一心的领导班子，离不开奋发图强、共谋医院发展的精英管理团队。医院院长余雄武同志作为全市"五一劳动奖章"获得者，以务实勤廉的工作作风成为了院领导班子吃苦在前、注重细节的典范。在全院中层干部会议上，余院长强调，两个省级重点专科的创建虽已尘埃落定，但欣喜之余要认识到，这只是万里长征走出的第一步，如何向各级党委政府和广大人民群众交出一份名副其实的答卷，如何起到省级妇产、儿童重点专科的作用并凸显其不可替代的专科特色，如何稳扎稳打、脚踏实地把业务内涵提上去、把诊疗水平和服务质量提上去，如何不断畅通与县、区级妇幼卫生单位的转、接诊绿色通道，加强危急重症患者的抢救工作，真正做到诊疗与预防保健业务和医院与各妇幼卫生单位工作的有机结合，这些工作，都离不开全院上下多年来的辛勤耕耘，而"打江山易守江山难"，把省、市级重点专科建设工作抓为常态、推动其长足发展，让"西南领先、云南第一"的战略发展目标成为现实，更离不开全院干部职工长此以往的不懈奋斗。

省级重点专科不是荣誉称号，而是一种责任。自医院儿童、妇产两大系列获评省级重点专科以后，各项更为细化的常态化管理指标也纳入了各个相关科室的日常工作管理之中，无论创建三级甲等专科医院还是省级重点专科，一切工作要求皆殊

途同归，均是以进一步提高业务水平和服务质量为目标的。

院领导班子在各项创等达标工作中可谓吃尽了加班加点、事无巨细亲力亲为的"苦头"，也尝到了率先垂范、履职尽责带来较高工作效率和较好工作成绩的"甜头"。邓星梅、冯琳作为全市首席专家的儿科、妇产科系列两位分管副院长，在省级重点专科创建和申报工作中身先士卒，在凸显专科亮点、厘清发展思路各环节工作上起到了较好的引领作用。其他班子成员在不断提升医院整体科研教学水平和儿童、妇产两大专科申报和创建省级重点专科的各项工作中也能始终做到各司其职，全力配合参与。

二、特色鲜明，相辅相成，两大专科系列齐头并进

在发展儿科业务上，坚持以专业科室的发展来推动专科医院的建设。儿科系列由小儿内科、小儿外科分别扩大内涵。小儿内科细分为儿一科（呼吸系统疾病专业、神经系统疾病专业），儿二科（肾脏病专业、血液病专业、消化病专业）、新生儿科（新生儿普通疾病专业、新生儿重症医学专业）、儿四科（儿童重症医学专业、心血管病专业）、儿童感染科、儿童中医科、儿科门诊、儿科急诊、儿童皮肤科门诊、儿童口腔科门诊、儿童康复科门诊、曲靖市妇女儿童体检中心。小儿外科分为普外专业、新生儿外科专业、骨外专业、泌尿外科专业，以小儿普通外科、骨外科、泌尿外科和小儿先天性疾病诊疗为重点，其中小儿泌尿外科技术水平处于省、市领先地位。2013 年成为上海市儿童医院技术指导医院，2014 年成为重庆医科大学附属儿童医院技术指导医院，同年成为中国"微笑行动"唇腭裂患儿救治合作医院。

儿科系列以 1996 年成立的新生儿科为重点名科，瞄准当前儿科发展的前沿开展工作，取得了不俗的成绩。在救治极低体重早产儿方面处于省内领先水平，救治成功的最低体重患儿体重仅为 800 克；在外科围术期新生儿监护治疗方面，提高了各类先天畸形（特别是先天消化系统畸形）患儿的救治成功率达 98% 以上。率先在省内开展新生儿高频通气及新生儿一氧化氮吸入技术，是曲靖市唯一一家获得开展新生儿换血疗法技术准入的科室，2013 年被评为首批"曲靖市临床重点专科"，儿科系列分管院领导邓星梅副院长被评为曲靖市儿科临床首席专家。经过曲靖市几十年的发展，医院儿科专业已颇具规模，形成了自己独特的专科发展优势，并承担起了曲靖及毗邻的滇、黔、桂地区儿童疾病的救治和危急重症患儿的抢救工作，同时担负着对儿科医疗、保健人员的培训工作。2012 年至 2014 年年门诊量分别为 19.6 万、

20.6 万、21.3 万；年住院人次分别为 12.3 万、13.1 万、13.3 万，治愈率为 70.20%、90.90%、91.99% 死亡率 0.31%、0.09%、0.07%；住院天数 7.16 天、7.10 天、7.05 天；抢救成功率：99.82%、99.86%、99.89%。2012 年中央财政投入 4500 万元用于医院儿科部专项建设，一期工程预计投资 5 个亿用于医院儿科项目建设，现已获批编制床位 800 张，工程于 2016 年年底建成并投入使用，是目前曲靖市最大的儿科专科建设规模。为医院儿科的发展注入新的活力，专科建设将迈上新的台阶。

目前医院儿科已打造成为拥有 230 余人的儿科专业技术团队。现设床位 260 张，医、护结构、职称比例、年龄梯次构成日趋合理。通过几代儿科医务人员的奋斗，基本已建立起符合儿科发展的较好规模和发展体系。现设置有 8 个临床科室、15 个二级专业，呼吸病区、神经病区、肾脏病区、血液病区、消化病区、新生儿普通病区、新生儿重症病区、儿童重症医学病区、心血管病区、儿童感染科、儿科急门诊、儿童皮肤科门诊、儿童口腔科门诊、儿童康复科门诊、儿童保健科、曲靖市妇幼儿童体检中心、儿童保健等亚专科。已熟练开展佝偻病、营养不良、肺透明膜病、新生儿黄疸、败血症、中枢神经系统感染、川崎病、重症肺炎、支气管哮喘、心力衰竭、肾炎、肾病综合征、癫痫、心跳呼吸骤停、中毒、休克、昏迷、ARDS、手足口病、麻疹等疾病的诊治。在新生儿科、新生儿重症医学科、儿童重症医学科、小儿泌尿外科等项目保持了良好的发展势头和专科优势。

医院妇产科是一支由主任医师、副主任医师、硕士研究生组成的优势团队。妇产科分为妇科、产科两大系列，拥有妇一科、妇二科、产一科、产二科、麻醉科、妇科门诊、产科门诊、妇产急诊、妇产科重症监护室、细胞遗传室、病理科、PCR 实验室、人工授精实验室、产前筛查实验室、产后康复中心、妇女保健科 16 个部门，共有床位 206 张，医护人员 326 人，其中医生 84 人，护士 242 人，主任医师 6 名，副主任医师 19 名，硕士研究生 7 名，医生 30 岁以下 20 人（24%），30～50 岁 56 人（67%），50 岁以上 8 人（9%）；高级职称 25 人（30%），中职 26 人（31%），初职 33 人（39%）；研究生学位 7 人（8%），大学本科学历 61 人（73%）；专科学历 16 人（19%）；护士中高级职称 67 人（27.6%），本科 54 人（22%），专科 109 人（45%）；护士人数和病床数比例达 0.6∶1。医护队伍年龄结构、学历结构、职称结构合理，可满足专科持续性发展需要，科室被全国妇联授予"巾帼文明示范岗"称号，被云南省总工会授予"工人文明先锋号""青年文明号"等光荣称号，妇产系列分管院领导冯琳副院长获评曲靖市妇产科首席专家，专科系列科室拥有曲靖市十大好医生、曲靖市十大好护士，2013 年被评为曲靖市重点专科，近年来获得曲靖市政府科技成果二等奖 3 项，三等奖 4 项，成功申请并完成卫生部《宫颈癌发病情况及细胞 DNA 定量分析技术应用于宫颈癌筛查的临床研究》的课题，曲靖市唯一一家通过卫生部"人工授精"批复并两次校验通过，细胞遗传室发现 15 例世界首报异常染色体核型，填补了世界医学遗传学研究领域空白，目前正积极申报在新建南苑医院筹建"曲靖市生殖医学中心"。2014 年，医院顺利通过市级爱婴医院的复核工作并成为我市爱婴医院"样板"工程。

妇产科拥有腹腔镜、宫腔镜、阴道镜、宫颈治疗仪、LEEP 刀、胎心监测仪、胎儿脐血流监护仪、母亲 / 胎儿监护仪、经皮黄疸监测仪、产后康复治疗仪、三维超声、等离子刀、超声刀等设备。妇科专科形成以普通妇科、妇科肿瘤、妇科微创技术、生殖内分泌、计划生育、不孕不育、辅助生殖、宫颈疾病为主要技术的特色专科，可以诊治妇科的所有常见病和疑难病例，专科水平达到省内领先水平，成为曲靖及周边地区最具影响力的妇科专科。经过几十年的努力，目前妇科内镜、微创手术、妇科肿瘤规范化诊治、生殖遗传、妇科内分泌、宫颈疾病等技术水平在本地区名列前茅，已经开展了各种类型手术，其中包括各种恶性肿瘤手术（广泛子宫切除及盆腔淋巴结清扫术）、大网膜切除术、各种类型腹腔镜下子宫切除术、卵巢肿瘤剥除术、子宫肌瘤剔除术、不孕症等诊治技术；同时，还开展宫腔镜下子宫内膜切除术、宫腔镜下子宫肌瘤切除术、宫腔粘连分离术等各种类型的宫腔镜手术；并开展了各项复杂阴式手术（阴道横膈、纵隔、斜膈切除术，非脱垂子宫切除术，卵巢囊肿剥除及切除术）；目前微创手术率达到 60% 以上。肿瘤的规范化诊治是妇科的特色项目。医院妇科严格按照宫颈癌规范化整治，进行宫颈癌三阶梯筛查，液基细胞涂片三年达到七万多例，居全省首位。采用标准术式进行宫颈癌、子宫内膜癌、卵巢癌等的根治性手术和规范化化疗，实行个体化、人性化和多元化的治疗方案，使每位恶性肿瘤患者都能得到合理的诊治。妇科对绝经后激素替代治疗安全性研究有了新进展，对妇科内分泌疾病的诊治如青春期功血、闭经、多囊卵巢综合征等治疗有了规范化诊治流程及进展。

三、路漫漫其修远，发展路永不停

医院目前的科研教学工作和专科建设工作虽然取得了一定的成绩，但与其他市直公立综合医院相比、与三级甲等专科医院各项科研教学工作要求相比，尚有一定差距。院领导班子明确指出，科研教学工作和专科建设工作一定要常抓不懈，用3到5年的时间坚持不懈精心打造，变弱为强，要在市级、省级甚至国家级科研项目上取得突破，在科研教学水平上迎头赶上走在我们前面的医疗卫生单位。

为不断推进医院科研教学工作不断迈上新台阶，院党政班子安排分管院领导牵头主管科教科，一步一个脚印扎实推进科教工作。经过近一年的努力，科教工作获得质的飞跃，2014年医院获市政府表彰2013年度科技成果2项，其中二等奖1项，三等奖1项。组织申报2014年度曲靖市级科技成果7项，获批准召开科技成果鉴定的项目3项，分别为妇科门诊《宫腔镜治疗子宫内膜息肉临床研究》，产二科《综合性产后盆底康复治疗的临床疗效研究》，以曲靖市医学会名义申报的《"妇幼保健包"的集成管理与应用》。年内收集2014年度公开发表论文60余篇。2015年省级重点专科的成功申报，是医院"科技兴院"战略获得阶段性成功的又一个里程碑。

2015年省级重点专科申报工作刚结束，余雄武院长立即确立了"路漫漫其修远、发展路永不停"的科研教学和专科建设工作宗旨，坚持用科技创新引领医院业务发展和专科建设工作，用不断完善的医院管理架构，逐步提高奖励力度，建立健全科研激励机制，鼓励和支持全院干部职工积极投身到科研教学工作当中，从着眼日常业务和加强创新业务上发掘科研创新入口。同时，院党政班子以身作则，进一步牢固树立全院干部职工"四个不一"（不多收一分不该收的医药费、不出一台医疗差错责任事故、不拒收一名前来就诊的患者、不让一名患者和家属失望而归）和"四个杜绝"（杜绝政治思想的"错、淡、漠"，工作作风的"庸、懒、散"，为民服务的"生、冷、硬"和行医从业中的"私、奢、贪"）的特色型工作宗旨，以行风建设为抓手、以健康向上的医院文化建设为动力，稳步推进医院业务内涵不断提升、业务底蕴不断积淀、业务能力不断强化、业务平台不断拓展。

余雄武

3 健康行动守护母婴安全

"通过实施妇幼健康行动计划，曲靖妇幼健康实现了'三降、三升、两实现'，即降低孕产妇死亡率、降低婴幼儿死亡率、降低出生缺陷发生率三个降低；提高妇女儿童健康水平、提高出生人口素质、提高人口期望寿命3个提升。"

曲靖市妇幼保健院副院长李琼英介绍，一方面加强农村孕产妇住院分娩管理，提高住院分娩率。积极动员全市农村孕产妇到县、乡定点医疗保健机构住院分娩，在县、乡两级定点机构实施住院分娩费用限价政策。特别是农村户籍产妇，享受住院分娩补助资金400元/人。第二方面加强危重孕产妇和婴儿救治，有效降低孕产妇和婴儿死亡率。在每个县（市、区）至少设置1家危重孕产妇抢救中心和1家危重新生儿救治中心。第三方面是提高孕产妇健康管理服务质量，将高危孕产妇管理作为妇女保健工作重点，实行首诊登记报告制度和责任管理制度，根据高危评分确定市、县、乡、四级管理级别。

李琼英介绍，卫计部门多措并举，在妇女儿童重大疾病防治行动和三级综合防治等多项工作，全面提高了曲靖妇女儿童的健康水平。在重大疾病防治上，一是扩大农村妇女宫颈癌、乳腺癌免费筛选范围，保障广大妇女健康。在会泽、麒麟、陆良3个试点县（区）的基础上扩大筛选覆盖面到罗平、宣威、沾益6个县（市、区），并逐步将HPV筛选方法应用于宫颈癌检查，提高筛选准确率。二是开展预防艾滋病、梅毒、乙肝母婴传播造成的儿童感染。三是持续开展"微笑行动"，关于特殊儿童身心健康。

曲靖"关爱妇女儿童健康行动"的实施，惠及约94.71万人次，有效保障全市孕产妇和儿童安全。

2016年7月22日

李琼英

4 撸起袖子干好我们的工作

院党委第 9 次理论学习中心组集中学习，各相关领导、各相关党委成员和班子成员就贯彻落实好党的二十大精神进行了深入学习研讨，并结合医院当前的工作做了很好的主题发言。现在我结合他们的发言，对今天的会议进行总结并提出三点要求。

党的二十大是在全党全国各族人民迈上全面建设社会主义现代化国家新征程、向第二个百年奋斗目标进军的关键时刻召开的一次极其重要的盛会。二十大报告是举旗定向的宣言书，是鼓舞干劲的动员令，是继往开来的坐标图，宣告了我们未来应该举什么旗、走什么路、以什么样的目标笃定前行，蕴含着深厚的政治分量、理论含量、精神能量和实践力量。党的二十大胜利闭幕不到一周，习近平总书记就带领新一届中央政治局常委，在陕西瞻仰了延安革命纪念地，目的就是要召唤全党同志撸起袖子加油干，为实现党的二十大提出的目标任务而团结奋斗。

今天，院党委组织安排这次集中学习，就是要引导各位院领导、各党支部书记和中层干部带领全院干部职工，通过自学、集中学习等方式，主动认真学习领会报告精神，掌握核心要义。更重要的是，要用党的二十大精神武装头脑、指导实践、推动工作，以更加严明的纪律作风，抓好疫情防控，稳住医院运营，保住医院安全，用实际行动积极响应党中央的号召。下面我讲三点意见：

第一，疫情防控要抓好。这次的"新冠"疫情防控政策的重大调整，很多同志肯定如释重负。但是，我作为曾经率队到武汉抗疫的老同志、多年的医院管理者，我觉得，医院的任务更重了，压力更大了。下一步，医院非必要不做核酸检测，畅通所有就诊通道，各哨点临时封堵口全部打开，也就是恢复至 2020 年前医院的正常就诊环境。今后，我们如何落实好首诊负责、如何优化细化发热门诊就诊流程和分诊分流、如何依托亚专科来收治患者抢救病人，提高我们的服务质量和服务水平，减少投诉纠纷，这些问题是放在我们曲靖妇幼人面前的全新考验。今天回顾总结一下前一阶段的疫情防控工作，我还想说，随着北京、广州、重庆等多地对当前疫情防控有一些新调整，有逐步完善的趋势，我们部分医务人员就松懈厌战不作为的情绪有所抬头，非议、妄议防控政策，传播一些负能量信息。同志们，医院作为疫情防控的最后一道防线，我们每一位职工一定要把疫情防控工作当成是贯彻落实党的二十大精神最直接、最具体、最有说服力的举措。今天参会的所有同志，下来再逐字逐句，学习、记熟、悟透国务院联防联控机制综合组下发的第九版新冠肺炎防控方案和优化防控工作二十条措施，按照市委、市政府、市卫健委和院党委疫情防控新要求，按照"班子带头，中层真抓真管，全院职工严格执行"层层落实疫情防控新举措，做到科学防控、精准防控，做到"守土有责不动摇，守土担责不含糊，守土尽责不懈怠"，让疫情精准防控的效果真正能够得民心、顺民意。在这里我想跟大家分享一下清华大学于焕新教授课件里的一句话："船停在码头是最安全的，但那不是造船的目的；人待在家里是最舒服的，但那不是人生的追求。"这类似于我们现在面临的困境。医院关门停诊当然最安全，但不会关门，也不可能关门。大家一定要清醒地认识到，随着防控政策的全新调整，我认为，给予医院的压力其实不降反增，特别是我们作为区域妇女儿童医疗中心，婴幼儿和孕产妇的就诊救治是我们的主责主业。所以，我们每一位科室主任、中层干部，一定要把疫情防控作为当前的头等大事，把自己作为自己健康的第一责任人牢牢记在心上，确保科学有效防控疫情。同时，更要注重人性化开展疫情防控，杜绝"一刀切"、层层加码，一管就死，一放就乱，影响患者正常就诊及危急重病人的抢救。这是我今天要讲的第一点，疫情防控要抓好。

第二，医院运营要稳住。在同质化竞争激烈的后疫情时代，我们妇幼保健院怎么生存和发展？这次疫情冲击可以说是对我们医院的一次大考，更是检验我们领导班子和干部职工能否在医院的生死关头突出重围、走出困境的重要标尺。现在住院病人、门诊病人大幅下滑，老院区的升级改造和南苑新区的二期建设，建好的南苑新区贷款由于3年来的疫情影响也尚未还清。这些巨大的经济债务和资金缺口，医院可以说是捉襟见肘、不堪重负，吃饭的问题、生存的问题、发展的问题，我们怎么渡过难关？怎么保持医院稳步运营？我作为医院的"班长"，真正到了坐不住、等不起、慢不得的时候。今天，我要再次重申，全院上下要统一思想，听从号令。我觉得，在曲靖市妇幼保健院，从"党委领导下的院长负责制"来讲也好，从我个人对医院的贡献来讲也好，妇幼保健院新院都是我带领大家建起来的，当然也离不开大家的共同努力。所以，我完全有资格讲，大家要听从党委号令，严禁"说一套，做一套"，口是心非，阳奉阴违。第一请大家要旗帜鲜明讲政治。习近平总书记说，要冲出迷雾走向光明，最强大的力量是同心合力，最有效的方法是和衷共济。最近，院党委安排范副书记对部分干部及科室进行了一次小范围的调研，不同程度反映出来一些干部不敢担当，不思进取，没有大局意识，没有很好地理解我们党对于民主集中制的"四个服从"，也就是"个人服从组织、少数服从多数、下级服从上级、全党服从中央"。这和我经常讲的，尤其是党员领导干部要做到"四个出来"，就是"党员身份亮出来、平常工作干出来，关键时刻站出来，生死关头豁出来"是如出一辙的。但是，一些干部非但不发挥榜样的力量进行示范引领，反而畏首畏尾、瞻前顾后，工作"只求过得去、不求过得硬"，疲疲踏踏过日子、松松垮垮混日子，甚至在工作上推三阻四，待遇上讨价还价。又有一些同志，一度怕担责任，放大夸张疫情防控，杯弓蛇影，一惊一乍，影响医院的正常业务，大大降低了患者的就医体验。我作为党委书记，这些情况历历在目，也心中有数。同志们，在医院运营发展不进则退的关键时刻，希望大家醒醒啦，要强化组织纪律、政治观念，统一号令听指挥，把思想和行动统一到院党委的统筹部署上来，这就是大家当前最大的政治，最基本的态度。第二请大家要履职尽责敢担当。医院的每一个干部职工，都是依靠医院成长的，包括我自己。这些年来，在曲靖妇幼大舞台、大家庭中，我获得的任何荣誉，我认为都不属于我个人，而是来自医院，来自大家。现在，医院需要大家，我们理所应当要豁出去、站出来。我所在的单位比在座的各位多一些，我体会到的是，"中医看人，西医看门"。我们在座的每一位同志，离开了妇幼医院，我可以说，会无所作为，寸步难行。医院一些当初不听劝告、辞职而去的同志，已经用他们的教训提醒了我们、告诫了我们，一定要珍惜岗位、胸怀责任、踏实工作。我和大家举个最近的实际例子，大家可以对照思考。最近疫情形势严峻，寥廓院区感染性疾病科凸显了在疫情防控时期的重要性和必要性。院党委经多番考量，想考察任命段月聪同志担任该科室的临时负责人。在考察谈话过程中，我们跟他说，这个岗位会很辛苦，绩效也不高，人也不好管，但他的回答是："不管有多累，也不管能拿多少钱，我作为医院的一个老职工，在医院需要我的时候，只要组织信任，我愿意担起这份责任。我不一定干得好，但我一定会努力！"大家好好对标对表，我觉得这就是一种愿意担当的表现。请今天与会的全体干部下去对照反思，我们的思想作风、实际行动还缺什么？我们曲靖妇幼人的初心和责任到底还在不在？我们是不是真正做到了感党恩、听党话、跟党走？第三请大家要以上率下善作为。我经常讲："总结是为了更好地开始，回望是为了更好地前行。"现在是 2022 年的最后一个月，希望大家趁着现在不太忙，好好带着干部职工坐下来，开开会，总结总结，谋划谋划，对照一下我这个中层干部合格了吗、取得了哪些成绩，对标与我们差不多的科室，我们还缺什么、差什么，我们是进步了还是落后了，接下来我们应该怎么谋划未来？到目前为止，同样受到疫情影响的一些科室还是住满病人，但大多数科室门诊病人、住院病人数急剧下滑，一些科室甚至关门停诊。一些同志以疫情为借口，自我安慰、自我开脱，就没有从自己身上找原因、想办法。现在新的防控政策已经出台，已经不可能再拿疫情来做借口。同志们，这里我还要强调一下，中国人民银行明文规定单位不得支用贷款来发放工资，这种危急时刻如果我们不稳住运营，今年的年怎么过，下个月的工资怎么发？我们的科主任作为第一责任人，下来一定要组织开展以如何保障医院、科室生存发展为主题的大讨论。在这里我特别提醒，明年的工作一定要针对公立医院绩效改革、DRG付费管理，来充分发挥绩效改革"指挥棒"的作用，同时要与时俱进调整科室二次分配方案，摒弃革除不利于科室团结、不适合科室发展的老旧方案，把专科特色、服务质量、科研创新等因素纳入二次分配，从而更好地适应新形势、团结一心开创科室的新未来，严禁搞平均主义吃"大锅饭"。这是我今天讲的第二点，医院运营要稳住。

第三，医院安全要保住。安全重于泰山。我这里所指的安全，包括了疫情防控安全、医疗护理安全、感控安全、每一个人的自身安全等，任何一方面做不到位，都会影响科室的安全运营，都会影响医院的安全发展。要保住医院安全，一要抓好优质服务。多年来，我们的医疗服务尽管常抓常管，但一定程度还是存在患者投诉居高不下的情况，还需要进一步围绕"政府满意、患者满意、职工满意"来时时抓、常常抓。最近，曲靖日报头版刊载的《风展党旗红》，如实记录了院党委高举党的旗帜，在"党建促医改三年行动计划"征程上将党旗插遍曲靖辖区134个乡镇街道。我们每一位医务人员也要对标院党委，努力做到看一个病人、交一个朋友、树一面旗帜，越是困难重重，越显医者担当，越要树立我们曲靖妇幼良好的服务口碑，用"三个满意"为医院安全发展打牢根基，真正涌现出一批能干事、敢干事、干得成事的年轻医务工作者。二要抓好医疗护理质量。医疗护理质量是医院的"生命线"，也是一切工作的核心和出发点。在这一次的三甲妇保院复审当中，少部分科室部门医疗护理质量滑坡，老百姓就医感受不好，与"健康曲靖"建设要求差距太大。在三甲评审和疫情防控的紧要关头，就有干部临阵退缩、甩包推责，在急难险重任务和重大风险考验面前消极逃避、处置不力，对职责范围内的事敷衍塞责，精神状态萎靡不振，缺乏斗志、安于现状，在岗不在位、出工不出力，推脱绕躲，贻误发展。更有甚者，一些干部不严不实，弄虚作假、虚报出勤，欺上瞒下，这些现象，已经为我们百年老院的管理和发展敲响了警钟。这是我对保住医院安全提的第二点要求，要抓好医疗护理质量。三要抓好创新驱动。要以临床保健深度融合的既定战略为沃土，深挖广挖业务创新增长点，以强大的科研能力有力撬动创新驱动发展。今年，医院申报昆明理工大学联合专项评审结果已经揭晓，一共是 5 个重点项目 15 个面上项目，可以说有了"遍地开花"的雏形。各个项目负责人一定要重视起来、紧张起来、行动起来，有效组织、计划、指挥和推进科研项目的突破创新，定期开展督促反馈，争取结题时有重大突破、重要成果，并不断推动新技术新业务的开展和新成果的实际应用转化，实现基础研究与临床转化、整体水平与特色优势、内部传承与对外合作的安全可持续发展。以上就是我今天讲的第三大点，医院安全要保住。

今天的会议主题是围绕"认真学习贯彻党的二十大精神，增强历史主动，扛起分管职责，奋力夺取年末突破发展新胜利"。结合我上面提出的三点要求，全院上下要把学习宣传贯彻党的二十大精神和当前急迫的疫情防控和生产运营工作紧密结合，细照笃行抓好贯彻落实。院党政班子成员、中层干部和各党党支部书记要在党的二十大精神中的新观点、新论断、新思想、新战略、新要求指引下，不忘初心，牢记使命，扛起责任，担当有为。"两节"临近，时不我待，大家要在年末深入归纳总结 2022 年的工作、还存在的瓶颈和不足，认真列出 2023 年的明确目标，结合医院"十四五规划"、二次党代会报告、各科室综合目标管理责任书和"奋进新征程　推动新跨越"三年行动计划目标任务，勇于克服各种困难，精于提升管理水平、深耕优质服务，全力打赢疫情防控攻坚战，打赢医院运营发展生死战，确保年底前各项重点工作圆满收官，以实际工作成果检验学习贯彻党的二十大精神成效。

（这是作者 2022 年 12 月 6 日在第 9 次党委中心组集中学习的讲话）

余雄武

5 往细处想 往实处做 在硬仗中练本领

在疫情防控优化调整的转换期，今天我们组织召开全院中层干部视频会议暨院周会，我认为非常及时，也很有必要。我们每个人都要主动适应疫情防控新形势、新变化、新要求，迅速调整工作思路和方法，推动工作往细处想、往实处做，在防疫大考中经受考验，在打赢硬仗中练就本领，确保常态化疫情防控体系基础坚实、转换顺畅，坚决夺取防疫和发展双胜利。下面，我结合医院当前的实际情况提七点要求：

第一，严守纪律，恪守规矩。作风优良、纪律严明是推进一切工作的有力保障。全面放开管控后，阳性感染者会急速飙升，我们医务人员也无法避免。但是，在这里我要着重强调，绝不允许任何人以"发热"为借口，明明没有发热也上报发热，说不来上班就不来，如果所有人都像这样选择"躺平"，那科室怎么运转？医院怎么运营？我们的领导干部和中层干部一定要听招呼、守纪律、讲规矩，严格按照程序请假报备，以上率下带领广大职工自觉服从院党委的工作安排，统一号令听指挥，真正做到在其位、谋其事、尽其责，真正把各项疫情防控措施落地落实，真正维护好人民群众的健康安全。

第二，开源节流，厉行节约。一方面，要开源节流稳住医院运营的基本盘。受冬季气候因素影响，各类呼吸道传染病进入高发期，疫情也处于加速上升期，防疫物资需求大增，医院每月要支出 700 万元用于基本运营和疫情防控，每年的运营成本是 8000 万元左右，对于医院现阶段来说，这是一笔不小的开支。我们也要按照中央"各级政府必须真正过紧日子"的要求，厉行节约，开源节流，从严控支出，从紧降成本，稳住医院运营的基本盘。另一方面，厉行节约确保疫情防控物资用在"刀刃"上。相信大家最近也深有体会：药店买不到"布洛芬"等常用退烧药，口罩价格翻倍，连体温计都要等到货通知。这些物资不光个人买不到，医院也买不到。要是我们的职工从医院把防疫常用药都开走，那病人到院就诊用什么？要是行政职能部门都去领"N95 口罩"，那我们临床一线的医护人员用什么？在这里我想说的是，对于疫情防控物资的领用、发放、储备等工作，要坚决把优先保证临床一线工作使用作为原则和要求，科学调配，确保各类应急防控物品管理使用公开透明，真正把口罩、酒精、消毒水等防护物资用在"刀刃"上。

第三，坚守岗位，担当尽责。放开前，大多数科室门诊病人、住院病人数急剧下滑，一些科室甚至关门停诊；放开后，要是医护人员不做好自我防护，病人前来就诊没有医生接诊，那同样要关门停诊。根据专家预测，这一次全国疫情高峰可能会在1月初到来，并且需要3~6个月时间才能度过。全院昨天已经有54名医务人员因为发热感染无法正常到岗，今天的人数只会比昨天更多。在这种情况下，我们如何面对即将来临的感染高峰和救治高峰，如何扛起医疗卫生机构"主战场"责任？同志们，疫情防控正处于从"防传染"向"保健康、防重症、少死亡"的转换期，新的大战大考就在眼前，全院上下要高度警醒、高度重视，当好"自己健康的第一责任人"，做好自我防护，自觉加强自我管理，上下班做到"两点一线"，不聚集、不聚餐，做到咬紧牙关、集中精力，确保坚守岗位、担当尽责。同时，院党委也将坚持在"一线"中考察识别干部，提拔任用"敢于担当作为、坚持战斗到最后一刻"的好干部。

第四，生命至上，安全发展。安全无小事，生命重于泰山。我这里所指的安全，包括了疫情防控安全、医疗护理安全、感控安全、每一个人的自身安全等等，任何一方面做不到位，都会影响科室的安全运营，都会影响医院的安全发展。习近平总书记强调"人民至上、生命至上，保护人民生命安全和身体健康，我们可以不惜一切代价"。我一直在讲，保障好人民群众的生命安全，做好优质服务，提高患者就医获得感、幸福感，与疫情没有丝毫冲突，越是形势严峻，越要以此为契机树立我们曲靖妇幼良好的口碑，失信于民很容易，想要再次取信于民就会很艰难。所以必须时刻将人民安全守于心、践于行，对前来就诊的患者严格按照"四个不一"要求应收尽收、应治尽治，努力做到看一个病人、交一个朋友、树一面旗帜，用"三个满意"来实现高质量发展和高水平安全的良性互动。

第五，完善预案，做足准备。医院现在发热门诊、儿科系列科室人满为患，不管是物资还是人力资源都极其紧缺，可以说现在的形势比以往任何时候都严峻。但是，换一个角度想，现阶段的困境何尝不是对我们的一次考验？考验我们在关键时刻敢不敢战斗、能不能战斗。所以各科室一定要克服一切困难，做好应急预案，提高医疗救治能力和应急能力，综合考虑各类突发情况，抓好人员、物资、设备等应急准备，确保遇到情况能够及时启动、有效应对，确保能守护好人民群众尤其儿童、孕产妇的身体健康。

第六，回望过去，谋划未来。我经常讲"总结是为了更好的开始，回望是为了更好前行"。2022年只剩下最后一周了，希望大家趁着现在不太忙，好好带着干部职工坐下来，开开会，总结总结，谋划谋划，开展以如何保障医院、科室生存发展为主题的大讨论，对照一下我这个中层干部合格了吗、取得了哪些成绩，对标与我们差不多的科室，我们还缺什么、差什么，我们是进步了还是落后了？早谋划、早部署、早行动、早落实，确保明年的工作开好局起好步，打好"翻身仗"。

第七，团结一心，合力攻坚。现在正是人少事多的攻坚时期，面对新形势下的考验与挑战，全院上下一定要情同手足、团结一心，步调一致，齐头并进，合力攻坚。一方面，在发挥优势作用中凝聚最大正能量。要充分发挥院党委统筹协调的优势作用，引导全院干部职工与院党委同心同德、同心同向、同心同行，服从院党委工作安排，切实做到党委工作推进到哪里，自身工作就聚焦到哪里、科室力量就汇聚到哪里，真正把院党委的决策部署转化为行动自觉。另一方面，在明确工作重点中画出最大同心圆。随着疫情防控政策的不断优化调整，我们的任务发生了较大变化：原来是抓预防，让管控力跑赢病毒传播力，让更少的人感染；优化调整后，我们的主要任务是"保健康、防重症、少死亡"，让救治能力建设速度跑赢疫情传播峰值到来的速度。全院上下务必树立"一盘棋"的观念，坚定信心、保持定力，把该管住的管住、该放开的放开，以防控战略的稳定性、防控措施的灵活性应对疫情形势的不确定性，保证医院稳定运转。

当前正值岁末年尾，工作千头万绪，任务十分繁重，坚持就是胜利，坚持才会胜利，坚持定能胜利。我们的领导干部作为干事创业的"先行者"，务必充分发挥"第一推动力"作用，时时处处亮出"从我做起、向我看齐、对我监督"的鲜明姿态，带动全院上下"一条心"抓落实、"一个调"促发展、"一股劲"谋突破。我们的中层干部作为干事创业的"推动者"，务必充分发挥"中流砥柱"作用，克难攻坚时"向前冲"，容错纠错时"多挑担"，表扬评比时"让三分"，大写小我，担当尽责。我们的全体职工作为干事创业的"践行者"，务必充分发挥"主力军"作用，做到不讲价钱、不谈条件、不打折扣地落实院党委的决策部署。全院上下一定要坚决守住安全稳定这条底线，精心谋划明年工作，为医院发展全面提升、安全稳定大局可控奠定更加坚实的基础，以优异成绩将党的二十大精神落到实处。

（这是作者2022年12月22日在中层干部视频会议暨院周会上的讲话）

余雄武

6

立足当前　着眼妇女儿童全生命周期健康

　　今天在我院召开全市妇幼健康工作会，这是市委卫健工委对全市妇幼健康工作的重视，也是对我们曲靖市妇幼保健院工作的肯定。在此，我谨代表医院党政领导班子和全院干部职工，对前来参加会议的各位领导、各位同仁表示欢迎和感谢。

　　近年来，曲靖市妇幼卫生界同仁在市委卫健工委的领导下，有效顺应新时代、新要求和人民对美好生活的新期待，在切实履行公共卫生职责的同时，开展与妇女儿童健康密切相关的基本医疗服务，坚持保基本、补短板、强弱项，在完善基层和妇幼体系上下功夫，在建机制、提能力、促发展上做文章，不断延伸健康服务触角，大力开展妇幼惠民项目，如期实现了中国妇女儿童发展规划纲要和省、市下达的各项相关目标，全市妇女儿童健康水平显著提升。我们今天召开的妇幼健康工作会议，是在"十四五"期间关于妇幼健康事业高质量发展的一次重要会议，将全面总结去年工作经验成效，进一步统筹谋划，确保2023年各项工作开好头、起好步，全力推进"十四五"基层和妇幼健康事业实现高质量发展。

　　2022年曲靖市坚持"全程＋压责"的原则稳步前行，全市妇幼健康工作得到了长足发展。全体业界同仁始终坚持将母婴安全纳入安全管理考核，扎实开展孕产妇分类管理，高危孕产妇实行专人专案、全程管理、动态监测、专人追踪。针对极特殊孕产妇，实行跟踪随访服务。2022年辖区13项妇幼健康核心指标完成情况良好，其中孕产妇死亡率15.44/10万（指标12/10万），同比上升79.33%；5岁以下儿童死亡率5.08‰（指标6‰），同比下降14.96%；婴儿死亡率3.11‰（指标4‰），同比下降6.04%，HIV母婴传播率继续保持0传播，除孕产妇死亡率超过省级下达指标外，其余12项指标全面超额完成，部分指标位居全省前列。

　　一直以来，我们曲靖市妇幼保健院坚持着眼妇女儿童全生命周期健康需求，持续加强妇幼健康服务体系，推动实施妇幼健康促进行动，通过持续推进国家基本公共卫生服务、儿童营养改善、孕前优生健康检查、农村妇女宫颈癌、乳腺癌检查等项目，将公共卫生涉及项目优先重点覆盖到所有贫困县。2022年9个县（市、区）同时开展宫颈癌和乳腺癌筛查，宫颈癌筛查10.17万人，乳腺癌筛查10.25万人，妇女宫颈癌、乳腺癌完成率分别为 101.95%、102.73%，均达 100% 的控制目标。2022 年发放危重孕产妇救治补助资金近 150 万元，救助贫困孕产妇 257 例。持续完善新生儿筛查后续服务，通过开展县、镇、村三级联动，每月电话或面对面入户随访，提供转诊医疗方面的咨询服务，让患病家庭树立起健康生活新理念。

同时，我们也要清醒认识到，要全面把握和跟上妇幼健康工作面临的新形势、新任务、新要求，我们的工作仍有差距。当前，我们主要面临以下几点新挑战：

（一）母婴安全控制形势依然严峻

满足生育全程服务需求、保障母婴安全的形势依然严峻，任务仍然繁重，稍有松懈，孕产妇死亡率和婴儿死亡率就会随时出现反弹风险。部分县（市、区）妇幼健康工作基础较差，死亡控制难度较大，例如富源县死亡 1 例孕产妇，孕产妇死亡率就达到 43.38/10 万，超过了目标要求。再如沾益区 5 岁以下儿童死亡率 6.51‰（5‰）、婴儿死亡率 3.25‰（2.8‰），也超过了目标要求。还存在助产机构未足够重视母婴安全工作，产科安全办公室、职能部门对产科质量管理、高危孕产妇全程随访、母婴抢救协调等工作不到位的情况。

（二）学科业务发展任务依然艰巨

全市妇幼保健机构妇幼卫生体系建设不完善，区域机构功能作用发挥还不到位，围绕重点人群的各项业务发展不均衡、服务能力参差不齐，基本公共卫生服务、家庭医生签约服务效益发挥还不够充分，服务数量不足和质量不高问题并存，难以满足人民群众日益增长的妇幼卫生健康服务需求。

（三）卫生人才制约短板依然存在

人才短缺、素质不高、队伍不稳一直以来都是基层妇幼健康工作最短的短板，人才"引不进、留不住、用不好"的问题普遍存在，人才总量不足、全科医生短缺、专科人才缺乏，基层卫生健康人才学历、职称、资质、年龄等基础性结构搭建不合理，成为制约基层和妇幼健康事业高质量发展的最大瓶颈。

2023 年，是全面贯彻党的二十大精神开局之年，也是妇幼保健高质量发展的攻坚之年。面对新形势、新考验，曲靖市妇幼保健院将继续秉持"儿童优先，母婴安全"的宗旨，"卯"足干劲，"兔"飞猛进，着力开拓妇幼保健事业新局面，实现跨越式发展。我们将把以下几点根本要求贯穿于这段关键时期的始终。

（一）严守母婴安全底线

紧紧围绕省、市政府、卫健委、医院下达的各项工作目标和"两个死亡率"等核心指标开展工作，持续深入推进《孕产妇首诊负责制等12项制度》《关于进一步加强"两个死亡率"控制工作的通知》等制度的贯彻落实，强化县级"两个中心"建设指导，不断提升县级危急重症救治水平，做好辖区妇幼健康工作。同时，不断完善信息报送工作，压实工作责任，开展孕产期保健和新生儿保健特色专科建设，推进产科亚专科建设和多学科协作诊疗。

（二）提升儿童健康水平

认真落实《健康儿童行动提升计划（2021—2025年）》，实现0～6岁儿童先心病筛查覆盖所有县（市、区），新生儿先心病筛查率≥90%；强化儿童早期发展服务提升行动，做好会泽县妇幼保健院儿童早期发展项目启动后的相关工作。

（三）推动辖区妇幼保健机构服务和管理水平提升

开展妇幼健康"大手拉小手"行动，依托联合体危重孕产妇和新生儿救治网络以及妇幼保健体系，促进危重孕产妇、危重儿童和新生儿的救治医疗资源共享；开展危重孕产妇、儿童和新生儿的多学科会诊和及时安全转诊，逐步规范会诊转诊流程；引导妇产科、儿科优质资源下沉，促进优质资源下沉的可及性和高效能；优化人力资源、大型医疗设备配置，重点提升县级妇幼保健机构新生儿科和妇产科的服务能力。

（四）不断深化绩效考核工作

今后的工作还有一个重点，就是要继续深化妇幼保健机构绩效考核和绩效分配改革工作。要积极推进妇幼保健院机构绩效评价和妇幼健康信息平台建设，落实妇幼健康统计调查制度，加强源头数据管理和质量控制，提高曲靖妇幼卫生信息数据报送质量，强化数据的分析应用和信息共享，妇幼健康信息数据录入率≥90%。同时，全市各妇幼保健机构应当在前期已经取得的绩效分配改革成绩的基础上，继续优化深化分配方案，科学而全面地提振广大妇幼卫生工作者的工作积极性。我单位也将继续履行好云南省优生优育妇幼保健协会绩效管理专业委员会主任委员单位的相关职责，在绩效考核和绩效分配改革工作上做出示范。其他各级妇幼保健机构主要负责人也应当好本机构绩效考核的第一责任人，把绩效考核和绩效分配改革工作摆在机构管理的突出位置，亲自安排部署，亲自培训协调，亲自督促落实，把工作的目标放在提高单位效能、推动工作落实和实现绩效考核既定目标上来，继续保持我们全市妇幼卫生行业在该工作领域的领先地位。

　　道阻且长，行则将至；行而不辍，未来可期。肩扛妇幼健康事业的千钧重担，我们只有用"逆周期的斗志"勇往直前，形成上下同欲、共克时艰的强大合力，进一步激发发展动力和活力，才能不断开辟全市妇幼健康事业高质量发展的新境界。我坚信，全市妇幼卫生工作者都会秉持克服困难的决心和服务妇女儿童的真心，携手共建全周期、全方位、有温度的妇幼健康服务体系，共推妇幼健康事业高质量发展，谱写护佑妇幼健康的新篇章。

　　　　　　（这是作者 2023 年 5 月 16 日在年度全市妇幼健康工作会上的讲话）

　　　　　　　　　　　　　　　　　　　　　　　　　　　　　余雄武

7 用好绩效考核"指挥棒" 推动高质量发展出实效

近年来，曲靖市妇幼保健院始终恪守"以人民为中心"根本立场，在市委、市政府及省、市卫健委的关心支持下，以公立医院绩效考核为抓手，不断推动医院实现高质量发展。在2022年全国三级妇幼保健院绩效考核中得分859.78分，在全国293家三级妇幼保健院中排第24、在全省16家三级妇幼保健院中排第1，是全省唯一进入前50名、唯一获评"A⁺"级的三级妇幼保健院，创下历年最好成绩。现将主要措施汇报如下：

一、高定位，强推动，确保绩效考核工作落到实处

医院始终把做好妇幼保健机构绩效考核工作作为贯彻习近平总书记新时代卫生健康工作方针、落实党中央、国务院"健康中国"建设重大决策部署，促进医院高质量发展的重要举措。一是高度重视，确保工作落实。妇幼保健机构绩效考核包括辖区管理、服务提供、运行效率、持续发展、满意度评价5个方面，覆盖了医院发展的方方面面，开展绩效考核有利于精准分析医院发展现状，不断加强和完善医院管理，提高医疗服务质量和效率，促进医院规范化建设，为群众提供优质的妇幼健康服务。为此，医院专门成立以主要领导为组长的绩效考核领导小组，明确了牵头领导和责任部门，确保绩效考核"考出实绩、考出动力、考出成效"。二是系统规划，着眼长远发展。将绩效考核工作纳入《曲靖市妇幼保健院"十四五"规划及2035年远景目标》进行短长期规划，并将其贯穿于医院逐步实现高质量发展全过程，结合工作实际制定实施方案，逐条梳理分解每项考核指标，将责任压实到岗、传导到人，形成了自上而下、完整闭合的责任链条，确保绩效考核指标有章可循、责任有人可追；三是学习提升，强化管理能力。连续4年承办全省妇幼保健机构绩效考核培训会议，邀请全国绩效考核领域顶级专家现场授课，带领全院干部不断学习最新的政策导向、前沿的管理理念、先进的工作经验，促进医院整体管理能力有效提升。

二、建机制，强举措，确保绩效考核长效常态

医院始终把绩效考核工作作为全面提升服务质量、强化服务能力、改善患者就医体验的有效切入点，多路多措并举，真正助推医院实现高质量跨越发展。一是合理制定考核机制。将门诊次均费用、住院次均费用、CMI 值、出院患者手术占比、三、四级手术占比、合理用药等指标纳入科室年度目标考核，将考核结果与科室薪酬绩效和个人评优评先，职称晋升挂钩，实现"考人"与"考事"有机结合。2022年医院 CMI 值 1.1257，上升 8.05%，DRG 组数 454 组，上升 5.58%，四级手术占比 4.73%，上升 0.46%；门诊次均费用下降 17.95%，住院次均药品费用下降 16.33%，在提升诊疗水平的同时有效减轻了患者的经济负担。二是阶段性总结推进考核工作。定期召开绩效考核工作推进会和运营分析会，结合绩效考核指标分析科室运营情况，找准优势指标、潜力指标、薄弱指标，明确短板弱项，有的放矢，持续提升运营效率和医疗质量。2023 年医院门急诊人次 115.23 万，上升 23.8%；出院人次 68 069，上升 25.15%；分娩量 12 299 人，上升 12.75。三是多渠道提升全市妇幼健康服务水平。大力开展"党建促医改三年行动"、辖区妇幼健康包保责任制、妇幼健康专科联盟、妇幼保健机构创等达标、县级危重救治中心创建等工作，全面助推基层妇幼保健机构诊疗服务能力提升，确保全市妇女儿童生命安全和身体健康。2023 年全市孕产妇死亡率 5.92/10 万，下降 61.66%，5 岁以下儿童死亡率 3.33‰，下降 34.45%，各项妇幼健康指标达到了历史最高水平；四是严把数据审核关口。严格落实报送数据和佐证材料的质量控制，确保绩效考核数据上报不出差错。自 2020 年开展绩效考核工作以来，医院所报数据未出现被驳回修改的情况。

三、定导向，强运用，确保绩效考核工作有实效

医院充分发挥绩效考核"指挥棒"作用，明确将考核工作运用到绩效分配改革、科学建设、医院管理等方面，让考核真正发挥作用、实现实际工作运用，避免考、用"两张皮"，促进医院相应改革举措落地见效。一是运用网格化管理。由院领导分别认领网格职责，每月对照绩效考核指标对科室运营情况进行排名公示，并与院领导目标责任绩效挂钩，确保"一荣俱荣一损俱损"，奖惩分明赏罚及时，切实解决了

"干与不干、干多干少、干好干坏一个样"的问题。二是运用到学科专科建设。围绕绩效考核指标体系导向，制订医院学科专科建设发展三年行动计划，优化整合现有学科，补齐专科能力短板，打造临床重点专科、推进临床中心建设，构建具有妇幼特点的生育全程服务体系。三是运用到完善内部管理。

结合DRG支付方式改革，通过减少药品、耗材占比，合理控制检查、化验等细节管理不断优化DRG指标和收入结构，健全完善运营管理体系，推行全面预算管理和全成本核算管理，实现医院运营降本增效。

通过持续开展长效常态绩效考核管理，奖优罚劣、激励作为，营造了全院上下争先进位的浓厚工作氛围。三年来，医院先后荣获全国"首批国家妇幼健康文化特色单位"、全国"实施妇女儿童发展纲要先进集体"、云南省"先进基层党组织"、曲靖市"清廉医院建设创新奖"等国家和省市级表彰，成功创建5个省级临床重点专科、7个市级临床重点专科和10个市级临床分中心，打造了国家住院医师规范化专科培训基地、云南省危重孕产妇救治中心、云南省危重新生儿救治中心、云南省儿童救治分中心等技术平台，有力提升了曲靖市妇幼健康服务水平，保障了妇女儿童生命安全和身体健康。

下一步，医院将认真贯彻落实省委王宁书记对曲靖市提出的"6个走在前列"和市委"干在实处 走在前列 勇立潮头"的要求，秉承"抓内涵、优服务、提品质、促满意"的理念，用好绩效考核"指挥棒"，推动高质量发展出实效，奋力书写中国式现代化云南实践新篇章。

（注：此为2024年2月7日全市卫生健康工作暨党建党风廉政建设工作会上以"公立医院绩效考核提升进位"为主题的交流发言稿）

余雄武　邓星梅　何明珠　唐山宸　沈亚舟

第五章

专科联盟

联盟就是联手、合作。因为任何人在现代社会和现代科技高速发展的今天，都有其短板。联手、合作就是取人之长，补己之短，但又要双方都有益，否则联盟就难以持久。而多级、多边的专科联盟，则是一个全新的课题，既要承担相应的经济责任，还要承担一定的社会责任，还要承担某些意外风险。如果不勇于探索，就没有自己的路。

曲靖市妇幼保健院 2020—2022 年妇幼健康专科联盟工作方案

为认真贯彻落实《"十三五"期间深化医药卫生体制改革规划》《"健康中国"2030 规划纲要》《国务院办公厅关于推进医疗联合体建设和发展的指导意见》以及《云南省人民政府办公厅关于推进医疗联合体建设和发展的实施意见》等有关文件要求，推进分级诊疗、双向转诊实现医疗卫生资源合理利用，促进基本医疗卫生服务均等化，逐步形成科学有序的就医格局，进一步加强区域妇女、儿童医疗中心的专科特色建设，曲靖市妇幼保健院高度重视并多次调研，认真制定《曲靖市妇幼保健院妇幼健康专科联盟工作方案》，请各科参照执行。

一、指导思想

中国共产党曲靖市第五次代表大会提出："推进健康曲靖建设，围绕打造滇东区域医疗卫生中心的目标，深化医药卫生体制改革，突破各级医疗机构属地化行政管理体制，提高医疗卫生供给服务能力，建设'八大医疗中心'"。曲靖市妇幼保健院作为曲靖市区域妇女儿童医疗中心与曲靖市妇幼健康服务技术指导核心，2019 年 3 月，南苑新区房屋已完成建设并投入使用，按市委、市政府及市卫健委要求，三年内在深化特色专科发展的同时，依托三级妇幼保健网，大力发展妇幼健康专科联盟网，外引内沉，推进分级诊疗与双向转诊，在提升自身能力的同时改进县乡村妇幼健康服务资源严重不足、服务能力参差不齐的问题，推动辖区妇幼健康服务水平与经济社会发展。

二、目的

通过积极推动各级区域医疗中心构建符合本区域妇幼健康专科医疗保健服务联盟，促进辖区各级医院间妇幼专家共享、临床共享、科研共享和教学共享，从而促进区域妇幼健康服务医疗保健质量同质化发展。

三、具体做法

（一）上引下沉广泛联盟，实现共建共享共赢

全院临床科室采用"科—科"联动合作模式，建立联盟签约，认真开展各项联盟活动，本着"优势互补，资源共享"的原则，推动各联盟机构内亚专科特色的发展。结合科室特点与发展方向，向上寻找优质医疗资源，更快速地发展科室的亚专科并成为区域内的优质资源，同时下沉联盟，联动区域内一级、二级以及三级医疗保健机构，强化三级妇幼保健网络建设，大力推进"科—科"妇幼专科联盟合作框架，加强优质资源共享，形成上下活跃、积极互动的合作关系，实现共建共享共赢，不断提升辖区妇幼健康专科服务能力与核心竞争力。每个科室要切实发挥主观能动性，在 3 年内，以强自身建设为目的，上引省外或省级结盟各不得少于 1 个科室；以基层帮扶优质资源下沉为目的结盟不少于 2 个科室。

（二）满足"五大"合作需求，全面激活联盟网活力

专科联盟满足"五大"合作需求。一是满足延续医疗保健服务合作需求，开展疑难会诊、危重症抢救、转诊快速通道、义诊或专家坐诊等活动实现合作需求；二是满足服务能力培养体系合作需求，开展定期讲座、教学查房、进修学习、联办继续教育项目等活动；三是满足特色专科建设合作需求。筛选具有一定对接能力的亚专业开展专科建设，逐步形成次级区域特色；四是满足管理能力提升合作需求，开展管理挂职、下派专题指导、上送专项进修、管理问题"评价与诊断"等活动实现合作需求；五是满足临床辅助能力建设合作需求。针对合作方不能开展的妇幼健康服务相关辅助检查、筛查及诊断、消毒供应等活动实现合作需求。在合作中实现"建规、进修、帮扶、疑难、绿通"五大功能，通过提升人才培养、学科建设、疑难病例会诊、新业务新技术等方面，高质量提高联盟医院专科特色服务能力，努力实现联盟医疗保健机构服务能力和群众就医满意率"双提升"。

（三）完善可行性分析，细化联盟内容，确保联盟的有效性

联盟框架内分为核心医院与成员医院，我院作为核心医院，依据自身工作任务

和学科现状与成员医院协商指导合作模块和方式，成员医院依据其医院的定位选择指导合作模块，联盟前充分进行联盟可行性评估（见附件1）。评估联盟的外部优势与外部环境，包括诊疗水平优势、学科优势、品牌优势、国家政策法规、地方政策法规、医保报销政策等维度，完成综合评估后撰写评估报告提交院长办公会讨论、党委会研究同意后，组织合作单位共同签订《曲靖市妇幼保健院妇幼健康专科联盟合作协议》（以下简称"协议"）（见附件2、附件3）。协议内容遵循各合作单位需求，本着自愿、开放、共享、创新理念的指导原则，实行项目单项付费，付费方式和数量依据合作项目内容、方式、预期目标与效果进行协商后签订。

（四）建立完善的财务管理与保障机制，为联盟运行提供有力保障

医院鼓励各科室充分利用自身优势和影响力，积极上引、下沉专科联盟。联盟经费保障本着"就高原则"，评估报告内提供近年联盟专科的排名及影响力情况，由院长办公会确认经费保障等级报党委会最终批准。排名全国前10位的专科经费保障是10万元/个；省外有影响力的专科联盟经费保障8万元/个；省级有影响力的专科结盟经费5万元/个。下沉结盟经费保障：县级联盟2万元/个，乡镇卫生院（社区卫生服务中心）联盟5000元/个。保障金分年度拨付，启动时拨付20%，第1年考核合格拨付20%，第2年考核合格拨付20%，第3年考核时完成全额拨付。

（五）建立监督考核机制，有效推进联盟工作的落实

完善的考核机制为切实促进跨区域专科联盟实质性发展打下基础，进一步提高联盟活动质量。

1. 考核领导小组

余雄武党委书记、院长任组长，其他副院级领导担任副组长。下设办公室在×××，负责推进专科联盟工作考核工作。考核组人员从党办、院办、纪律检察室、医院改革办公室（医改办）、财务部、绩效办、医务部、保健部、护理部、质控办、人力资源部、科教部、医保科等多部门抽取，同时邀请省内外专家协同考核，形成联合考核机制，每年度开展1次考核。

2. 考核方法

分为向上联盟考核（见附件4）与向下联盟（见附件5）考核。将分级诊疗与双向转诊、优质资源下沉共享、人才培养、学科建设、疑难病例会诊、新业务新技术、

科研合作、可持续发展能力等作为重点考核内容，不断扩大专科联盟技术辐射力，提高专科诊治能力和技术水平，从而推进区域妇女儿童医疗中心亚专科特色建设。

3. 考核结果

考核评分结果以优秀、合格、不合格三个等次，60分以下为不合格，60～89分以上为合格，90分及以上为优秀。

4. 建立奖惩机制

对签约后开展活动效果显著的科室给予奖励：三年内（2022年12月31以前）获得市级重点专科的科室奖励5万元，获得省级重点专科的科室奖励10万元，获得国家级重点专科的科室奖励20万元；对于年度考核不合格的科室，除不拨付考核合格进度款项之外，向上联盟不达标扣1万元/个；县级联盟不达标扣5000元/个，乡镇卫生院（社区卫生服务中心）联盟不达标扣1000元/个，并在院内进行考核情况通报。

附件1. 曲靖市妇幼保健院妇幼健康专科联盟可行性评估表

附件2. 曲靖市妇幼保健院妇幼健康专科联盟合作协议书（上联）

附件3. 曲靖市妇幼保健院妇幼健康专科联盟合作协议书（下联）

附件4. 曲靖市妇幼保健院妇幼健康专科联盟联盟考核指标体系（上联）

附件5. 曲靖市妇幼保健院妇幼健康专科联盟联盟考核指标体系（下联）

附　件

曲靖市妇幼保健院2020—2022年妇幼健康专科联盟工作方案表

附件1　曲靖市妇幼保健院妇幼健康专科联盟可行性评估表

合作单位（科室）：　　　　　　　　　　　　　　　　时间：

一级指标	二级指标	三级指标	填写可行性评估
一、外部环境	1. 政策法规	1. 国家政策法规	
		2. 地方政策法规	
	2. 医疗保险	3. 机构属地居民医疗保险报销比例及流程	
	3. 区域战略规划	4. 合作需求定位	
二、内部机制	4. 成员医院情况	5. 医院等级、类型	
		6. 联盟专科现状与发展水平	

续表

一级指标	二级指标	三级指标	填写可行性评估
二、内部机制	5. 核心医院情况	7. 联盟专科能力及辐射面	
	6. 合作方式	8. 上联/下联	
	7. 管理机制	9. 行政管辖权	
		10. 产权或所有权问题	
		11. 人力资源管理方式	
		12. 质量管理与监督	
	8. 运行机制	13. 医疗服务延续机制	
		14. 服务能力培养机制	
		15. 临床研究能力建设机制	
		16. 特色专科建设机制	

附件2：曲靖市妇幼保健院妇幼健康专科联盟合作协议书（上联）

甲方：曲靖市妇幼保健院　　　　乙方：×××医院

统一社会信用代码：　　　　　　统一社会信用代码：

法定代表人：　　　　　　　　　法定代表人：

地址：　　　　　　　　　　　　地址：

联系人：　　　　　　　　　　　联系人：

联系电话：　　　　　　　　　　联系电话：

一、合作背景

鉴于：甲方为区域内的妇幼健康专科医院和医疗中心，而乙方为×××范围内的××医院，内设××科（室）在×××范围内有重大影响。

为贯彻落实《"十三五"期间卫生与健康规划》《"十三五"期间深化医药卫生体制改革规划》《"健康中国"2030规划纲要》《国务院办公厅关于推进分级诊疗制度建设的指导意见》和《国家卫生计生委关于开展医疗联合体建设试点工作的指导意见》有关文件要求，通过组建专科联盟，依托乙方的优势医疗资源，在双方之间建立目标明确、权责清晰的分工协作机制，有利于提升甲方对重大妇幼疾病的救治与专科服务能力，有利于完善所在区域妇幼健康医疗服务体系。

二、合作原则

双方在平等自愿的基础上，签署专科联盟合作协议书，建立妇幼健康专科联盟关系，秉持"资源下沉、提升能力"，以及"合法合规"和"互利共赢、共同发展"

的原则，开展合作事务。

三、合作目标

本着利益相关、利益均衡、双方可接受的精神，乙方为甲方对接所属医院××专科团队医疗资源，通过团结协作、学科共建、资源互补、平台共享等形式，实现以下具体目标，进而提升甲方××专科医教研整体综合水平和服务能力，共同打造妇幼健康专科品牌。

（一）甲乙双方在医疗、科研、教学、培训等方面深入合作，有效实施双向转诊。

（二）争取在三年内，双方将××专科打造成为区域内技术领先、现代医学技术先进、业务影响广泛的专科。

（三）甲方争取在乙方协助下创建国家、省及市级重点专科。

四、合作内容

（一）甲方每年派遣医护人员到乙方进修学习。

（二）乙方在急危重症救治、复杂疑难疾病诊疗方面，为甲方××专科提供技术指导、会诊转诊等优先服务；在常见病、多发病的××专科诊疗技术、新技术新项目及专科适宜技术中，筛选适宜甲方××专科开展的诊疗项目，指导实施并推广。

（三）甲方积极与乙方交流合作，邀请乙方到本地区开展临床医疗、教学工作，包括手术、专家预约门诊、业务查房、病例讨论、专题讲座等。

（四）专科联盟双方建立双向绿色转诊机制，对符合双向转诊的病人，在保障患者知情权和选择权的前提下予以优先安排，即：甲方优先将急危重症、疑难复杂疾病以及技术上不能处理的病人上转乙方。

（五）双方积极争取开展远程医疗合作（接口费由下级联盟医院解决），通过远程医疗中心实行远程会诊、远程影像诊断、远程病理诊断、远程心电诊断、远程教育培训等服务，共同打造区域性医疗卫生信息平台，探索"基层检查、上级诊断、指导治疗"的有效模式，推进资源共享。

（六）双方积极开展××专科科研合作，申报各级科研课题时寻求多层次合作，甲方承担科研课题，优先邀请乙方共同参与多中心研究课题，乙方在科研方法培训、申报课题方面等为甲方提供指导。

（七）乙方在甲方××专科创建国家、省及市级临床重点专科方面予以指导及帮扶。

五、组织实施

甲方医院×××科（室）和乙方医院×××科（室），分别代表双方负责实施本协议书项下的合作事务。本协议未尽事宜与细则，由双方友好协商确定。双方在履行本协议的过程中，若需对协议内容进行变更或补充，可经友好协商后签订书面补充协议，补充协议与协议具有同等效力。

六、合作期限

本协议有效期暂定三年，自 2020 年 × 月 × 日起至 2022 年 × 月 × 日止。合同到期双方若有继续合作意向，另行协商订立合作协议。

七、协议解除

（一）双方协商一致解除协议。

（二）双方在合作中需进一步深化、优化整合合作方式，双方可解除本协议，另行约定签订协议。

（三）因一方不履行协议，另一方有权解除本协议。

（四）因不可抗力因素及政策变动导致协议无法履行，双方可协商解除协议。

八、附则

本协议一式四份，甲乙双方各执两份，自双方签字盖章之日起发生同等法律效力。

甲方：×××医院　　　　　　　　乙方：×××医院

法人 / 委托代表：　　　　　　　　法人 / 委托代表：

　（盖章）　　　　　　　　　　　　（盖章）

日期：　　年　　月　　日　　　　日期：　　年　　月　　日

附件3：曲靖市妇幼保健院妇幼健康专科联盟合作协议书（下联）

甲方：曲靖市妇幼保健院　　　　　　乙方：×××医院（卫生院）

统一社会信用代码：　　　　　　　　统一社会信用代码：

法定代表人：　　　　　　　　　　　法定代表人：

地址：　　　　　　　　　　　　　　地址：

联系人：　　　　　　　　　　　　　联系人：

联系电话：　　　　　　　　　　　　联系电话：

一、合作背景

鉴于：甲方为区域内的妇幼健康专科医院和医疗中心，具有较强医疗资源优势，内设××科（室）在×××范围内有重大影响，而乙方为×××范围内的××医疗机构，急需提升妇幼健康专科医疗服务能力和水平，以满足当地广大群众的服务需求。

为贯彻落实《"十三五"期间卫生与健康规划》《"十三五"期间深化医药卫生体制改革规划》《"健康中国"2030规划纲要》《国务院办公厅关于推进分级诊疗制度建设的指导意见》和《国家卫生计生委关于开展医疗联合体建设试点工作的指导意见》有关文件要求，通过组建专科联盟，依托甲方及与甲方有联盟合作关系的上级医院的优势医疗资源，以××妇幼健康专科医疗联盟为纽带，在甲方与具有专科特色的基层医疗卫生机构间建立目标明确、权责清晰的分工协作机制，逐步实现"基层首诊、双向转诊、急慢分治、上下联动、防治结合"的分级诊疗模式，有利于提升乙方的专科医疗服务能力和水平，有利于完善所在区域妇幼健康医疗服务体系，满足广大群众的专科服务需求。

二、合作原则

双方在平等自愿的基础上，签署专科联盟合作协议书，建立妇幼健康专科联盟关系，秉持"资源下沉、提升能力"，"便民惠民，群众受益"，以及"合法合规"和"互利共赢、共同发展"的原则，开展合作事务。

三、合作目标

本着利益相关、利益均衡、双方可接受的精神，甲方依托自身及相关上级医院的医疗资源，支持乙方××专科发展的论证和建设，协助乙方提升专业技术水平及业务能力，打造××专科品牌。

（一）甲乙双方在医疗、科研、教学、培训等方面深入合作，有效实施双向转诊。

（二）争取在三年内，将乙方××专科打造成本区域内技术领先、现代医学技术先进、业务影响广泛的专科。

（三）乙方争取在甲方的协助下，××专科创建市县级临床重点专科。

四、合作内容

（一）甲方每年免费接受乙方派遣的各级管理干部、医护人员进修学习。

（二）甲方在急危重症救治、复杂疑难疾病诊疗方面，为乙方××专科提供技术指导、会诊转诊等优先服务；在常见病、多发病的××专科诊疗技术、慢性病的管理技术、新技术新项目及专科适宜技术中，筛选适宜乙方××专科开展的诊疗项目，指导实施并推广。

（三）甲方定期安排专家到乙方××开展临床医疗、教学工作，包括手术、业务查房、病例讨论、专题讲座等；甲方举办的××专科学术活动，包括科室业务学习、学术讲座、培训班等，可以免费向乙方××专科人员开放。

（四）专科联盟双方建立双向绿色转诊机制，对符合双向转诊的病人，在保障患者知情权和选择权的前提下予以优先安排，即：甲方优先将急性期治疗后病情稳定、需要继续康复治疗的病人、诊断明确而不需特殊治疗的病人、各种恶性肿瘤病人的晚期非手术治疗的慢性病病人等优先下转给乙方；乙方优先将急危重症、疑难复杂疾病以及技术上不能处理的病人上转甲方；乙方未开展的检验、检查等服务项目，优先转送甲方检验、检查，甲方予以优先安排。

（五）双方积极开展远程医疗合作（接口费由下级联盟医院解决），通过甲方远程医疗中心实行远程会诊、远程影像诊断、远程病理诊断、远程心电诊断、远程教育培训等服务，共同打造区域性医疗卫生信息平台，探索"基层检查、上级诊断、指导治疗"的有效模式，推进区域资源共享。

（六）双方积极开展××专科科研合作，申报各级科研课题时寻求多层次合作，甲方承担科研课题，优先吸收乙方共同参与多中心研究课题。

（七）甲方给乙方××专科在创建市、县级临床重点专科方面予以指导。

五、组织实施

甲方医院×××科（室）和乙方医院×××科（室），分别代表双方负责实施本协议书项下的合作事务。本协议未尽事宜与细则，由双方友好协商确定。双方在履行本协议的过程中，若需对协议内容进行变更或补充，可经友好协商后签订书面补充协议，补充协议与协议具有同等效力。

六、合作期限

本协议有效期暂定三年，自 2020 年 × 月 × 日起至 2022 年 × 月 × 日止。合同到期双方若有继续合作意向，另行协商订立合作协议。

七、协议解除

（一）双方协商一致解除协议。

（二）双方在合作中需进一步深化、优化整合合作方式，双方可解除本协议，另行约定签订协议。

（三）因一方不履行协议，另一方有权解除本协议。

（四）因不可抗力因素及政策变动导致协议无法履行，双方可协商解除协议。

八、附则

本协议一式四份，甲乙双方各执两份，自双方签字盖章之日起发生同等法律效力。

甲方：×××医院   乙方：×××医院

法人 / 委托代表：   法人 / 委托代表：

　（盖章）   　（盖章）

日期：   年   月   日   日期：   年   月   日

附件 4 曲靖市妇幼保健院妇幼健康专科联盟联盟考核指标体系（上联）

考核内容	考核细则	分值（分）	考核方法	考核得分及扣分原因
一、医改重点要求推进情况	1. 与上级合作不少于 5 次的医疗资源下沉活动	20	每少一次扣 3 分，扣完为止	
	2. 双向转诊逐年上升，增幅较上年增长 5% 以上	10	每降低 1% 扣除 2 分，扣完为止	
二、专科联盟技术辐射活动	3. 推广 1 项以上新技术新业务	10	推广不成功扣 5 分，未推广不得分	
	4. 积极进行联盟活动的宣传，年度不少于 5 次	10	每少一次扣 2 分，扣完为止	
	5. 参与上联合作单位举办学术，年度交流不少于 1 次	10	未举办学术交流科室扣 5 分，扣完为止	
	6. 积极开展疑难病例讨论与会诊，年度不少于 5 次	10	每少一次扣 2 分，扣完为止	
三、人才培养教学协作	7. 人才培养数量每年不得少于协议要求	10	每少 1 人扣 2 分，扣完为止	
四、持续发展性指标	8. 医疗服务收入不低于 35%	10	与上年度相比每降低 1% 扣 2 分，扣完为止	
	9. 双方合作满意度不低于 95%（两个 95%）	10	其中一个满意度降低均 1% 扣 1 分，扣完为止	
	10. 提升专科服务能力建设	加分	当年新增市级重点专科加 5 分，省级重点专科加 10 分，国家级重点专科加 20 分。如年度内获得两项，则以最高项计算	

附件 5   曲靖市妇幼保健院妇幼健康专科联盟联盟考核指标体系（下联）

考核内容	考核细则	分值（分）	考核方法	考核得分及扣分原因
一、医改重点要求推进情况	1. 不少于 5 次的医疗资源下沉活动	20	每年开展每少一次扣 3 分，扣完为止	
	2. 双向转诊逐年上升，增幅较上年增长 5% 以上	10	每降低 1% 扣除 2 分，扣完为止	
二、专科联盟技术辐射活动	3. 推广 1 项以上新技术新业务	10	推广不成功扣 5 分，未推广不得分	
	4. 积极进行联盟活动的宣传，年度不少于 5 次	10	每少一次扣 2 分，扣完为止	
	5. 积极开展疑难病例讨论与会诊，年度不少于 5 次	10	每少一次扣 2 分，扣完为止	
	6. 积极邀请下联参与医院举办相关学术活动，不少于 2 次	5	每少一次邀请记录扣 2 分，扣完为止	
三、人才培养教学协作	7. 人才培养数量每年不得少于协议 1 要求	10	每少 1 人扣 2 分，扣完为止	
四、持续发展性指标	8. 医疗服务收入不低于 35%	10	与上年度相比每降低 1% 扣 2 分，扣完为止	
	9. 下联合作门诊量较上年度增长率 5%	5	每降低 1% 扣除 1 分，扣完为止	
四、持续发展性指标	10. 双方合作满意度不低于 95%（两个 95%）	10	其中一个满意度降低均 1% 扣 1 分，扣完为止	
五、实现资源共享	11. 实现病理、检验、消毒供应、产前诊断、新生儿遗传代谢性疾病筛查等资源实现共享	加分	当年新促进达成病理、检验、消毒供应、产前诊断、新生儿遗传代谢性疾病筛查服务合作协议其中一项加 10 分	

曲靖市妇幼保健院

2020 年 2 月 1 日

2 健康中国视角下曲靖市妇幼专科联盟活动实践研究报告
——以曲靖市妇幼健康专科联盟为例

2016 年，党中央国务院发布的《"健康中国 2030"规划纲要》，提出普及健康生活、优化健康服务、完善健康保障、建设健康环境、发展健康产业等 5 个方面的战略任务。2017 年，国务院办公厅印发《关于推进医疗联合体建设和发展的指导意见》[1]，全面启动多种形式的医疗联合体建设（以下简称医联体）试点。2019 年，全国妇幼工作要求各级妇幼保健机构根据实际情况，积极主动参与医联体、医共体、专科联盟建设，提升基层服务能力与医疗服务体系整体效能，推动妇幼保健事业发展。2021 年，国务院办公厅印发《关于推进公立医院高质量发展的意见》，要求全面加强党的领导，以高质量党建引领高质量发展。党的二十大报告指出：健康中国建设要把保障人民健康放在优先发展的战略位置，完善人民健康促进政策。促进优质医疗资源扩容和区域均衡布局，坚持预防为主，加强重大慢性病健康管理，提高基层防病治病和健康管理能力。曲靖市妇幼保健院以"123356"优势，牵头搭建曲靖市妇幼健康专科联盟网，通过科—科联盟，上下联共建织补三级保健网的脆弱位点。针对保健网中县级危重孕产妇、新生儿救治中心（以下称两个中心）高危识别、评估转诊能力不足，乡镇卫生院（社区卫生服务中心）妇幼健康服务质量不高两个位点，开展业务指导与技术帮扶，以乡镇为活动核心，将健康促进、健康教育策略贯穿其中。三年来，已实现"强自身带基层"的阶段目标，现对曲靖市妇幼健康专科联盟建设现状及成效展开分析，建设经验对妇幼保健机构医联体发展具有较好的参考价值。

一、研究的背景和必要性

（一）推进专科联盟建设的意义

医联体作为分级诊疗的重要抓手，分为县域医共体、城市医疗集团、专科联盟，远程医疗协作网四种形式。专科联盟作为医联体的一种重要形式，是医疗机构之间以专科协作为纽带形成的联合体，以一所医疗机构特色专科为主，联合其他医疗机构相同专科技术力量，形成区域内若干特色专科中心，提升解决专科重大疾病的救治能力，形成补位发展模式，也是推进分级诊疗与双向转诊的重要手段，对调整优化医疗资源结构布局、提升医疗服务体系整体效能有重要意义[2]。

（二）国内专科联盟发展现状

首先，我国专科型医联体目前主要存在管理过于松散，效率低下的问题。一是成员单位受限于不同的行政隶属关系，"非利润动机"的松散型、整合度低的医联体以技术合作为纽带，各合作成员之间保持独立，人、财、物管理仍保持原有架构，缺乏有效的约束机制和激励机制以及共同利益诉求，联合体内资源调配难度高、效率低下，合作关系不稳定；二是医务人员工作繁忙，部分紧缺型专科人力资源本就紧张，对医联体帮扶、培训等工作难以抽出足够精力，很可能出现力所不及的情况，从而容易出现"流于形式、联而不动"状态；三是区域跨度大、类型多、成员单位多、横向型多、自发型多、信息无法同步等。其次，合作内容上一般都是以远程会诊与教学、对口帮扶、多中心临床研究为主，缺乏现场教学、沟通交流不深入，导致合作效率低下[3]。按照专科发展水平和疾病性质，妇幼专科被称为薄弱/紧缺型专科[4]。多数妇幼保健机构专科联盟建设薄弱，联盟发展重心向医疗服务倾斜，对公共卫生服务缺乏重视，而妇幼保健机构承担着完成孕产妇死亡率、婴儿死亡率、5岁以下儿童死亡率三大妇幼健康核心指标的任务，妇幼保健机构医联体势必围绕这一任务，以妇幼健康专科技术水平为依托，从科室共建技术帮扶、质量监管、人才培养、孕产妇和新生儿危重救治体系建设等方面展开，全面探索提升妇幼健康服务的模式[5]。到2020年，云南省少部分医疗保健机构开展医联体建设，专科联盟尚处于萌芽状态，省级层面未出台专科联盟管理与考核办法，未限定牵头单位的专科条件，政府也无专科联盟专项工作经费投入。

（三）妇幼保健院医联体与综合医院医联体的区别

两者在功能定位、服务人群、科室设置、服务内容上有所区别。在功能定位上，妇幼保健院是遵循"以保健为中心、保障生殖健康为目的，保健与临床相结合，面向群体、面向基层和预防为主"的妇幼卫生工作方针，为妇女儿童提供妇幼健康服务，并承担辖区内妇幼健康业务技术管理和支持，具有公共卫生性质的公益性事业单位。综合医院是以诊断和治疗疾病为主要任务；在服务人群上，妇幼保健院主要服务人群是健康、亚健康、患病人群中的妇女儿童；综合医院服务对象包括各年龄的全体人群，主要是患病人群，也包括健康人群；科室设置上，妇幼保健院以四大部制来设置一级科室，综合医院以内外妇儿、中医设置一级科室；服务内容上，妇幼保健院包括一二三级预防服务内容，综合医院主要以三级为主。根据上述不同特点，综合医院医联体的建设围绕如何提高基层医疗机构的医疗技术水平，以满足群众看病问题。妇幼保健机构医联体是以提高妇幼体系保健和临床服务能力，不仅要解决妇女儿童看病问题，更重要的是做好妇女儿童的保健问题，以满足妇女儿童对保健和临床的需求[6]。现阶段县域内医共体建设中，妇幼保健机构与疾控中心主要承担医共体的公共卫生工作指导，所以妇幼保健机构具有的独特性，需要由上级保健院牵头，建设更高效更精准的专科联盟网。

综上所述，集中优势力量，围绕"大健康"的各项策略，开展薄弱/紧缺型专科联盟建设，创新并推广妇幼健康服务模式，不断提升县级"两个中心"的急救诊疗能力与乡镇级妇幼健康服务能力与服务水平，做好母婴安全保障工作，按下降低"两个死亡率"的加速键，已成为当前健康中国视角下妇幼健康机构建设的重点工程之一。

二、曲靖市妇幼健康专科联盟建设可行性分析

（一）妇幼健康专科联盟建设外部环境分析（PESTEL 分析）

1. 政治（P）

加强党建与医院治理的深度融合是当前我国公立医院改革的热点。国务院办公厅《关于推动公立医院高质量发展的意见》要求加强党对公立医院全面工作的领导，曲靖市妇幼保健院认真执行公立医院党委领导下的院长负责制，按季开展执行情况报告。党政班子凝心聚力、砥砺前行，形成了学习、创新、团结、奋进的组织氛围。党委以高质量党建引领高质量发展，把学科、运营和人才建设等作为抓手，坚持党建工作和业务工作"一起谋划、一起部署、一起落实、一起检查"，两者互促互进。随着深化医改各项工作的推进，国家制定了推进医联体改革，实现优质医疗资源下沉的战略目标。全国多所妇幼保健机构为加强妇幼体系建设，纷纷尝试建立妇幼特

色医联体。

2. 经济（E）

近 3 年，曲靖市医疗卫生支出达 205.8 亿元，占一般公共预算支出的 12.76%，分别高于全国、全省平均水平 4.66 个百分点、2.16 个百分点。政府投入 390 万元医改资金推进城市公立医院改革，随着政府对妇幼两个重点人群健康水平的重视与人口生育新政策的实施，政府对妇幼公共卫生工作投入加大，投入 100 万妇产与新生儿重点专科建设。曲靖市妇幼保健院三个院区业务用房 29 万平方米，各级政府在南苑新区建设项目上投入近 1 亿。2020 年，医院总收入 59 866 万元，门急诊人次 79.28 万人次，出院人数 4.7 万人。

3. 社会人口学（S）

曲靖市是位于云南省东部，与贵州、广西、四川三省区毗邻。2020 年，全市辖 1 市 3 区 5 县，下设 134 个乡镇/街道，常住人口数为 576.58 万人，女性人口 275 万，城镇常住居民人均可支配收入 38 657 元。全市共有 10 所（其中市级 1 所、县级 9 所）妇幼保健机构，助产技术服务医疗机构 184 个，机构年分娩活产数为 68 472 例。其中：我院分娩 12 443 例，占麒麟区 60.79%，占全市分娩量约 18.17%。

4. 技术（T）

2020 年，曲靖市妇幼保健院拥有 "123356" 优势打造的妇幼特色专科领先地位。"123356" 即 "一个" 唯一：是曲靖市唯一的一家通过卫生部 "人工授精" 批复的医院；"两个" 省级重点专科：儿科、妇产科；"三个" 市级重点专科：新生儿科、妇科、儿外科。"三个" 基地：云南省高等医学院校临床教学基地、国家执业医师资格实践技能考试基地、云南省住院医师规范化培训专业基地；"五个" 中心：省级危重孕产妇救治中心、省级危重新生儿救治中心、云南省妇产科、儿科临床人员培训分中心、曲靖市妇女儿童体检中心、曲靖市妇幼保健和计划生育技术服务中心；"六个" 省市级学科专业委员会主任委员单位，其中省级 1 个。为更好满足群众多层次、多样化健康服务需求，充分利用现有医疗资源，适度拓宽非基本医疗卫生领域服务，2020 年医院开展了特需门诊、特需病床及月子护理中心等特需医疗服务项目共 31 项。随着部分特需、特色服务科室业务激增，医院运营渐入佳境。

5. 环境（E）

党的十八大以来，我国着力完善妇幼健康服务体系建设，完成妇幼保健和计划生育技术服务资源整合，开展妇幼保健院评审，加强学科体系建设和人员队伍建设，提高服务效能，构建形成资源共享、优势互补、运转高效的妇幼健康服务体系。加强妇幼保健机构标准化建设与规范化管理，以一级和二级预防为重点，优化服务流程，为妇女儿童提供生命全周期、健康全过程服务和管理。"十三五"期间，国家启动实施妇幼健康保障工程，中央下达预算内投资 110.8 亿元，支持 617 个妇幼保健机构建设，项目地区妇幼保健机构基础设施明显改善，服务能力显著提升。通过组建妇幼健康服务联合体、远程医疗、对口支援等方式，促进优质妇幼健康服务资源下沉，提高基层医疗卫生机构服务能力。推进"互联网＋妇幼健康"服务，提升信息采集、分析和应用能力，完善自助服务设备和便民服务设施，切实改善群众就诊体验。在这些政策、项目、资金的支持下，我国城乡妇幼健康服务网络建设迎来跨越式发展，逐步形成以妇幼保健机构为核心、以基层医疗卫生机构为基础、以大中型综合医院、专科医院和相关科研教学机构为支撑的保健与临床相结合、具有中国特色的妇幼健康服务网络，形成了天然的医联体网络。

6. 法律

按《中华人民共和国母婴保健法》《医疗机构管理条例》《等级妇幼保健机构评审办法》等国家相关规定：每个县必须有一所县级保健院，妇幼保健院不能被综合医院合并或取代，必须全面履行妇幼公共卫生职能。为深入贯彻落实国务院印发《中国妇女发展纲要（2021—2030 年）》和《中国儿童发展纲要（2021—2030 年）》（以下简称两纲），推进妇幼健康事业高质量发展，推动健康中国建设，提高妇女儿童健康水平，需持续保障母婴安全、加强出生缺陷综合防治、加强儿童健康服务和管理、加强儿童疾病综合防治、预防和控制儿童伤害、建立完善女性全生命周期健康管理模式、防治妇女重大疾病、支持家庭与妇女全面发展 8 方面主要任务。

（二）曲靖市妇幼保健院作为牵头单位内部环境分析（SWOT 分析）

1. 优势（S）——"四缸驱动　强力引擎"

一缸：妇幼百年品牌优势。曲靖市妇幼保健院始建于 1893 年，百年老院的品牌在新时代背景下渐进发展成为集妇产儿童专科诊疗、妇幼保健和计划生育服务"三璧合一、三位一体"的全新改革发展格局。承载着历史的厚重与未来的希望，在社会上享有较高的知名度。

二缸：区域优势。医院顺应全市"滇东区域医疗卫生中心"建设大局，全力打造成为"曲靖市妇女儿童医疗中心"，在全市妇幼健康与计划生育行业处于领军地位。

三缸：资源优势。2020年，医院占地面积138亩，总建筑面积29万平方米，编制床位840张，设有67科室，职工1044人。享受云南省政府特殊津贴专家2名，有珠源名医2名，曲靖市有突出贡献的优秀专业技术人员2名，曲靖市政府特殊津贴专家3名，曲靖市中青年学术技术带头人2名，曲靖市首席专家2名，曲靖市名中医1名，拥有中国医师协会"白求恩"式好医生称号1人，曲靖市十大好医生1名，曲靖市十大好护士1名，曲靖市最美医生2名，曲靖市最美护士2名，曲靖市诚实守信道德模范1名。

四缸："双涡轮增压，临床保健深度融合"优势。医院始终坚定不移推行"大专科、小综合、临床保健深度融合"创新发展战略，随着亚专科的分设，"专病专科专治"的全新格局正逐步形成。2020年，医院已拥有省级临床重点专科2个，市级临床重点专科5个，儿童保健、孕产妇保健、产后保健等个体保健门诊也不断发展壮大，业务量呈现良好增长态势，临床诊疗与预防保健业务的融合持续加速，加之不断增设的特需服务百花齐放，极大丰富了诊疗保健服务项目，妇女儿童全生命周期健康服务闭环已基本形成，以医疗、保健、预防、计划生育为一体的服务模式正不断彰显出优越性。

2. 劣势（W）

在医联体建设初期出现"虹吸现象"，牵头单位对成员单位在技术、人力和管理上的帮扶，不能够满足成员单位的发展需求。牵头单位运行机制不健全、联盟管理与考核未到位，领导的重视程度与公众的参与程度不够等多种因素，导致医联体建设仅浮于表面形式，有的甚至是按政府要求签订协议，没有开展实际联盟活动，以上多种因素严重影响了牵头单位与成员单位对联盟建设的积极性。

3. 机会（O）

2019年出台的《中华人民共和国基本医疗卫生与健康促进法》，要求国家发展妇幼保健事业，建立健全妇幼健康服务体系，为妇女、儿童提供保健及常见病防治服务，保障妇女儿童健康。新一轮妇幼保健机构评审、公立医院绩效考核、妇幼保健院绩效考核启动，辖区发展指标进入妇幼保健院的绩效考核中，积极促进省、市、县（市、区）级妇幼保健机构携辖区妇幼健康体系共同发展，形成一个共生系统[5]。

4. 威胁（T）

县域内医共体建设的推进，构建"上下贯通，防治结合"的整合型服务体系建设，让县乡村三级更为紧密，有力推进了分级诊疗、双向转诊，新的就医新格局正在形成。县域内就诊率不低于 90% 的要求，给市级三甲医院核心竞争力的打造与高质量发展提出挑战。如何在医联体建设中既提升辖区妇幼健康体系能力，又创新防、治、管、教四位一体的健康促进模式，从而取得"政府得民心，医院得发展，患者得实惠"的"三赢"效果？这些都是妇幼保健机构在健康中国及高质量发展下亟待解决的问题。

（三）缺口分析

（1）卫生行政部门要求三级医院必须与辖区 70% 以上县级机构建立医联体，特别要求建立紧密型医联体，逐步实现优质资源共享与下沉。2020 年，曲靖市妇幼保健院医联体建设开展较综合医院滞后，紧密型医联体 0 所。

（2）高层次人才队伍、学科带头人建设跟不上高质量发展的步伐。有的学科人才出现断层断档的情况，特色专科还不突出，亚专科精细度发展不够，医院各科室主动寻求优势资源来提升自身建设意识不强；有的学科建设薄弱、知名度不够，难以吸引其他医院结盟。

（3）妇幼三级网络"脆弱层"建设提出"双重"挑战。辖区县级"两个"救治中心虽已全覆盖，但高危识别，评估转诊能力不足；乡镇卫生院（社区卫生服务中心）妇幼健康服务能力整体不高，0～6 岁儿童、孕产妇两个重点人群健康管理规范化精细化程度不高。

（4）国内其他大多市级妇幼机构开展医联体建设的多，但尝试专科联盟工作的少，妇幼专科联盟在省内无可借鉴的案例。

综上所述，从行政层面、管理层面、技术层面、医院性质、组织文化、机会挑战等内外部分析显示：我院具备牵头建立妇幼健康专科联盟的条件，同时，妇幼健康专科联盟也必须围绕降低"两个"死亡率，打造好临床与保健深度融合"特色牌"，构建良好的共生关系。

三、具体做法

一年一阶段，三年初见效。党建引领，科科结盟扁平高效，纵横织补脆弱点位，建强网络，服务升级。

健康中国建设的"大健康"理念要求医联体建设也需完成"由治疗为中心"向

"以预防为中心"的转变，曲靖市妇幼保健院作为牵头单位，自2020年开始做了大量探索和实践。实施近三年来，穿越尝试阶段、推进阶段、初见成效三个阶段，到2022年年底，医院的61个临床医技科室，已有59个科室形成向上向下联盟，联盟科室覆盖率达96.72%；共联盟97家医疗机构的232个科室，其中：上联共25家医疗机构59个科室，下联共72家医疗机构173个科室。形成引上海、重庆、昆明等优势资源，来灌溉曲靖市妇幼健康专科服务体系的建设工程（图5-2-1），积淀了一些具有健康促进特色文化的专科联盟建设经验，为妇幼保健机构医联体建设补充新的视野。

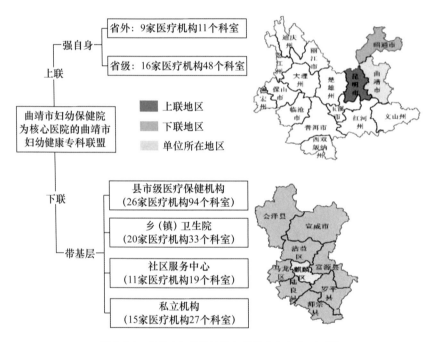

图 5-2-1   曲靖市妇幼保健院专科联盟建设"工程图"

（一）尝试阶段（2020年）

1. 强宗旨搭框架，借优势扶弱势

曲靖市妇幼保健院认真开展辖区妇幼保健机构、乡镇卫生院（社区卫生服务中心）与医院调研，根据医院、辖区妇幼健康服务机构的发展现状与需求，制定《曲靖市妇幼健康专科联盟工作方案》《曲靖市妇幼健康专科联盟考核方案》，协同实施《党建促医改三年行动计划》。通过横向"科-科"联盟框架来打破地域行政等限制，纵向采取精准的"织网行动"，在三级保健网"3＋2＋1"模式基础上，创新为

"3＋3＋2＋1"模式，纵横织补脆弱位点，将健康教育、健康促进融入妇幼健康专科管理和活动的全过程，强化妇幼健康一、二级预防和主动服务，搭建了更扁平更高效更精准的妇幼健康服务网络，实现"强自身带基层"的阶段目标。医院 59 个临床科室身挑双重任务，必须同期完成上下联结盟，结合科室特点与发展方向，积极向省级省外寻找优质医疗资源结盟发展，借助"外力"，更快速地发展本科室的亚专科并成为区域内的优质资源；同时，向下对口寻找县乡两级弱势妇幼健康服务机构结盟，点对点织补网络"脆弱点位"。曲靖市妇幼健康专科联盟技术路线见图 5-2-2。

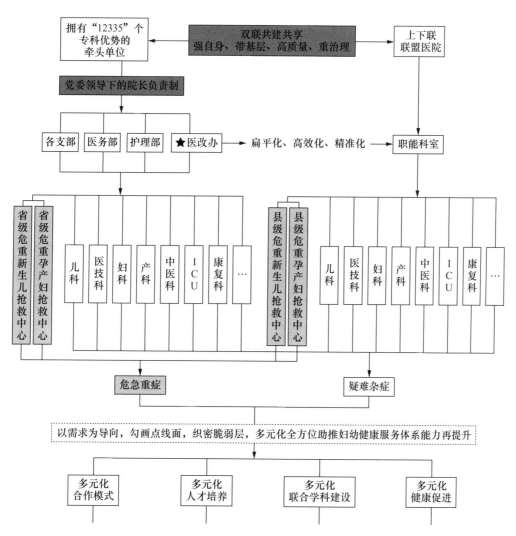

图 5-2-2 科－科框架构建多元化妇幼健康专科联盟技术路线图

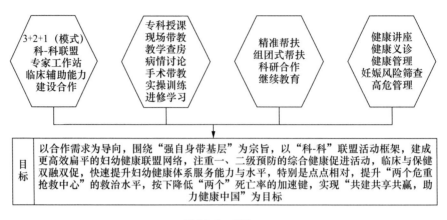

图 5-2-2 （续）

2. 满足"五大"合作需求，全面激活联盟网活力

一是满足延续医疗保健服务合作需求，开展疑难会诊、危重症抢救、转诊快速通道、义诊或专家坐诊等活动；二是满足服务能力培养体系合作需求，开展定期讲座、教学查房、进修学习、联办继续教育项目等活动；三是满足特色专科建设合作需求，筛选具有一定对接能力的亚专业开展专科建设，逐步形成次级区域特色；四是满足管理能力提升合作需求，开展管理挂职、下派专题指导、上送专项进修、管理问题"评价与诊断"等活动；五是满足临床辅助能力建设合作需求，针对合作方不能开展的妇幼健康服务相关辅助检查、筛查及诊断、消毒供应等活动实现合作需求（图 5-2-3）。在合作中实现"建规、进修、帮扶、疑难、绿通"五大功能，努力实现联盟医疗保健机构服务能力和群众就医满意度"双提升"。

3. 建机制明责任重考核

建立约束机制，要求每个科室要切实发挥主观能动性，在 3 年内，以强自身建设为目的，上引省外或省级结盟各不得少于 1 个科室；以基层帮扶优质资源下沉为目的结盟不少于 2 个科室。联盟建设中把好"四关"，一是把好宣传关，建立联盟工作群，宣传医改政策，发布工作动态，3 年仅科室联盟活动简讯发布 70 余条，形成了联盟工作良好氛围；二是把好联姻关，对科室提出的上下联单位进行初评估后，提交院长办公会、党委会审议通过后实施；三是考核关，严格执行一季一通报，一年一考核，过程考核与成果考核相结合，注重考核结果的应用。四是把好产出关，结合妇幼健康高质量发展要求，考核评价设置 CMI 值、新技术新项目、双向转诊人数等指标考核。

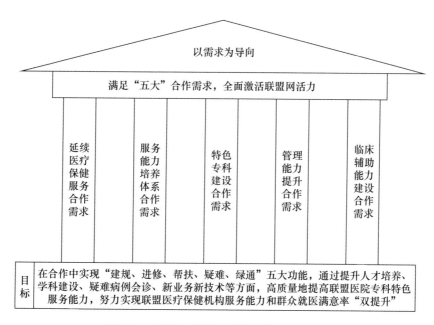

图 5-2-3　曲靖市妇幼健康专科联盟需求合作施工图

（二）推进阶段（2021年）：高质量党建凝结全员，"织网"融入健康中国

工作路线图见图 5-2-4。

1. 党建助力同心画圆

同步制定实施《曲靖市党建促医改 2020—2022 年三年行动计划》，实行网格化管理，院领导包保，支部引领，全院全部科室共同参与，用强有力的党建工作，凝心聚力，统一思想，创造活力，激发起全院职工干事创业的创造精神。破解了既往课题中因人力资源不足无法下沉的问题，同向同质助推专科联盟活动扎实落地基层乡镇卫生院（社区卫生服务中心）。市县乡村纵横交错构建服务基层服务群众"超强合力"。活动开展前，包保组领导、牵头支部、医改办、保健部到县（市、区）妇幼保健院进行需求调研，以"1+n 模式"（必选+自选活动内容），即：妇幼公共卫生技术指导+主题党日+妊娠高危评估复核+送医送药送检查+专科联盟+健康讲座+辖区自选所需项目，制定出"督帮一体"的"一县一策"。在 20 个在职党支部的引领和医改办沟通协调下，完成了横向到边全院 111 个科室，纵向到底 9 个县（市、区）妇幼保健院、134 乡镇卫生院（社区卫生服务中心）、1609 个村卫生室的技术力量的"大联动"。

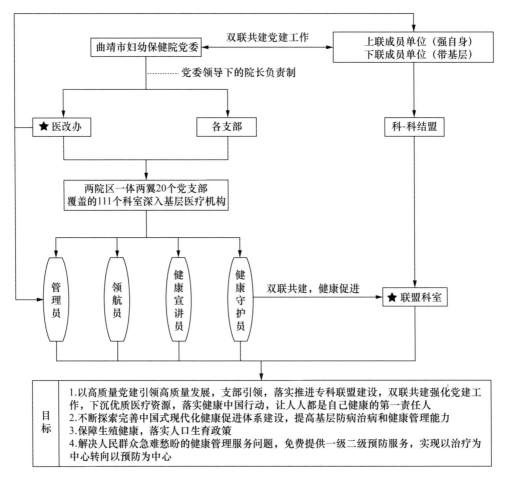

图 5-2-4   健康中国视野下的妇幼健康专科联盟健康促进路线图

2. 点面结合，"四员"分层并进，让人人成为自己健康的第一责任人

管理员：医改办＋支部。医改办认真做好日常联盟管理、质控、外联、考核组织等工作，在活动全过程中做好外联，保障物资、车辆、后勤等，按基层出差规定支付伙食费、住宿费，减少基层负担。在包保组长的带领下，医改办联合支部完成医院内各科室人员的调配，以乡镇卫生院（社区卫生服务中心）为活动地点，以医疗巡回车为载体，组织开展特色主题党日、健康讲座、健康义诊、公卫质控与技术指导、妊娠高危评估复核、儿童疑难病诊疗等丰富多彩的活动。

领航员：科主任＋护士长。作为第一负责人，负责本科室上下联盟建设，寻找优质资源与辖区对口结盟对象，通过需求分析与调研，找出本科室的脆弱层与结盟科室的需求，针对性开展联盟活动。同时，依托党建促医改三年活动计划，医院全部临床医技资源真正下沉网底的同时，科室也下到所结盟县级、乡镇（社区）医疗保健机构开展专项联盟活动，同向夯实对县、级乡两级培训、带教、坐诊与指导等活动。

健康宣讲员：由全院医护技药师团队、健康教育、宣传等工作人员组成，多形式将预防保健、生殖健康、优生优育及人口生育政策、心理健康、营养等知识传递给人民群众，做好一级预防。同时，提供二级预防服务，将优质医疗资源扩容到社区到基层，提高基层防病治病和健康管理能力。以改善生殖健康领域不孕不育干预重点问题入手，健全完善安全、优质、适宜、可持续的生殖健康综合服务模式，提高优生优育服务水平，积极落实好生育支持政策，为现有公共卫生体系提供补充服务内容，不断创新医防协同、医防融合机制，推动中国式现代化的健康促进政策体系建设，让人人成为自己健康的第一责任人。

健康守护员：由公共卫生＋各专科联盟科室工作人员组成，负责做好随访管理与双向转诊工作。对院内外筛查出专科阳性病例、符合妊娠风险评分管理标准的病例进行市级专线随访追踪，建立了专科疾病专网管理的好做法。通过主动、连续的服务与动态监测管理，对有转诊意愿的本辖区不能处理的患者做好院内外转诊衔接工作，解决了群众看病难、看病贵的问题，建设好孕产妇、0～6岁儿童健康管理最后一公里。

（三）见效阶段（2022 年）

实现了"三个"突破，建成跨体制、跨行政区域妇幼健康专科医联体。以"组团式""帮扶式""需求合作式"等精准补织行动，让联盟实践活动更有针对性，效果更突出，初步实现"强自身带基层"的宗旨。

突破一：突破了保健院间结盟的界限。不仅在辖区与所有县（市、区）妇幼保健院结盟，而且还与辖区内的县级人民医院、中医院、乡镇卫生院（社区卫生服务中心）妇产科、儿科实现了科-科精准结盟，积极下沉到基层医疗机构精准开展结盟帮扶活动，针对妇幼健康业务脆弱层进行技能提升。

突破二：突破了地域的限制。努力向省内外寻找妇幼健康专科优质资源，强化医院自身能力建设，促进医院管理理念、特色亚专科发展，从母婴保健服务技术和管理上筑牢核心医院的牵头地位，同时还将结盟活动延伸到贵州、昭通等地。

突破三：突破了机构性质结盟的限制。在与公立医疗保健机构联盟的同时，将联盟活动向民营机构延伸。2020—2022 年，在市妇幼保健院的大力指导和帮助下，会泽县、宣威市、罗平县、陆良县、富源县、沾益区妇幼保健院先后通过了二级妇幼保健机构评审。2022 年，对师宗县、麒麟区、马龙区妇幼保健机构等级评审与能力达标的指导持续进行中，有效推进县级妇幼保健院公共卫生与临床职能同质化发展，点对点突破了妇幼健康服务建设的"短板"与"缺陷"。

四、成果展示

（一）"织网行动"按下了降低"两个死亡率"的"加速键"

临床科室间采用"科-科"联动合作模式，活动围绕科室需求安排。医院支持专科联盟活动，科室仅需报备就可出行，从而减少联盟行政层面约束，联盟活动开展更扁平更精准。扁平高效的科-科结盟，强化了区域内三级医院间和与基层医疗机构间的联系与合作。以基层的需求为导向，及时提供技术帮扶及专科会诊，对联合体成员单位实行"三个免费"政策，即免费进修、免费培训、免费参加学术讲座活动；建立了市、县、乡、村四级妇幼服务体系，形成互信协作、高效便捷的联动机制，较好推进了妇幼体系服务能力的有效提升。

结盟多个机构的各科室通过"组团式"的帮扶，将多学科合作模式贯穿在妇幼健康治理活动中。七个产科每月定期到结盟乡镇卫生院（社区卫生服中心）进行妊娠风险评估筛查与复评，对高危评分高的直接管理，缩短孕产妇高危管理的路径，与三级保健网妇幼专干、市县级高危管理员的管理纵横交织，确保母婴安全。孕产妇死亡率从 2018 年的 24.21/10 万下降至 2022 年的 15.44/10 万，5 年间总体低于国家、全省平均水平，2022 年出现反弹，原因是流动省外孕产妇管理力度不够，需加强外流孕产妇管理策略（图 5-2-5）。新生儿科在上联的牵引下强化院前、院内急救能力，突显专科诊疗水平高度，与下联的 12 家县级救治中心形成更强的业务培训监督和指导，畅通带机转诊的绿色通道，确实降低婴幼儿及新生儿死亡率。全市 5 岁以下儿童死亡率实现逐年下降，2019 年后持续低于全省平均水平，2022 年为 5.08‰（图 5-2-6）。

（二）重考核取实效，增强联盟活动的有效性和活跃度

建立监督考核机制，特设立专科联盟考核领导小组，通过明确责任、强化调度、严

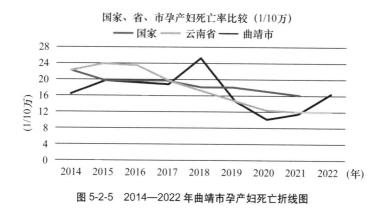

图 5-2-5 2014—2022 年曲靖市孕产妇死亡折线图

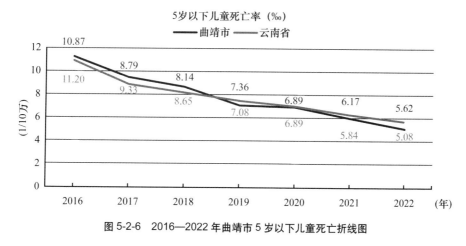

图 5-2-6 2016—2022 年曲靖市 5 岁以下儿童死亡折线图

格督查、一季一通报、一年一考核的做法，确保完成高质量联盟活动，确保中间目标与最终目标的实现。结合国家对公立医院高质量发展考核指标，《考核方案》设置过程指标与结果指标，针对双向转诊、人才培养、新技术新业务开展项目、CMI 值、医疗服务收入占比、联盟双方满意度等多维度开展考核，考核内容分为工作行为考核与工作成果考核，工作行为采用现场考核形式，工作成果采取汇报会的形式，两者评分各占50%，对先进科室给予奖励与扣罚绩效，达到成果展示与工作推进的双重管理目标。

（三）联盟激活能力提升"总开关"，"单兵作战"变为"多方联动"

各科联盟团队积极到下联单位进行义诊、坐诊、手术指导、专题讲座等，落实医联体建设各项举措，构建高效妇幼健康服务网，形成新的就医格局，推动了分级诊疗、双向转诊。3 年来下联 173 个科室，开展业务培训 355 次，累计培训人次7448 人；到我院进修 315 人；现场带教 184 人；教学查房 252 次；手术会诊、坐诊

3755 人次；科研合作 14 项，新增新业务新技术 123 项、服务了 31 547 人次，双向转诊 37 068 人（表 5-2-1）。

表 5-2-1　曲靖市妇幼保健院 2020—2022 年妇幼健康向下专科联盟建设与活动情况表

年份	联盟科室数			联盟活动开展情况										
				培训授课		现场带教（人）	教学查房（次）	参加下联活动（次）	到下联手术、会诊、坐诊（次）	到我院进修学习（人）	双向转诊（人）	科研合作（项）	新业务新技术	
	县	乡	合计	业务培训（次）	受训人员（人）								项次	服务人数
2020 年	46	9	55	107	2599	31	83	205	190	41	694	6	27	5621
2021 年	62	34	96	114	2414	76	73	496	729	218	2291	3	62	9465
2022 年	6	16	22	134	2435	77	96	786	2836	56	34 083	5	34	16 461
合计	114	59	173	355	7448	184	252	1487	3755	315	37 068	14	123	31 547

（四）网络化包保制，补齐短板，临床与保健融合再出新绩

按照"横向到边、纵向到底、无缝覆盖"的原则，院党政班子成员高度重视妇幼健康公共卫生工作，把专科联盟建设工作结合到公共卫生的指导中，以"辖区妇幼健康工作责任包保组"负责人的身份，将辖区妇幼健康业务指标责任细化包保到个人，每季度深入包保地域进行督查指导，及时发现和解决工作中存在的问题和困难，有针对性地提出改进措施并持续跟踪问效。三年来，举办近 30 场次妇幼健康工作业务培训会，受训人员达 6250 余人次，其中：仅 2022 年就对全市托幼机构卫生保健工作人员开展了 8 场次 2110 人的培训，切实履行了辖区妇幼健康技术指导单位职责。全市 12 家危重孕产妇、12 家危重新生儿救治中心全覆盖，对新增的机构开展建设指导与现场评审，对既往的抢救中心进行抽检与复评，加强会诊、转诊、技术指导等双向协作关系，定期召开业务培训会，继续医学教育项目，强化新技术新知识的培训。加强急危重症多学科救治合作，开展危重病例抢救讨论，对疑难重症对转诊病例实行追踪随访制度，定期研究和解决工作中出现的重点难点问题，实现市县两级抢救中心技术指导的无缝对接，救治中心内涵建设得到了提升。

（五）上联牵手齐发力，坚持"三联措"，推动高质量

3 年间，59 个上联科室在上联专家团队的帮扶下，开展培训 370 次，受训 9265 人次，教学查房 173 次，手术、会诊坐诊 945 人次，到上联机构进修学习 148 人，科研合作 40 项，新增新业务新技术 99 项次、服务 25 677 人次，双向转诊 338 人（表 5-2-2）。

表 5-2-2 曲靖市妇幼保健院 2020—2022 年妇幼健康向上专科联盟建设与活动情况表

年份	联盟科室数				联盟活动开展情况										新业务新技术	
					培训授课		现场带教（人）	教学查房（次）	上联参加我院活动（次）	参加上联活动（次）	邀请上联手术、会诊坐诊（次）	进修学习（人）	双向转诊（人）	科研合作（项）		
	省外	省级	市级	合计	业务培训（次）	受训人员（人）									项次	服务人数
2020 年	7	19	5	31	79	2721	42	57	155	19	131	85	74	8	23	2300
2021 年	1	8	10	19	124	3241	51	48	268	213	313	28	138	13	42	17 737
2022 年	4	4	1	9	167	3303	63	68	398	801	501	35	126	19	34	5640
合计	12	31	16	59	370	9265	156	173	821	1033	945	148	338	40	99	25 677

1. 强化绩效考核管理助推作用

公立医院绩效考核和妇幼保健机构绩效考核是引领医院高质量发展的关键抓手。以提升临床科室 CMI 值、三四级手术为切入点，逐步带动专科和亚专科建设，促进临床与保健深度融合，真正发挥绩效考评"指挥棒""助推器"的作用，增强发展动力，全面提升医院综合服务能力。全国妇幼保健机构绩效考核排名 2020 年、2021 年分别为 96、65，两年排名提升 31 名（2022 年尚未公布）。

2. 学科建设提质增效见实绩

一是瞄准必备尚缺的项目和医学前沿技术，实现疾病诊治"常慢多"和"急危重"相辅相成，并把重大疑难疾病诊治作为主攻方向，进一步提升医院危急重症的救治水平。二是确定医院核心发展专科、优势特色专科、重点发展专科的发展目标，儿科重点发展儿童保健、儿童早期发展、儿童康复、儿童眼耳鼻喉等几个亚专科；产科建立孕前指导－生殖健康技术－孕产期医疗服务－分娩支持－母乳喂养支持－母婴中长期随访为一体的母婴服务模式；妇科进一步细分妇科肿瘤、妇科内分泌、妇科微创、青春期、更年期妇女保健等亚专科，形成专病专治的格局。科室设置上新增综合外科门诊、综合内科住院部、门诊手术区、儿童重症医学科等多个科室以及心血管介入手术、儿童内镜介入手术等新技术，业务范围持续扩宽，进一步方便了群众就医。三年来，省级重点专科共 3 个，在原来的基础上新增新生儿科；市级重点专科共 7 个，在原来的基础上增加了重症医学科、麻醉科、医学影像 3 个学科。儿童早期发展中心通过省级评审成为曲靖市唯一一家儿童早期发展中心，医院学科架构迈出了多元化延伸发展的步伐。

3．定标定向补强科研教学能力短板

三年来，在医院"科教兴院"的政策方针引领下，持续深化医院科研教学改革、提升医学人才培养质量，全面促进科教管理体系提档升级，共有 166 人到北京、上海、四川、重庆等上联的知名医院专科进修学习。其中，省外进修 97 人，省级单位进修 59 人。成功创建为国家级妇产科、儿科住院医师规范化培训基地，招录三批学员共 101 名规培学员。作为主委的专委会新增 6 个，获批省部级科研课题 6 项、市级哲学社科规划课题 6 项，昆明理工大学联合专项课题 20 项，院级课题 69 项。荣获云南省人民政府颁发的云南省科学技术进步奖三等奖 1 项，发表 SCI 论文 6 篇，优质学术论文（科技核心及以上期刊）20 篇，其他期刊论文 248 篇。

五、经验总结

（1）"党建促医改＋专科联盟"助推医院全部资源下沉网底，形成强大的"织网"合力。

在以往的联盟实践中，由于产儿科医务人员数量紧张，市级专科联盟难于下到县乡两级。医院以高质量党建做好思想统领，创造活力，激发起全院职工干事创业的创造精神，引领医院决策层、控制层、执行层上下"一盘棋"，凝心聚力以《党建促医改三年行动计划》实施为合力，院领导包保网格化推进，医改办＋党支部牵头，医疗巡回车为载体形式，调动全院 111 个科室的人力资源，下沉全市 134 个乡镇（社区卫生服务中心），进一步夯实了县乡两级专科联盟活动，真正有效推进妇幼健康分级诊疗医改政策，完成关心关爱贫困地区群众健康需求的各项有力举措。2020—2022 年，党建促医改＋专科联盟活动两轮覆盖全市 134 个乡镇（社区），行程 14 679 公里，出车 132 次。以曲靖市妇幼保健院为主要行动主体的 894 名医务人员，联动县乡村参与人员 421 人次，基层服务累计达 2308 人／天，其中：471 名党员基层服务累计达 1153 人／天，党员占 52.68%，下基层人天占 49.95%，与基层党组织携手开展了 24 场次主题党日；健康义诊服务 83 689 人次，健康讲座 22 场次 1781 人次；临床带教 504 人次。强化高危孕产妇专案管理，妊娠风险筛查评估复核 5223 例，0～6 岁儿童健康管理质量控制 11 920 例。

（2）转"321 模式"为"3321 模式"的"织网"行动，让妇幼健康专科网络更加扁平化高效化精准化。

公共卫生技术指导或项目的实施利用三级保健网，日常遵循逐级指导，三级医疗机构指导二级，二级指导一级，即321模式，这个模式不能有效突破各级医疗机构属地化行政管理体制，不能快速带动与提升辖区基层机构妇幼健康临床诊疗水平与助推公共卫生体系健康促进政策体系建设。妇幼健康专科联盟网在三级保健网的基础上，增加与上联三级机构优质资源结盟提升自身能力，医院又作为三级医院日常直接下沉临床与公共卫生优质资源到二级一级医疗保健机构，提升县乡两级妇幼健康服务能力与水平，即"3＋3＋2＋1"模式（图5-2-7）。

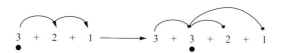

图 5-2-7　三级保健网与妇幼健康专科联盟网技术路线对比图

本课题上引与下沉优质资源同时进行，即强自身带基层，突破各级医疗机构属地化行政管理体制，织补妇幼健康公共卫生体系中孕产妇、新生儿抢救能力薄弱、高危识别、转诊评估，妊娠风险评估与管理评估不准确、复核不及时，高危管理不精准、管理质量不高等脆弱位点，再次夯实临床和保健相结合的妇幼卫生方针，有效提升基层妇幼健康临床诊疗服务能力，促进区域妇幼健康服务同质化发展，有力实现分级诊疗、双向转诊管理，以"强自身带基层"作为中间目标，逐步实现"降低两个死亡率，提高出生人口素质"的最终目标。

（3）"专科联盟＋多质控中心"补好"质控网"，强化县级妇幼健康服务质量同质化发展。

医院在多年的发展中，被授予省级孕产妇抢救中心、省级新生儿抢救中心、省级产前诊断分中心、市级产儿科质量控制等中心，在联盟活动中，形成专科联盟通过日常指导，细化实现质量管理标准与要求，与"多控制中心"定期质量控制两线共进，补充辖区内妇幼健康医疗保健质量管理现有体系，促进妇幼健康服务同质化发展。

（4）"专科联盟＋健康促进"补好"健康促进网"，推动健康促进政策体系的均衡发展。

医院重视健康教育工作，要求每位医生既是医师，也是教师、讲师，大力倡导科普强健康理念。通过党建促医改＋专科联盟活动，在乡镇（社区）开展大型健康义诊、健康讲座、心理团体辅导、疾病筛查等活动。实现疾病的一级、二级预防服务，形成现有公共卫生健康促进体系的补充，提高基层防病治病和健康管理能力，逐步实现妇幼健康医防协同、医防融合机制，推动中国式现代化的健康促进政策体系建设的发展。

（5）引入积点创新经费管理，确保联盟网建设"推得开、转得快、运转好"。

本课题创新性实践妇幼健康专科联盟管理方法与考核方法，建立激励约束机制，在实施过程中，结合财务管理制度的纪律要求，兼顾激发联盟活动开展积极性，经多次专题研究，调整经费管理办法，在绩效分配中引入积点管理法。结合上联活动开展不活跃的阶段问题，制定出上联活动积点高于下联，激发出医院各临床医技科室开展联盟工作的积极性与主动性，压实联盟活动质量，注重联盟工作成效。三年来，医院妇幼健康专科联盟网建设投入 192.02 万元，其中：考核经费 48.72 万元，占总投入的 25%，扣除执行无力科室绩效 3.78 万元。

六、曲靖市妇幼健康专科联盟建设下步工作的几点思考

曲靖市妇幼健康专科联盟取得阶段性成果，医院将持续把专科联盟工作的难点堵点作为党建工作的重点，积极寻找党建工作与专科联盟建设工作的结合点，以下都是推动新时代专科联盟高质量发展的重要课题：如何加强联盟组织间的党建工作，创新联盟组织文化，增强成员凝聚力？如何更加畅通专科联盟网的沟通反馈机制，促进机构间深度携手？如何促进专科联盟建设与妇幼公共卫生的更紧密结合？现阶段乡镇联盟 31 家 52 个科室，仅覆盖 20%，如何破解在牵头医院人力资源有限的情况下，提升乡镇卫生院（社区卫生服务中心）联盟覆盖率？如何推进健康曲靖建设，加快麒沾马一体化建设发展的一系列战略部署，与麒沾马三区妇幼保健院形成紧密型医联体，建设区域性妇幼保健院？

七、结语

总之，在健康中国战略下，创新性采取党建＋专科联盟建设、专科联盟建设＋健康促进、专科联盟＋质量控制、辖区妇幼健康包保责任制等"织网行动"，注重一二级预防和主动服务，强化县乡两级联动，临床与保健协同更加有力，全面助推妇幼健康服务机构的能力提升，服务范围全面拓展，群众得到更多实惠，满意度大幅提升。

刘冬梅　余雄武　邓星梅　李琼英　杨茂鹰

参 考 文 献

［1］ 国务院办公厅. 国务院办公厅关于推进医疗联合体建设和发展的指导意见（国办发〔2017〕32
号）［EB/OL］.（2017-04-26）［2018-05-02］. http://www.gov.cn/zhengce/content/2017-04/26/content_
5189071.htm.

［2］ 孙涛，张淑娥，吴群红，等. 区域医疗联合体发展困境的多级递阶结构与逻辑阐释［J］. 中
国医院管理，2017，37（3）：31-33.

［3］ 张舒雅，吴志勇，朱晓勇. 我国专科型医疗联合体建设现状分析，中国医院管理，2018，38
（11）：20-22.

［4］ 沈晓，庞可歆，孙弋涵. 专科医院联盟建设研究［J］，卫生经济研究，2022，39（3）：60-63.

［5］ 徐红芹，蒋沁，曹国凡，等. 多元化纵向紧密型眼专科医联体构建及实践［J］，中国医院管
理，2022，（26）3：30-32.

［6］ 周莉莉. 共生理论视角下 × 市妇幼保健院医联体发展研究［D］. 遵义医科大学硕士学位论
文，2021.

附 件

紧密型医联体建设考核评估标准（如下表所示）。

紧密型医联体建设考核评估标准

指标名称	序号	评价内容	评价方法	评分标准	分值
运行机制（10分）	1	签订协议	查阅协议	以县（市、区）政府名义签订的，得1分；否则不得分	2
	2	成立联盟工作会	查阅文件、资料、会议记录	每年至少召开2次联盟工作会议，少1次扣1分	2
	3	制定医联体方案	查阅文件、资料	制定有方案的，方案内容全面，得2分，有一项不符合要求扣1分，扣完为止	2
	4	利益共享	查阅文件、资料、财务记录等	建立利益共享机制并落实的，得2分，未建立扣2分	2
	5	推进医联体联盟党建工作	查阅文件、资料、会议记录	牵头医院与成员单位签订党组织联建协议，定期开展医联体联盟党建相关活动，推进落实到位的得2分，发现一例不符合要求的，扣0.5分，扣完为止	2
资源整合（50分）	6	医疗质量同质化	查阅文件、资料、工作记录等	1. 健全医疗质量安全管理体系，牵头单位对联盟科室均制定医联体医疗质量同质化管理的制度，明确同质化标准、年度工作要求，得1分，少一个业务科室扣1分，扣完5分为止。	5

续表

指标名称	序号	评价内容	评价方法	评分标准	分值
资源整合（50分）	6	医疗质量同质化	查阅文件、资料、工作记录等	2. 牵头单位每年对医联体成员单位开展1次医疗同质化考核，未开展扣5分	10
	7	长期＋短期人员下派	查阅资料、台账、排班记录等	考核年度内下派的长期卫生专业技术人员，长期连续时间大于1年，不扣分。否则，每少1月扣1分，扣完为止	20
	8	对下派人员给予专项经费保障	查阅文件、资料、财务记录等	制定有相关制度或方案并落实的，无制度方案扣2分，未落实1人扣2.5，扣完为止	10
	9	人才培养	查阅资料	建立人才培养机制，对县妇幼保健院选送人员进行培养得5分，无选派合理得分。对选派人员没有培养1人扣2分，扣完为止	5
妇幼指标及工作质量（31分）	10	开展辖区妇幼健康管理工作	查阅文件、资料	每半年指导召开妇幼健康工作例会、质控检查1次。通知、日程、签到齐全。频率不达标扣2分，资料不齐每项扣1分，扣完为止	20
	11	强化孕产妇"五色"分级分类管理	查阅文件及资料	年度内开展培训、督查和指导，资料不全每项扣1分。辖区内机构违反孕产妇"五色"分级分类管理行为每例扣1分，扣完为止	5
	12	辖区孕产妇死亡率（1/10万）	查阅报表	达到市级下达指标，每升高1/10万扣0.1分，扣完为止	5
	13	辖区5岁以下儿童死亡率（‰）		达到市级下达指标，每升高0.1‰扣0.1分，扣完为止	2
	14	辖区婴儿死亡率（‰）	查阅报表	达到市级下达指标，每升高0.1‰扣0.1分，扣完为止	2
	15	辖区新生儿死亡率（‰）		达到市级下达指标，每升高0.1‰扣0.1分，扣完为止	2
满意度（6分）	16	门诊患者满意度	第三方调查	门诊患者满意度逐年上升得2分；＜80%不得分	2
	17	住院患者满意度	第三方调查	住院患者满意度逐年上升得2分；满意度＜80%不得分	2
	18	职工满意度	第三方调查	医院职工满意度逐年上升得2分；满意度＜70%不得分	2
宣传工作（3分）	19	典型宣传	查阅资料	1. 医联体工作获得县级及以上正式通报表扬或会议进行经验介绍、或领导批示肯定的，其中1项得1分。2. 被县级及以上媒体宣传报道的，每次0.5分	3
加分项（6分）	20	指导二甲妇幼保健院复评、优质护理病区验收、市级重点专科建设	查阅文件及资料	在医联体协议期内，指导完成二甲妇幼保健院复评加3分、优质护理病区验收加3分，指导并完成一个市级重点专科建设加6分，最高限不超过6分	6
合计					100

3 曲靖市妇幼保健院建设紧密型医联体实践探索

一、实践背景

《国家卫生健康委、中医药局关于印发医疗联合体管理办法（试行）的通知》（国卫医发〔2020〕13号）、国家卫健委等10部委《关于全面推进紧密型县域医疗卫生共同体建设的指导意见》（国卫基层发〔2023〕41号）、《云南省人民政府办公厅关于推进医疗联合体建设和发展的实施意见》（云政办发〔2017〕81号）、《曲靖市委办公室 曲靖市人民政府办公室关于全面推进县域医疗集团建设的实施意见》（云办通〔2023〕75号）等文件均提及了"加快推动优质医疗资源扩容和区域均衡布局"。

为全面落实新时期卫生健康工作方针，加快推进优质医疗资源扩容和区域均衡布局，曲靖市妇幼保健院以降低"两个"死亡率为核心，以三级保健网为基础，以妇女儿童区域医疗中心为引领、妇幼健康特色专科服务为支撑，通过妇幼保健机构临床与保健双融双促为主要手段，构建"市、县、乡、村"和"上下联动、资源共享、分级诊疗、双向转诊"的妇幼医疗服务体系，建设管理与技术合作的紧密医联体。全方位全周期保障妇女儿童生命健康，让人民群众享受更加优质高效的妇幼健康服务，全面推进健康曲靖建设。

二、主要目标

（1）全面提升妇幼健康服务水平。实现孕产妇死亡率、5岁以下儿童死亡率低于全省水平，提升区县级妇幼保健机构在云南省妇幼保健机构绩效评价的排名以及全市妇幼健康工作考核排名。

（2）有效促进"两癌"筛查项目提质扩面。到2025年，"宫颈癌、乳腺癌"筛查覆盖率每年提升3.3%以上。

（3）积极培育妇幼特色专科建设。充分发挥品牌引领与带动作用，临床与保健相互依托、相互发展作用，到 2025 年，建设 2 个以上的市级妇幼特色专科。

（4）实现一批门诊"零突破"项目。不断拓展新技术新项目 10 项次以上。到 2025 年，新开展输血、PCR、病理、重症监护等相关技术，拓展儿童疫苗接种、HPV 疫苗接种、心理保健、营养、助产士、儿童眼保健、儿童康复、婴幼儿照护等门诊服务（由区县级负责医疗技术准入，安排具有资质医务人员从事服务）。

（5）促进一批优势学科再提升。到 2025 年，盆底康复、乳腺疾病诊疗、镇痛分娩、紧急剖宫产、宫腔镜、放射诊断、检验诊断等技术，在 2023 年原有建设能力基础上有较大的提升。

（6）提高管理与运营水平。门诊人次、住院人次及双向转诊人次在 2023 年基础上逐年递增。

三、医联体构建的七大工程

（一）实施品牌引领与带动工程

1. 曲靖市妇幼保健院百年积淀赋能了妇幼品牌，以妇幼百年品牌、区域、资源、临床保健深度融合等多种优势，以提升临床科室 CMI 值、手术级别为切入点，逐步带动专科和亚专科建设，促进临床与保健深度融合，助推区县级保健院高质量发展。

2. 充分调研合作双方医疗保健资源，强化双方优势资源，持续推进优质医院管理与医疗保健资源下沉，建立更紧密的上下协作、长期＋短期、双向转诊、人才培养、远程医疗协作等工作机制，进一步完善曲靖市妇幼健康体系建设，形成高水平的妇幼健康管理网络，促进妇女儿童健康全面发展，提高孕产妇系统管理率、儿童健康管理率、妇女常见病筛查率，有效降低区域内孕产妇死亡率和 5 岁以下儿童死亡率。

（二）实施平移工程

平移曲靖市妇幼保健院管理可行性框架，促进管理、技术、品牌"三平移"，引领医院决策层、控制层、执行层上下"一盘棋"，以一体化管理为基础，以资源下沉共享为核心，构建分级诊疗新格局。平移工程包括"七个共享""六个不变""四权转换""四个促进",实现"一个目标"等内容。七个共享:临床共享、专家共享、科研共享、教学共享、信息共享、管理共享、利益共享。六个不变:医院隶属关系不变、人员身份不变、医院资产归属不变、医院原有债权债务不变、医院公益性质和承担的社会责任不变、财政投入不变。四权转换:即曲靖市妇幼保健院对区、县级妇幼保健院领导班子配备调整有提名权;对区县级妇幼保健院有人事管理权、中层干部任免权、绩效管理分配权。四个促进:即促进区县级妇幼保健院总资产保值增值,促进区县级妇幼保健院职工待遇稳步增长,促进区县级妇幼保健院服务能力稳步提升,促进区县级妇幼保健院健康持续发展。"一个目标":快速提升富区县整体妇幼健康服务能力、管理效率和辐射影响力。

(三)实施学科培育工程

确定区县级妇幼保健院核心发展专科、优势特色专科、重点发展专科的发展目标,充分发挥曲靖市妇幼保健院省级临床重点专科建设的示范带动、人才培养和技术辐射作用,重点打造区、县级妇幼保健院妇科、产科、儿童保健等学科,形成辐射能力强、服务能力突出的县级优势学科,支撑区县域内妇幼健康适宜技术推广中心地位,更好地履行妇幼保健机构两大职能。

(四)实施人才培养交流工程

采取"长期+短期"方式选派核心管理团队和学科带头人进驻区、县级妇幼保健院开展工作,长期派驻的管理及业务骨干不低于5人(执行院长1名、副院长1名、中层干部3名),其他人员根据学科建设需要灵活派驻,长期派驻人员每批派驻时间不少于1年。采取"组团式进修"模式,根据学科建设需要,分批次轮流选派人员到曲靖市妇幼保健院或曲靖市妇幼保健院的上联单位进修学习,为全面提升区、县妇幼健康服务及整体运营能力提供人才支撑。

(五)实施规范分级诊疗、双向转诊工程

在县域医疗集团基层医疗机构首诊疾病目录和不轻易外转疾病目录基础上,制定重大疑难疾病上转目录和"康复回基层"标准,畅通双向转诊机制,实现基层首诊、分级诊疗、急慢分治、双向转诊的诊疗模式。平稳有序推进分级诊疗,双向转

诊，畅通转诊绿色通道。每季度召开一次转诊病人联席评估会议，对双向转诊工作进行评估。

（六）实施科研联创工程

建立市、县联合科研和成果共享机制。根据学科需要及发展，开展科研项目合作，推广适宜的医疗技术。可共同申请科研基金，联合申报省市级科研项目，医教研"三位一体"铸就发展硬实力，加强临床研究成果转化和普及，力争每年参与科研立项，补齐妇幼医疗保健科研短板。

（七）实施信息平台共建共享工程

信息化建设投入以区、县为主体，依托区域内业务协同信息平台将各机构信息互联互通，实现业务应用协同，满足区、县医疗集团信息管理与医联体双方同质化管理的需求，助力医联体成员单位临床诊疗、科研创新和运营管理等的高质量发展。

四、保障措施

（一）强化组织领导

坚持党对卫生健康事业发展的领导，高度重视医疗资源优质整合工作，树立大卫生、大健康发展理念，把卫生健康事业改革发展摆在更加突出的重要位置，建立党政主导、多元参与、共建共享的大健康格局。坚持区、县级人民政府为主导，建设单位法人资格原则上保持不变，同时确保县域医疗集团对区、县级妇幼保健院医保资金支付总额不设上限。双方的各级部门要加强领导与问题的及时研究，科学构建好妇幼紧密型医联体建设。

（二）加大投入力度

区、县级人民政府按照各级政府部门的相关文件精神和医改要求，保持政策的延续和连贯，加大支持发展妇幼卫生事业及本级公立医院的政策文件落实力度，每年及时足额安排对区、县级妇幼保健院的财政投入，切实保证区、县级妇幼保健院的发展。派出人员工作期间的工资、绩效及"五险二金"等待遇双方承担，原则上派出人员上述待遇总额高于派出科室 1.3 倍水平，派出单位承担 20%、进驻单位承担 80%，由双方依照国家相关规定，按月考核发放。短期派驻人员的专家劳务费，以日为单位计算支付，由进驻单位承担。工资、"五险二金"定期转入乙方账户，由乙方代发代缴。按照《中华人民共和国个人所得税法》第八条规定，个人所得税由实际支付方进行代扣代缴，甲方妇幼保健院统一发放的乙方派驻人员的工资、绩效待遇及其他所得，应由甲方妇幼保健院负责申报并代扣代缴个人所得税。

（三）强化跟踪问效

1. 实施全面绩效和质量管理，逐步建立完善医联体管理体系，建立医联体绩效评价指标体系，从静态指标和动态指标 2 个层面考核医联体运行情况，将分级诊疗质量和效率纳入考评体系，构建以运行机制、加强党的建设、资源整合、运行效率、妇幼指标及工作质量等方面为导向的考核评价体系。

2. 建立监督考核机制，设立医联体考核领导小组，通过明确责任、强化调度、严格督查、一季一通报、半年一考核，将考核结果上报双方相关政府部门。考核结果运用与绩效工资总量以及院领导薪酬、任免、奖惩等挂钩，从而推动区县级妇幼保健院快速提高医疗服务质量，实现最终目标。

（四）压实双方责任

1. 曲靖市妇幼保健院选派业务水平高、能力强的业务骨干，协商解决好派出人员的待遇问题，从管理与技术层面快速带动提升区、县级妇幼保健院业务能力，使区、县级妇幼保健院的患者满意度和职工满意度不断提升。

2. 区、县级人民政府全力支持曲靖市妇幼保健院医联体建设工作，压实区、县级妇幼保健院运营和管理主体责任，支持派驻管理团队的管理机制创新，落实"两个允许"政策，支持区、县级妇幼保健院开展人事薪酬绩效分配制度改革。同时，全面做好派驻专家团队的各项保障工作，加强对派驻团队的监督和考核，将注入的妇幼健康力量发挥到最大化，切实提高管理和运营效能，推动医联体建设工作的时效。

余雄武　邓星梅　李琼英　杨茂鹰

4 情系珠源二十载
——记重庆医科大何大维教授

　　曲靖市妇幼保健院小儿外科成立于 1988 年，是云南省州市级城市中最早成立的小儿外科专业科室。成立初始，科室业务相对于发达地区发展较为缓慢。近十年来，在医院领导班子的重视和何大维教授团队的全力帮扶下，各项业务得到迅速发展。通过大家的共同努力，至目前为止，南苑小儿外科已稳步发展为云南省州市规模最大、综合实力最强的小儿外科专科。2023 年，南苑小儿外科出院患者 3500 人次，全院小儿外科出院患者 6200 人次，在西部地区州市级城市遥遥领先。

初识何教授

　　2004 年 3 月，因工作及科室业务发展需要，我有幸被安排到重庆医科大学附属儿童医院泌尿外科进修学习，师从何大维教授。何大维教授是重庆市学术技术带头人，重庆市巴渝学者特聘教授。在工作中，他始终坚持"以患者为中心"的服务理念，用精湛的医术和热情的服务态度，提供最优质的医疗服务。他总是悉心地听取患儿和家长的诉说，详细地解释病情和治疗方案，取得患者家属的理解和信任。他率先在西部地区小儿外科开展小儿腹腔镜手术，让当时作为一名进修医生的我，感觉到了自己存在的差距。特别是他渊博的医学知识，娴熟的外语，熟练的电脑使用，让我深刻地认识到自己的不足。每次带领我们值班，他总是认真对待每一个患儿及家长的诉求，接班时带领住院医师、研究生、进修医生巡视病房，晚上休息前再巡视病房 1 次，次日早上 6 点半还要认真巡视 1 次，让我感觉到在工作中养成严谨作风的重要性。在空闲时间，何大维老师都会给我们讲授小儿外科前沿专业知识，具体分析病房里的特殊病例，讲述手术注意细节及与家属沟通的技巧。跟师半年，让我学到了很多专业知识和新的工作理念，也和何大维老师建立了深厚的师生情谊。

无私帮助提业务

　　回到医院后，在何老师的指导帮助下，南苑小儿外科拓展多项新业务。2004 年 9 月，在云南率先开展小儿包皮环切术（包皮套环），加快了手术时间，减轻了患儿手术痛苦及术后美观；还改进了小儿外科腹股沟斜疝修补术的手术方式，由传统的腹股沟斜切口改为腹横纹小切口手术，节约了手术时间，减轻了患儿疼痛，减少了手术并发症，缩小手术切口，术后切口更加美观，得到了广大患儿及家长的认可；另外对尿道下裂、肾积水、小儿实体肿瘤等疾病的治疗，也得到了提升改进。

2012年，我任曲靖市妇幼医院小儿外科主任，承担起带领科室及专业发展的责任。当时科室病种单一，病种限于常见病、多发病，科室对于复杂及疑难疾病的处理经验不足，导致经常出现转院到昆明及省外的情况。在困境中，我深感压力，第一时间能想到的，就是请我的恩师何大维老师帮忙。我到重庆找到何老师，向他诉说自己面临的困难。时任重庆医科大学附属儿童医院外科教研室主任、教授、博士生导师的何老师，专门抽时间陪我聊了大半夜，讲解国家政策背景，具体分析国际、国内、西部地区以及云南、曲靖的小儿外科现状，指出了曲靖市小儿外科的发展方向、存在困难等，又具体指导作为曲靖市唯一一家小儿外科科室主任的我该怎么办，如何解决困难，解决了我的困惑。还为我介绍了熟识的小儿普外科、肝胆外科、骨科、神经外科、心胸外科等方面的专家，为我在专业技术发展上提供了坚强的后盾。

作为全国小儿外科知名专家，何大维教授时时刻刻牵挂着曲靖市妇幼保健院的发展和全面帮助，每年都要带领专家团队到医院开学术会、义诊、会诊及手术指导。在何大维专家团队的帮助支持下，南苑小儿外科各项业务得到了迅速发展，小儿外科诊治能力。

2014年3月，余雄武老师到医院任院长，党政领导班子对小儿外科工作非常重视和支持。再加上何大维老师技术团队的支持，曲靖市妇幼保健院小儿外科得到了长足发展，小儿普外、新生儿外科、泌尿外科、肝胆外科、骨科等亚专业的发展也达到了省内领先的水平，得到了患儿家属的广泛好评，住院患者大幅增长，出院患儿由2012年的1800余人次增加到2017年突破4000人次。发展业务的同时，我个人也得到了锻炼和成长。2016年，我当选为中国医师协会小儿外科医师分会第一届委员会委员，同年被评为曲靖市有突出贡献的专业技术人才。2020年8月，在医院领导的支持下，南苑小儿外科与全国专科排名第三位，西部地区第一的重庆医科大学附属儿童医院儿外科签订妇幼专科联盟合作协议，成为我院第一个与全国排名前三的上级医院建立的专科联盟。同时南苑小儿外科作为常务理事单位，正式加入重庆医科大学附属儿童医院牵头成立的西南儿外科联盟，使南苑小儿外科得到了更加全面的科研、教学及小儿外科高尖技术的协助与支持。2021年，正式申报成立曲靖市妇幼保健院何大维市级专家工作站，并于2023年年初获得曲靖市政府的批准正式建站。

敬心敬业赤子心

曾经有那么一件事让我记忆特别深刻。2022年6月的一天，科里接收了一个复杂疑难病症，一个患有肾上腺肿瘤的患儿，病情严重。由于患儿年龄较小，手术难度及风险很大，家属也对手术风险及效果充满了担忧。科室讨论后，认为需要请何大维老师会诊指导手术治疗，经电话联系后，何大维教授答应连夜从重庆过来。次日凌晨在医院门口，看到同来的一个进修生扶着何教授下车，步履艰难，我感到非常诧异。急忙询问进修生，才得知何教授上周突发急性化脓性胆囊炎，接受急诊手术治疗到今天才第六天，接到我们的会诊请求后，何大维教授不顾自己术后切口的疼痛，便拖着虚弱的身体上路，几经辗转来到我院。到了医院，一分钟也没有休息，就直接到科室为患儿进行详细的检查和评估，制定周密的手术方案，耐心地向家属沟通，解释手术的必要性、风险和术后效果，让他们对手术有了充分的了解和信心。手术过程中，何大维教授亲自主刀，凭借精湛的医术，成功地为患儿解除了病痛。

在这次会诊过程中，何大维教授自己的身体状况非常虚弱，但他却没有丝毫退缩。他和我们说："作为一名医生，我有责任为患者提供最好的医疗服务。我不能因为自己的身体状况而影响到患者的治疗。"正是这种坚定的信念和无私的奉献精神，让何大维教授赢得了患者和同行的尊敬。

2023年8月工作站成立后，何大维专家团队在我院成功完成了多例复杂疑难病例的手术治疗和会诊，给患儿带来了新生的希望。同时不遗余力地开展多次专业学术会议，提高联盟单位的专业学术水平。我记得在一次专科联盟活动暨专家工作站常规活动中，作为医院院长的何大维教授，临时接到重要工作任务，需要在周六整天工作，我以为这次活动肯定得取消了，而他却电话通知我，他带领团队赶星期天最早的航班从重庆来举行活动。到了曲靖，立即为南苑小儿外科及曲靖市的小儿外科同道们开展讲座，会诊疑难病例和手术演示，同时对科室取得的成绩及存在问题进行逐一分析。专家团队一致认为，曲靖市妇幼保健院南苑小儿外科专业发展迅速，已经完全由过去的求生存逐步转变到为发展而努力了。特别嘱咐我们要加强小儿外科各亚专科建设，补齐短板。特别是在小儿神经外科、小儿心胸外科等方面，要加强团队的建设。

这次活动得到医院领导及相关科室的支持，同时有曲靖市第一人民医院小儿外科同道的参与，取得了圆满成功。活动结束，何大维老师即带领专家团队连夜赶回重庆，回到家已是半夜1点多了。稍事休息一下，天一亮，又投入新一周的紧张工作中去。

在重庆医科大学附属儿童医院何大维教授团队的帮助下，曲靖市妇幼保健院小儿外科得到了迅猛发展。亚专科神经外科，不断得到包括我院党委书记余雄武教授、何大维团队神经外科李禄生教授的帮助，取得了一定的发展。小儿胸外亚专科在李洪波主任团队的帮助下，抓住医院年分娩量全省最多的契机，在仅能开展膈疝、脓胸手术的基础上，逐步和相继开展了食道闭锁、胸腺瘤、动脉导管未闭、先天性心脏病介入及开胸等手术。这两个亚专科及进一步发展的其他亚专科取得了实质上的突破，曲靖市妇幼保健院小儿外科就在云南省小儿外科领域达到了领先水平，部分达到全省最先进水平。我在 2022 年 7 月云南省医学会小儿外科分会换届选举中，当选为云南省医学会小儿外科分会副主任委员，同年被选为曲靖市医学会小儿外科专业委员会主任委员；2023 年 3 月当选为中国医师协会小儿外科医师分会第二届委员，同年当选云南省医学会小儿外科分会小儿普胸外学组副组长，科室副主任赵正飞医生当选为云南省小儿外科青年学组副组长。科室成为云南省小儿外科分会副主任委员单位和曲靖市小儿外科专业委员会主任委员单位。

曲靖市妇幼保健院小儿外科取得的这些成绩和荣誉，离不开曲靖市妇幼保健院这个优秀的平台，更离不开重庆医科大学附属儿童医院何大维教授团队的精准帮扶。科室全体医护人员以何大维教授为榜样，努力学习专业知识，不断提高自己的医术水平。在大家的心目中，何大维教授不仅是一位医术高超的优秀医生，更是一位值得尊敬的医学导师。他认为，作为一名医生，不仅要关注患者的治疗效果，还要关注患者的生活质量。因此，他积极倡导开展多学科协作，为患儿提供更加全面、个性化的治疗方案。在他的推动下，成立了小儿外科多学科协作团队，为患儿提供了更加优质的服务。并成功推动了西南地区小儿外科专科联盟的创建，积极参与国内外学术交流，将先进的医学理念和技术引入临床实践，为我国小儿外科事业的发展做出了贡献。同时，他还积极参与国内外学术交流，将先进的医学理念和技术引入临床实践，为我国小儿外科事业的发展做出了贡献。

面对诸多荣誉和赞誉，何大维教授始终保持谦逊和低调。他说："我只是做了一名医生应该做的事情。我之所以能够取得这些成绩，离不开我的团队和患者的信任支持。我会继续努力，为更多的患者提供优质的医疗服务。"

医者仁心不仅仅是一种职业精神，更是一种人生信仰。这种在面对困难和挑战时始终坚守岗位，无私奉献的信仰，是我们从医者为之终生奋斗的方向！

熊良君

2024 年 1 月 10 日

我是曲靖市妇幼保健院南苑妇一科主任韩春花，是一名近 38 年工龄的妇科医生，我亲历着妇幼健康事业的进步和发展，也感受到妇幼健康工作越来越得到国家的重视。在这个干事创业的好时代，我和纵横交织的妇科医生们携手共创，快速带动曲靖市妇科专科水平与能力的发展。在这个过程中，我总是被很多人和事感动激励，让我产生无穷的力量，克服一切困难，一直沿着妇幼健康专科联盟强自身带基层的宗旨笃定地走下去。

一、结缘于一份情怀——我与刘禄斌教授联盟的故事

在我国，盆底功能障碍是一种常见的女性疾病，给患者的生活带来极大的困扰。作为一名妇科医生，我深知这种疾病的严重性，也一直在寻找有效的治疗方法，然而，在面对一位盆底功能障碍疾病的患者时，我却束手无策了。

这位患者是一位中年妇女，病情较为严重，她痛苦地告诉我，盆底功能障碍让她生活质量急剧下降，不仅影响了正常生活，还使她在社交场合倍感尴尬。在详细了解患者的病情后，我深感责任重大，决心尽全力为她治疗，然而，在治疗过程中，我遇到了前所未有的挑战。

尽管我尝试了多种治疗方法，但病情始终未能得到有效控制，而当时我们科室针对盆底功能障碍性疾病的诊断缺乏专业性，手术操作也并不熟练，面对这位患者，我感到愧疚和无助。在我一筹莫展之际，刘禄斌教授的到来改变了这一切。

在刘禄斌教授的指导下，我开始重新审视这位患者的病情，并针对性地调整了治疗方案。经过一段时间的努力，患者的病情逐渐得到了控制，她感激地对我说："谢谢你，医生，是你让我重拾信心，摆脱了病痛的折磨。"

这位患者的康复，让我深感喜悦的同时也意识到，作为一名医生，要有不断学习和进步的心态，才能更好地为患者服务。刘禄斌教授不仅教会了我治疗盆底功能障碍的技术，还让我明白了医者仁心的重要性。

初识刘禄斌教授，是在一个关于女性盆底疾病诊治的学术会议上。他身着白大褂，儒雅严谨，讲话条理清晰，深厚的专业知识令人敬佩。当时，我所在的科室盆底疾病诊治业务发展滞后，当我向刘禄斌教授请教时，他耐心地听取了我们的情况，并提出了一些建设性的意见。我意识到，这是一个改变科室命运的契机。于是，我主动与刘禄斌教授交流，寻求他的指导。他毫无保留地分享了他的经验，为科室的发展指明了方向。

回首往事，不禁想起我在刘禄斌教授的科室进修的那段难忘时光。那时，我肩负着提高专业素养、推动科室发展的使命，带着一颗求知若渴的心，踏入了这个充满活力的科室，在这里，我结识了良师益友，收获了宝贵的知识与经验，在学术氛围浓厚的环境中，我如饥似渴地汲取着医学知识，迅速成长。

初到科室，我便被刘禄斌教授严谨的学风、渊博的学识所折服。他总是能深入浅出地讲解复杂的专业知识，让我受益匪浅。在刘教授的指导下，我系统地学习了女性盆底疾病专业领域的最新动态、诊治规范和科研方法。他鼓励我勇于质疑、敢于创新，培养我独立思考和解决问题的能力。进修期满，我带着满满的收获回到了自己的工作岗位，我将所学知识和经验传授给同事，带动了科室的发展。在此过程中，我深感刘禄斌教授的言传身教对我影响深远。他教会了我如何成为一名优秀的医生、优秀的科主任，如何带领团队不断进步。我也将秉承他的教诲，为患者提供更好的医疗服务。

在刘禄斌教授的指导下，我们科室积极改革，提升服务质量。一方面，加强专科建设，引进先进的技术和设备，提高诊疗水平。另一方面，强化人才培养，选拔优秀青年医生送往国内外知名医院进修学习。此外，我们还加强学术交流，定期举办研讨会，促进医疗资源下沉。

2021年，我国公立医院大力推进妇幼健康专科联盟建设工作，我和刘禄斌教授共同打造了妇科盆底专科联盟，共享资源，优势互补，提升医疗服务质量，培养高水平的专业人才。在专科联盟的推动下，科室发展进入了快车道。举行学术交流15次，授课20次，手术指导95台，教学查房25次，会诊75人。科研合作项目3项。进修医护人员3名。盆底手术量由2020年的35例，上升到2023年的153例，目前已经能独立开展经阴式或经腹腔镜的盆底重建术、尿失禁手术及尿动力学检查并对盆底功能障碍性疾病有了规范的诊治和随访。同时，把盆底医学的亚专业作为科室重点发展方向之一，经过几年发展，目前完全掌握了各种通路的盆底手术，盆底手术量占据云南省第一名，成为了盆底手术的主力军。

在联盟建设过程中，我与刘禄斌教授的关系也从师生变为同事，再到朋友，我们携手同行，共同推进各项工作的开展，共同为患者的健康而努力，为我国的医疗事业贡献力量。

总结这段历程，我深感庆幸，有幸与刘禄斌教授相识、相知。在他的指导下，我不仅丰富了医学知识，还学会了如何带领团队发展。正是这段宝贵的经历，让我深刻领悟到：一个人的力量是有限的，但团结一致，就能创造无穷的力量。

这段经历犹如一幅美丽的画卷，记载着我们共同奋斗的足迹。未来，我们也将继续携手前行，为患者提供更加优质的医疗服务。坚信在刘禄斌教授的引领下，我们科室会取得更加辉煌的成就，为我国的医疗事业谱写新的篇章。

二、再难去做就不难了——我与团队联盟共创的故事

2021 年，医院正大力推进妇幼健康专科联盟建设工作，身为南苑妇一科主任兼曲靖市妇幼保健院妇女保健部部长，如何利用学科优势带动辖区妇幼健康体系共同发展，更快更好推进专科建设，一直是困扰我的问题。

随着人口老龄化进程的加快，盆底功能障碍性疾病已成为我国女性的常见病和高发病，但云南省盆底疾病亚专科发展较为滞后，我们科的人才储备不足，区域影响力不够广泛，收盆底住院行手术的患者并不多，处理的方法也比较单一局限。为此，我曾去浙江大学医学院附属妇产医院进修，我经常争取各种机会跟带教老师金杭美教授搭台配合手术，阴式手术操作技能得到很大提升。基于阴式手术技能，我又到国内知名盆底专家重庆市妇幼保健院刘禄斌主任所在科室进修，学习盆底疾病最前沿的技能，签订了重庆市妇幼保健院"两江盆底"专科联盟及曲靖市刘禄斌专家工作站。把盆底医学的亚专业作为科室重点发展方向之一，积极预约此类患者请刘禄斌教授来院带教手术，做到了大手牵小手，搭建了盆底疾病同质化管理平台，构建了女性盆底疾病防控体系。

联盟建设之初，遇到的困难确实比预想的要多得多。恰逢科室人力资源变动，只有在无数个深夜加班加点开台为在院患者行手术治疗。由于过度疲劳，出现心脏频繁早搏，冠脉部分阻塞，颈椎病以及腰椎间盘突出，承受着来自生理的痛苦与心理的多方压力。我始终宽慰并鼓舞自己：世上无难事，只怕有心人，再难去做就不难了！

后来，经过持续认真贯彻落实医院对妇幼健康专科联盟建设工作总体要求，积极探索专科联盟的发展之路，陆续与以下8家单位成功建立专科联盟，分别为：沾益区人民医院、沾益区妇幼保健院、马龙区妇幼保健院、陆良培芳医院、宣威市中医医院、宣威市妇幼保健院、宣威市立康医院、曲靖五洲妇产医院。对上级医疗机构积极寻找优质医疗资源对接，在强化自身妇科肿瘤、妇科泌尿疾病、妇女盆底功能障碍性疾病、妇科整形、妇科内分泌疾病等亚专科建设的同时，实实在在将自身优质资源下沉开展专科联盟工作，定期至下联单位开展手术带教及日常查房，进行专业知识授课及健康教育宣讲；积极开展辖区联盟工作及双向转诊，进行辖区盆底技术推广；针对其在管理能力和技术水平与人才培养的发展瓶颈问题，制定联盟工作重点，主要从三个方面进行帮扶：一是应用科室现代化管理理念，根据医疗护理质量与安全一体化、规范化建设管理要求，让联盟科室在制度、流程、组织、计划等管理要点上切实有突破，全面提升联盟科室综合管理水平；二是加强业务培训，提高联盟科室在妇科诊疗、护理技术上的服务水平。由科室牵头，成员由科主任、护士长和科室业务骨干组成专科联盟小组，通过定期或不定期到联盟机构坐诊、查房、会诊、教学、讲座等形式，来提高各联盟科室人员的专科业务水平；三是通过进修、专业技术培训、专家巡讲的学术交流等形式，加强前沿知识的交流和专业人才的培养，促进各联盟科室人员综合素质的共同提升。

下面是联盟的陆良培芳医院发生的故事：一位因"反复盆底修补术后、阴道肿物脱出2年"的老年女性患者前来就诊，妇科检查时可见一大小8cm×6cm×6cm的疝囊脱出于阴道口外，诊断为阴道前后壁脱垂（Ⅳ度）、盆底腹膜疝（Ⅳ度），患者多次盆腔盆底手术史，盆腔脏器脱垂，不能正常工作生活。我们收住院给予完善术前检查并制订了个体化的手术计划，改良并创新了盆底术式，做了国内第1例全覆盖盆底重建术，此病例被《中国临床案例成果数据库》收录。术后患者恢复良好，出院当天还为医护团队赠送了锦旗。之后，陆良培芳医院妇科许春莲主任激动不已地握着我的双手说"韩主任，您真是太好了！您不仅为病人诊治带来极大便利，更是为我们基层医院带来了无穷宝贵的资源财富啊！感谢您手把手、毫无保留地传授我们临床诊治经验及手术技巧，在您的指导下，以前能做的手术现在做得更快更好了，以前不敢做的手术现在也敢做了，我们的学科建设能力水平真的有了显著提升，是您带领大伙共同开创了梯度联动的新发展模式！我们有足够的信心，有了您亲力搭建的专科联盟平台，未来一定能够为全市妇女提供更加优质、安全、便捷、快速的卫生服务。"

目前科室依托联盟合作关系，以妇幼健康专科医疗联盟为纽带，以"强自身带基层"的作为工作核心，通过上联，在人才培养、技术帮扶、协调诊治、双向转诊、科研教学等方面与上联单位密切联系，促进科室的妇科学科发展，切实解决老百姓看病就医实际问题。同时，对下联单位，真心诚意，下沉帮扶，充分发挥带头作用，让老百姓不用舍近求远，在家门口就可享受专业的医疗服务，满足广大群众的专科服务需求，提升科室在当地的影响力及竞争力（图 5-5-1）。

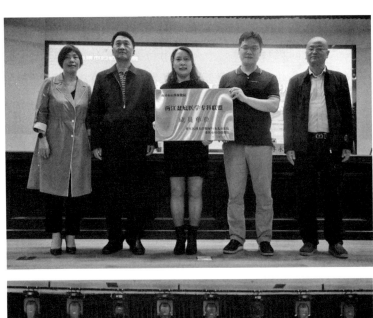

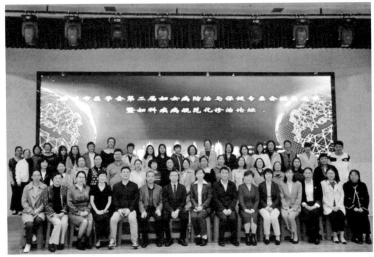

图 5-5-1　专科联盟建设

三、真诚的感谢——下联机构回赠给我最好的礼物

从小，我就跟着外公在沾益上学，沾益在心中已成为第二故乡，那里有我与亲人的情感与回忆，在内心深处一直很想为故乡做些我力所能及的事。2020年，我主动联系沾益区妇幼保健院交流搭建妇科联盟想法，想真心诚意下沉帮扶，让沾益区妇女同胞不用舍近求远，在家门口就可享受专业的医疗服务。双方一拍即合，成了一份情谊、一份牵挂。

沾益区保健院长期以来临床与保健不平衡发展，妇科领域的诊疗服务不能满足辖区妇女健康需求，导致妇科疾病三级预防从最后一环断了链子，机构的运营也处于发展的瓶颈期，妇科与产科分设，打造妇科学科建设也是医院确定的新突破点。经需求调研双方共同研究决定：在优势互补、资源共享的基础上，充分利用我带领团队的专科技术力量，实现科室管理与特色专科建设平移，加大人才培养力度，提升区妇幼保健院妇科、盆底康复等新技术、新项目，规范开展双向转诊工作。

在双方共同努力下，妇女常见病特色专科建设制度更健全、管理更规范。现妇科医师已全员到我科轮训结束，已相继自主开展了所学科目，整体服务能力得到飞速提升，沾益区妇幼保健院还参加了省级妇女常见病特色专科评比。连续3年的三八妇女节，我带领着团队参与沾益区的"两癌"筛查，完成筛查2600人次，免费阴道镜检查500余人次，双向转诊筛查异常阳性病例50余例。

3年来，经不懈努力，我带领科室团队倾力相助，帮助新开展输卵管复通术、宫、腹腔镜诊疗技术、宫颈锥切术、盆底康复手术以及推广行之有效的盆底适宜技术。沾益区妇幼保健院妇科从无到有，从有到精，医院的服务能力、服务质量得到质的提升，业务发展突飞猛进，门诊人次、住院人次逐年增长，DRG、CMI逐步提高，经济和社会地位大幅度提高。

在联盟建设经验交流会上，沾益区妇幼保健院这样说道：韩老师亦师亦友，有什么问题"骚扰"韩老师，她都会随时一一解答，韩老师经常说的一句话"只要你们需要，我随时在线"。她与她的团队永远不会放弃任何一个前来学习的医师，我们去进修时，她们的团队总是手把手地教。医生刚进修回来的时候，工作总是战战兢兢，不敢开展工作，韩老师又亲临现场手把手地带教，她走不开也会委派科室其他老师来带教，每台手术下来都要带着我们总结经验与不足，直到把我们教会、教透。

有代表性的案例、手术就会通知我们现场观摩学习，她真的是毫无保留，甚至是倾囊相授！我们无法用语言来感谢她。

当我收到这样的回赠时，我的心中总是翻腾，我及团队的一点付出，竟生成了一片森林。

在随访一位宫颈高度病变的沾益区患者时，她的反馈更坚定了我的初心与信心。她哽咽着连话都说不出来，过来许久才说出要感谢我，感谢市、区保健院的妇科医师们，让她能在家门口就享受顶级专家为自己做手术。她说："刚接到沾益保健院'两癌'筛查异常结果反馈的时候，感觉是五雷轰顶，觉得自己完了，不知道要去哪里看病、要去哪里做手术更好，怎样才能托人找到好的专家看、好的专家做手术，加上家里上有老下有小，父母生病，孩子上学，自己也要上班，越想越着急，经过再三了解，心想着怎么才找能请到韩主任看病做手术。就在此时沾益区保健院妇科主任随访时告诉我，可以联系韩主任在沾益保健院为我做手术，也可以到市保健院手术。这个消息让我欣喜若狂，当即就决定了在沾益保健院住院治疗，做梦都没有想到能在家门口就能享受到这么好的服务，解决了我的好多后顾之忧……"

像这样的案例不计其数，在家门口的可及性服务，降低了患者治疗费用，减轻家庭的经济负担；通过双向转诊和急危重症患者绿色通道，让疑难重症患者及时转诊到上级医院，接受更加规范的治疗，同时让慢性恢复期患者到基层康复、居家患者接收长期稳定的管理服务，使患者享受连续的医疗服务，实现预防、医疗、康复和重病管理的有效衔接。

用心用情的专科联盟建设，不断满足了沾益区妇女对妇女保健的多元需求，真正地为沾益妇女同胞解决"急难愁盼"的问题。沾益故事一直在路上，也将用我的毕生力量持续谱写好妇幼健康的故事。

韩春花

第六章

清 廉 奉 业

　　清正廉洁，一直是中国传统文化个人修为的最高标准。医务人员虽然不是公务人员，但也是党领导下健康卫生事业的骨干力量，同样需要养成清廉从医为人的风气，否则就与大医的精诚、仁爱背道而驰。只有清，才行得正；只有廉，才立得端。自我监管与联合监管相结合，清廉的医德医风就会深入人心。

1

联合监管 多措并举开展医德医风联合监管

党的十八大以来，依法治国、全面从严治党、反腐倡廉、崇尚和弘扬正能量，成为了新时代精神文明建设的主旨。尤其是李克强总理在十二届全国人大三次会议上所作的政府工作报告，首次提出"健康中国"概念。党的十八届五中全会，正式将"健康中国"建设和深化医改正式纳入国家"十三五"发展规划。这样一来，进一步加强医德医风建设工作也就成为唱响在全国医疗卫生体系的精神文明建设主旋律。

曲靖市妇幼保健院作为具有123年悠久建院历史的云南省唯一一所公立非营利性三级甲等妇产儿童专科医院，紧跟"健康中国"改革发展步伐，积极创新医德医风建设工作举措。院党政班子以清晰的改革思路，主动出击，通过与上级纪委建立医德医风联合监管机制，为医院在新时期、新医改背景下的医德医风建设工作翻开了崭新一页，取得了显著成效。这些创新举措能行之有效，主要源自以下三点原因：

一、敢为人先，主动出击，防患未然，向医院自身"开刀"，向违纪违法亮剑

一直以来，曲靖市妇幼保健院的医德医风建设工作一度处于被动学习国家法律法规和国家、省、市卫生主管部门的规定上，年年说月月做，大会小会若干，但收效并不明显。2014年3月以来，借助成功创建三级甲等专科医院、"爱婴医院"、省市级文明单位等大好契机，医院党政班子及时将医德医风管理工作思路更新换代，减少和杜绝浮于表面的被动应对，拿出敢为人先的勇气和积极主动的态度，迅速达成共识，与其等到因为监管不到位导致医院干部职工在医德医风上出了问题，损害了医院的百年妇幼卫生品牌，上级纪委甚至司法部门介入处理，不如勇敢拿起"手术刀"，向医院自身率先"开刀"、向违法乱纪亮剑，让有可能滋养违背医德医风的土壤、环境在医院没有生存之机和立足之地，真正做到防患于未然，提前预防诊治医德医风的"未病"。

基于上述考量，曲靖市妇幼保健院党政班子主动与上级纪委联系，迅速敲定了

由曲靖市纪委派出第五纪工委与曲靖市妇幼保健院协作联动，在 2016 年全年对医院医德医风建设开展联合监管的实施方案和推进方案，以"六个一"为主要内容（召开一次动员会、推进会、总结会，开通一个医德医风信访举报专属通道，开展一次对重点岗位人员的提醒谈话和警示教育活动，严肃查处一批顶风违纪人员，举办一次以医德医风建设为主题的演讲比赛，召开一次医德医风先进个人、先进集体表彰大会），全面推进医德医风联合监管各项工作。

二、法纪为线，制度为先，精神为纲，借助医德医风管理工作有效推进医院文化建设

2014 年至今的两年时间里，院党政班子带领全院干部职工，一步一个脚印将法治教育、制度化建设渗透到医德医风建设、党风廉政建设和医院文化建设中。两年来，院党政班子先后在全院范围内明确提出和督导贯彻了"四个不一"（不多收一分不该收的医药费、不出一台医疗差错责任事故、不拒收一名前来就诊的患者、不让一名患者和家属失望而归）、"四个杜绝"（杜绝政治思想的"错、淡、漠"，工作作风的"庸、懒、散"，为民服务的"生、冷、硬"和行医从业中的"私、奢、贪"）、"六个带头"（带头学习，增强能力；带头转作风，真抓实干；带头弘扬正气，维护团结，和谐共事；带头勤俭节约，反对铺张浪费；带头遵纪守法，自觉做廉洁行医的模范；带头争当专业技术能手，推动医院和科室各项工作再上新台阶）等工作要求，以卫生系统发生的典型案例开展警示教育等多种形式，全面弘扬正能量，让全院干部职工知道法纪红线不可触碰，纪律制度不可妄越，让大家明确应该遵守的道德纪律底线是什么，使严格律己慎行的良好医院文化氛围蔚然成风，让医德医风、行风建设踏上了严格、规范、持续良性发展的轨道。

在 2016 年医院工作会上，院领导进一步明确了"以整体党建工作为着力点、以思想政治工作和医院文化建设为载体，狠抓医院医德医风建设和行风建设，务实推进'三严三实'、忠诚、干净、担当专题教育各项工作，坚决落实奉行九不准要求，让医院广大党员、中层干部自觉成为新医改形势下克己奉公的表率的管理思路，并立即安排分管院领导继续把医院制度化建设工作作为常态来抓，将"依法治院、制度管院"作为确保医院可持续发展的根本保障。医院对医德医风制度化建设工作的常抓不懈，查找和弥补了医德医风与行风建设等工作中的不足，从全院精神和物质

层面，把"千里之堤毁于蚁穴"的风险降到了最低点。

三、端正态度，发扬精神，落实责任，稳步推进医德医风联合监管工作

在医德医风联合监管动员大会上，院领导着重强调了"三讲"的联合监管总体工作要求，即讲态度，用严肃端正的态度看待和参与医德医风联合监管活动；讲精神，把医院的百年良好专业精神继承下来、发扬下去；讲责任，坚决把医德医风联合监管工作责任逐层逐级落实到科、落实到人。这三点要求，正在曲靖市妇幼保健院医德医风建设的各个环节中日益凸显。

针对医院服务态度、服务质量还有瑕疵，甚至少数职工在医德医风方面长期累积出了一些沉疴流弊、千强调万强调也难以改变积习的实际情况，曲靖市妇幼保健院与上级纪委迅速制定、细化了奖惩条例并立即投诸实施，借助上级纪委自身担负的监察监管职能，齐心协力开展医德医风排查和整改，对极少数有顶风违纪倾向的科室和人员提前进行谈话教育，对不积极配合、不遵纪守规的科室和人员严肃查处，绝不姑息迁就。通过加强廉洁教育、完善监管制度、拓宽监督渠道、严肃工作纪律来建立行之有效的联合监管机制，最终实现"医护人员受教育、医德医风上水平、医患关系更和谐、人民群众更满意"的总体目标。

医德医风联合监管在曲靖市妇幼保健院所在的云南省曲靖市医疗卫生行业中尚属首创。这样的医德医风管理模式因为其严肃性、高效性和必然下沉渗入临床医技基层一线日常工作点滴才能实施的实效性，势必在不久的将来得到更进一步的推广和应用。我们有信心将这样的模式坚持下来、实施下去，相信通过常抓不懈的医德医风管理工作，一定会让精神文明之花在曲靖市妇幼保健院竞相开放，让医德医风建设成果真正成为医疗卫生单位市场竞争、树立良好形象、获得民众信赖的"风向标"，更好为人民福祉和社会和谐贡献力量。

余雄武

2 将"清廉医院"建设融入医院新时代改革发展的框架

今天调研组到我院调研，我谨代表曲靖市妇幼保健院党委就我院"清廉医院"建设工作作如下汇报：

首先向大家介绍一下医院的基本情况。曲靖市妇幼保健院于1893年始建于上海，经历了上海市立产院、上海市第二妇婴保健院两个阶段后，于1972年从上海以全建制迁入曲靖，成立曲靖地区妇幼医院，后更名为曲靖市妇幼医院，2013年与原曲靖市妇幼保健院整合成为新的曲靖市妇幼保健院，至今已走过了129年的发展历程。现有寥廓、南苑、西关三个院区，在职职工1721人，其中，硕士研究生70人，高职人员192人。院党委始终坚持党建引领，严守安全红线，强化学科建设，守护妇幼健康，确保医院运营平稳有序。2021年门诊总诊疗人次107.8万余人次，住院人次5.6万人次，2022年上半年，门诊总诊疗人次68.9万余人次，住院人次2.6万人次，服务范围涵盖全市并辐射到滇、黔、桂三省交界地区。在市委、市委卫健工委的坚强领导下，医院坚持以习近平新时代中国特色社会主义思想为指导，以政治建设为统领，全面加强党的领导，全面学习贯彻落实习近平总书记关于全面从严治党和卫生健康工作的系列重要讲话精神，在"健康曲靖"和"清廉曲靖"建设进程中，坚定不移将"清廉医院"建设融入医院新时代改革发展主体框架，目标明确、步骤清晰地开展"清廉医院"建设。

下面向大家汇报"清廉医院"建设工作的推进情况。

（一）强化党建引领，严格落实全面从严治党责任

2021年7月，医院主要领导在参加全市开展清廉曲靖建设、清廉医院建设动员部署会后，第一时间响应市委、市纪委的安排部署，组织全体党员、中层干部、风险岗位人员召开"清廉医院"建设动员会，一个月后再次召开党委中心组专题学习暨"清廉医院"建设工作推进会。院党委在启动阶段就明确和坚定了信心，一定要通过"清廉医院"建设来坚决整肃行风院风。接下来，专门设立"清廉医院"建设工作领导小组，多次召开专题研究部署清廉医院建设相关工作，制定清廉医院建设

的具体计划和任务清单，分解落实到各班子成员，分片包干具体负责，推动各科室清理整治工作走向纵深。

（二）强化"四责协同"，全面提升集成多元共治合力

深化细化全面从严治党"四责协同"机制，切实把管党治党责任压紧压实，把责任压力传导到位，实现党委主体责任、纪检监察室监督责任、党委书记"第一责任人"的责任和班子成员"一岗双责"统一联动、合力运行。加强医院纪检监察干部队伍建设，配足配强专责监督力量，提高专责监督能力水平，把"清廉医院"建设的网格化监督细化到医院每个科室、各个环节、逐个流程中去，堵全堵实监督死角，以监督推动责任落实、提升"清廉医院"建设实效，切实做到党委牵头主抓、纪委具体落实、部门配合推进、职工全员参与。

（三）强化制度建设，突出保证权力行使阳光运行

严格落实"三重一大"事项集体决策、主要负责人"不直接分管"和"末位表态"制度，在党委领导下的院长负责制全新体制框架内，不断细化完善书记院长沟通会、院长办公会、党委会、党委领导下的院长负责制执行情况报告制度等各项相应制度，以制度为纲进一步保障权力的阳光行使。同时，院党委牵头完善医院干部考核体系，从德、能、勤、绩、廉五方面进行综合考评，尤其对干部是否切实做到清廉行医、遵纪守规进行严格考核，若存在廉洁问题一经查实严肃查处；进一步强化台账闭环管理，严肃纪律责任追究，制定了《"清廉医院"建设跟踪问效督查机制》，坚决杜绝"清廉医院"建设流于形式，务求各项要求落地见效。今年上半年，院党委专门组织召开"七零科室"创建动员会，在全院临床、医技科室全面开展"七零科室"创建评选工作，对收受红包、收受回扣、欺诈骗保、过度诊疗、违规受赠、牟利转介、生冷硬推的7种违法违纪行为以零容忍的态度坚决惩治。今年8.19医师节，对38个"零投诉"科室进行表彰，旨在以确保"七个零容忍"的实际行动来坚守人民群众生命健康安全底线，以反腐倡廉新成效保障医院正当的质量效益和可持续发展。

（四）强化综合管理，着力提升医院整体管理效能

按照"医院党委—党支部—科室"设置网格，院党委为一级网格组织，各党支部为二级网格组织，以各党支部辖属科室作为三级网格组织。院党委班子以身作则

带好头，带动各党支部书记、各科室负责人坚决扛起从严管党治党的政治责任，克服甩手掌柜、纪委包办的推诿思想，坚持问题导向，直面问题、不避矛盾，真正实现"一级抓一级、一级带一级"的工作要求。根据《曲靖市妇幼保健院内部行风专管员暂行规定》，在院内各部门、各业务科室设立行风专管员99名，达到了所有科室全覆盖。与各党支部、科室每年签订《曲靖市妇幼保健院党风廉政建设目标管理责任书》，每年对科室、党支部进行清廉考评，将党风廉政建设的各项要求细化到医疗业务和行政管理工作的各个环节，抓实党风廉政建设主体责任。

（五）强化监督执纪，持续开展重点领域专项治理

在总结汲取主动联系与市纪委开展医德医风联合监管取得良好成效和经验基础上，2017年、2019年以及2021年，院党委牵头组织开展三次行业不正之风专项清理整治。院党委、纪委及时下发清理整治工作实施方案；向全院公布上缴不当所得的账号和方式，发放"廉洁信封"；分批次对全院重点科室主任、副主任及重点岗位人员开展个别廉政提醒谈话。在2021年专项清理整治中，院党委书记带领纪委，利用周末时段，对关键岗位中层干部、风险岗位工作人员开展了97人次的一对一廉政提醒谈话。分管领导对儿科、妇产科两大系列各科室以及相应科室所属的党支部书记分别再次开展廉政提醒谈话；对两个院区开展廉政大查房，对各科室、职工学习清廉医院建设要求进行抽查；集中观看警示教育片，通报身边的典型案例，以案促改；召开清廉医院建设暨药品供应企业座谈会等。院党委借助上述一系列措施，紧盯工程项目招投标、设备、药品制剂招标采购、药品回扣等廉政风险高发点，一体推进不敢腐、不能腐、不想腐，做到真管真严，敢管敢严，长管长严。

清廉医院建设启动时，就在两院区醒目位置设置了"红包""回扣"清廉举报箱、开通举报电话、微信公众号、院务公开栏等形式接受患者和社会各界的监督。同时在今年升级换代"珠源微评"系统平台，持续对全院临床、医技科室和医、药、护、技等窗口部门共计72个科室、1401人的相关信息进行跟踪维护完善，监测评价结果，调试两院区立体触摸评价器，完善优化系统，满足广大患者便捷式评价流程要求，促成全院医务人员接受全方位监督检查。

（六）强化文化建设，促进医院高质量和谐发展

院党委通过文化墙、宣传栏、公众号等宣传阵地，持续加大宣传力度，组织党

员干部认真学习习近平系列重要讲话和党纪党规，以专题会、报告会、清廉党课、"清廉宣誓"、不定期开展自查自纠、督促检查、交心谈心等形式，将"清廉医院"建设要求及《廉洁从业行业九项准则》融入日常学习。

去年年底，按照"党委书记带头讲党课"要求，我结合医院"清廉医院"建设的具体工作情况及曲靖市委卫健工委陈波副书记提出的"七个问一问"，总结出"三个七"清廉党课在全院宣讲。用算清"人生七笔账"，做到"七个想一想"，开好"清廉七处方"来诠释医者廉洁行医的必要性。其中，"调和阴阳方""益气固表方""清热解毒方""泻南补北方""活血化瘀方""温阳散寒方""扶正祛邪方"的"清廉七处方"，将中医知识与"清廉医院"紧密结合，引发了全院干部职工广泛讨论学习；全力构建清廉文化长廊，让干部职工对违纪违法典型案例和"清廉医院"建设目的要求做到耳濡目染、耳熟能详，一方面强化正面激励，大力宣传表彰医德高尚、医术精湛、敬业奉献的先进典型，另一方面挖掘反面教材、典型案例，强化反面典型的警示威慑作用；在重要节假日印送《致职工家属的一封信》，倡导以清廉家风推动形成干部职工良好的纪律作风；院史馆项目将"清廉医院"建设作为重要板块，力争打造成全市廉政文化示范教学基地。

"清廉医院"建设是一个长期任务，目前取得了一定成效正稳步向前，但还存在一些问题：一是廉政风险点隐蔽性越来越强。在贯彻执行国家、省、市方针政策方面与上级要求还存有一定的差距，主要体现在廉政风险点在形式上更加隐蔽，查处难度更大，发现问题、查摆问题深度、广度、力度不足。对于一些新问题、隐形变异问题研判能力不足，不能一针见血指出，亦未能深挖问题背后的原因，以致廉政风险点不能被及时封堵，廉政风险防范有滞后性。二是精准践行监督执纪"四种形态"还有欠缺。院纪委虽然将"咬耳扯袖、红脸出汗"作为常态，开展经常性的教育提醒、谈心谈话，但是在实际操作中，约谈提醒缺乏针对性，对存在的苗头性、倾向性问题了解不够深入，致使谈话有时收效甚微，没有起到应有的防范和遏制作用，结合实际主动开展违纪违法案件警示教育不够。

站在新的起点上，踏上新的赶考之路，二届党委将更加紧密地团结在以习近平同志为核心的党中央周围，锐意进取、开拓创新，担起曲靖妇幼未来发展之责，持续巩固"清廉医院"建设成效，坚持"清廉医院"建设常抓不懈，狠抓党风廉政建设责任制落实，坚定不移正风肃纪，深入推进党风廉政建设和反腐败工作，为医院各项工作提供坚实保障。

第一，全面履行主体责任。自觉扎实抓牢全面从严治党主责主业，长期坚持"严"的主基调，不定期开展自查自纠、专项清理整治、督促检查，时常发现问题，提提领子、扯扯袖子，让"红脸出汗"成为避免出现问题的关键武器。

第二，驰而不息纠治"四风"。"四风"问题易发、多发，反弹性、隐蔽性强，必须要贯彻落实中央八项规定及实施细则精神、医疗机构从业人员廉洁从业"九项准则"规定，强化医德医风考评及结果运用，为医以德，从医以廉，秉公用权。

第三，严明党的纪律和各项规章制度。以党的"六大纪律"为戒尺，把廉洁自律作为干事创业的基本要求，紧盯关键节点，通过常态化思想动员、廉政谈话，形成震慑，切实把不敢腐、不能腐、不想腐的思想树立起来，运用好监督执纪"四种形态"，敢抓敢管。

各位领导，"清廉医院"建设是"健康曲靖"建设的必要关键板块，关乎新时代进一步加强公立医院党的建设，关乎人民群众对公立医院的信任和期待，更关乎医院逐步实现高质量跨越发展大业能否成功。我们必将一以贯之地以责无旁贷的责任感和为干部职工负责、为人民群众负责的态度，以扎实有效的工作举措，真正把曲靖市妇幼保健院建设成为上级党委政府肯定、广大人民群众满意的"清廉医院"。

（作者 2022 年 9 月"清廉医院"建设工作的汇报）

余雄武

3 "三个七"培养清廉好医者 建设清廉好医院

从古至今，医者就承担着生命的重托。一些熟悉我的同志也知道，我一直都以医者自居，以医者为荣。若不是因为上级党委政府培养重视，让我担起了党员领导干部的职责，我愿意一辈子只做一名"白衣执甲为苍生"的临床一线医者，全心全意为患者的生命健康服务。我深知，一名合格的医者，必须廉洁行医，才能无愧于党和国家，无愧于人民，无愧于患者。

前段时间，曲靖市委卫健工委陈波副书记提出了"七个问一问"，从患者就医的角度出发，直击医疗行业的痛点，提出灵魂的拷问，直抵人心，发人深省，在全市医疗卫生系统引起了不小的震动。"七个问一问"再次提醒我们的医者，必须将心比心体察患者的冷暖与疾苦，必须换位思考感受患者的无奈与痛苦，要以人民群众不断多元化的卫生健康需求为导向，以清廉医院建设的显著成效来进一步赢得人民群众信任和理解，在新时代全新树立公立医院服务为民的形象。

我自己结合医院自"清廉医院"建设启动至今的具体工作情况，借这次清廉党课，总结出"三个七"。这"三个七"，绝非我拍拍脑袋就想出来的，更非照搬照抄敷衍了事，而是从医院客观实际出发，结合一些已有的提法，经过深入总结提炼来与大家共勉的真切情感和感受。

一、算清"人生七笔账"

为医者，当先医己心，而后医人。自己的心灵如果出了问题，为患者诊治的感情就不真、动机就不纯，唯利至上，唯利是图，各种触目惊心的医疗行业领域贪腐案例就层出不穷。我跟大家分享几个真实数据：云南省纪委监委自 2019 年以来，对全省医疗卫生行业行风建设及不正之风开展专项监督检查。截至 2021 年 5 月，全省共查处医疗卫生系统腐败案件 179 起，审查调查 133 人，给予党纪政务处分 261 人，另外，三级公立医院、乡镇卫生所等 3 万余人主动上交了不当所得。其实，纪委通报里一个个倒在党纪国法下的腐败分子，有的就是我们平时熟悉的人。心之所患，贪之所依。治不好自己心灵的病，腐败就会离我们越来越近。今天清廉党课的第一节，我希望大家每个人都能从被绳之以法的"身边人"的真实案例中总结教训，反省自我，时刻守住法律底线，算清自己的"人生七笔账"。

一是算清政治账，不要自毁前程。每一个党员干部，尤其是领导干部，都倾注了组织的关心培养。我来到曲靖市妇幼保健院任职马上满8年，8年里我经常对大家说，要敬畏组织，感恩组织。同志们，组织是什么？组织是毛主席在井冈山进行"三湾改编"时坚决建在连队上的党支部，组织是习近平总书记自党的十八大、十九大以来反复强调的对一切工作都必须实现的党的领导，组织是每一个党员干部逐步成熟、获得成长、走向成功的强大保障。换种说法，组织是关心和指引我们成长的主灯塔和领航标。离开了组织，就必然失去成长和成功的舞台。如果把握不住自己，贪念难改、欲壑难填，最终走上了违法犯罪的道路，过去在组织的培养中积极努力所积累的一切，顷刻化为乌有，既断送了自己的事业和前途，又给组织和医院的形象造成严重损害。算不好"政治账"而自毁前程，这笔账实在欠不得。

二是算清经济账，不要倾家荡产。作为医者，如果常怀知足感恩之心，我们的合法个人经济收入与若干行业人员相比，已经算很丰厚了，至少衣食住行的条件是偏好偏优的。但是，无论社会怎么发展，纸醉金迷、物欲横流的诱惑总是存在的。少数医护人员在诱惑中贪欲作祟，在攀比中内心失衡，自认为付出太多，得到太少，心有不甘，就像我们老话说的"瞌睡遇到枕头"，轻易就倒在了不法商人的"花式围猎"之下，将治病救人的神圣天职变成了肮脏龌龊的利益交换，最终堕入深渊、万劫不复。同志们有没有细算过这笔"经济账"？现在你每年拿多少工资、奖金福利，到退休还要拿多少年、多少钱？拿着这些合法合理的收入，那种轻松平安的感觉更好，还是拿着非法所得心惊胆战更好？假如被判刑、开除公职，虽然以权谋私、利用职务之便贪占了单位或个人的钱，但到头来不但非法所得全部清退，而且自己本来应得的几十年合法收入全部泡汤，实在是得不偿失。再者，贪污腐败的反面典型，无一不是收来的钱不敢存银行，也不敢搞投资，生怕留下蛛丝马迹，大量的现金不敢放在自己家里，只能费尽心思去藏，拿着大把的钱也不敢花，以至于受潮发霉。算不好"经济账"而倾家荡产，这笔账实在划不来。

三是算清名誉账，不要身败名裂。如果以自己的"己"字为圆心，以贪腐的"贪"字为半径，那么画出来的就是臭名昭著；如果以群众的"众"字为坐标，以清廉的"廉"字为标尺，描绘出来的才会是光明人生。对于我们广大党员干部来说，共产党员的称号是最高荣誉，要算清"名誉账"，不仅要考虑个人在常年工作中所赢得的职务和职称、尊重和地位，更要倍加珍惜党员干部的声誉形象，时刻从共产党员的视角出发，反复警示，甚至警告自己，党的良好声誉不容玷污，党的光荣形象不容抹黑。算不好"名誉账"而身败名裂，教训实在深刻。

四是算清家庭账，不要家庭破碎。事业有成、家庭美满，应该是人生最大的幸福，我们要本着对自己、对家庭负责的态度，正确处理事业与家庭的关系、公事与私事的关系，记住"莫伸手，伸手必被捉"，否则害了自己，也害了家人。算不好"家庭账"而家庭破碎，结局实在悲凉。

五是算清亲情账，不要众叛亲离。做一个廉洁自律的医者，会赢得患者的尊重信任，获得领导同事的认可，亲朋好友也会引以为荣。在择友交友的问题上，大事要讲原则，小事要讲风格，谨慎交友、从善交友、择廉交友，把亲朋好友的支持化为我们发展事业的动力，激励自己清白做人、廉洁行医。算不好"亲情账"而众叛亲离，代价实在惨痛。

六是算清自由账，不要身陷囹圄。自由是我们最宝贵的财富之一。如果沦落到在高墙铁窗内勉强度日，还谈什么自由？我们要始终保持一种清醒的头脑，想一想高墙内外截然不同的生活，想一想和生命一样珍贵的自由，千万不能做贪图蝇头小利而悔恨终生的蠢事，珍惜自由工作、自由生活的美好时光。算不好"自由账"而身陷囹圄，下场实在痛心。

七是算清健康账，不要心力交瘁。健康就像自由一样，千金不换。能心胸坦荡廉洁从医，自然可以身心愉快。如果收取不义之财，精神高度紧张，心理压力加重，必然危及健康。而且，贪腐行为必然滋长奢侈骄靡之风，整日不务正业放纵享乐，灵魂和身体都会被渐渐掏空。所以，算不好"健康账"而心力交瘁，损失实在巨大。

同志们，这"七笔账"，笔笔清楚明了，账账发人深思。每个党员干部一定要慎独慎微，清醒认知我们面临的诱惑和风险，问问自己该坚守什么，选择什么，放弃什么，若是算错一笔账，人生就会是一个"大败仗"。

当然，廉洁行医不是要求我们医者与外界断绝联系，我们并没有生活在真空中，也食人间烟火，也有亲朋好友，但是，作为一名身穿白大褂的医者，要"常修从医之德，常怀律己之心，长思贪欲之害，常戒非分之想"；作为一名共产党员，要"讲亲情不能错位，讲友情不能变味"，我们的思想境地、道德修养绝不能痴迷于物质享受，不管在工作上还是生活中，行得正，坐得端，才能无愧于党和国家，无愧于人民，无愧于患者。

二、做到"七个想一想"

在临床一线工作的30多年，我目睹了太多疾病给每一位病人、每一个家庭带来的困扰和灾难，"病倒一个人，塌下一个家"的悲剧不时在上演，"因病致贫""因病返贫"之"痛"，痛在我们每一位医者的心上。但是，仍然有少数医务人员不顾患者利益、不多做换位思考，只想往自己口袋里装不义之财，甚至一度出现边交边收、少交多收的情况，这些禁而不绝的现象令我心惊，也令我心痛。医生为什么会收受回扣？这个问题一度让我深思。我看过一些资料，深有同感。我认为，这是一个互为因果的问题。如果所有医务工作者拒绝收回扣，那么药企就不会通过各种"歪门邪道"来腐蚀我们，在这条因果线中，我敢说，没有无辜的人。

接下来，我结合自己对"七个问一问"的深入剖析，来和大家一起交流一下"七个想一想"。

一想思想认识是否到位。院党委带领全院持续开展"清廉医院"建设工作，是市委、市纪委全面建设"清廉曲靖"的重要板块，是我们近年来党风行风成果的拓展和延伸，是推动我们进一步规范诊疗行为、更好服务人民、净化政治生态、优化执业环境的有效途径。建清廉医院，做清廉医者，不但是政治任务、政治要求，更是我们更好生存发展的一个核心要素。现在的同质化竞争越来越激烈，当人民群众选择医院时，"清廉"就是信任的前提。如果贪腐成风、恶名在外，人民群众不信任你，当然不选择你。所以，我们的思想认识要提升到关系自己和医院生存发展的高度上来。

二想务实功夫是否下足。改进作风要真改实改，整而不改就是一阵风，改而不实就是一场空。院党政班子出于对医院改革发展的高度负责、对所有医务人员的真情关切，衷心希望去年9月开展的第三次专项清理整治是曲靖妇幼的最后一次。经此一次清理整治，我们曲靖妇幼的天更蓝、风更清、人更美、事更顺，我们所有的干部职工都踏踏实实做事、干干净净做人，把心思、精力、行动放在为患者生命健康服务上。同志们，我们现在来想一想：清廉医院建设启动至今，有没有切实履行科室承诺书和个人承诺书上的郑重承诺？院党委、纪委一定要抓紧落实承诺书的履行情况，对说到做不到的严惩不贷。

三想建设成果是否见效。成绩代表过去，未来任重道远。纠风之难，难在防止反弹。从习近平总书记在中央纪委全会的历次重要讲话中不难看出，"政贵有恒，治须有常"，改作风，不单要看一时之变，更要追求长久之态。如果来得猛、去得快，风过一切照旧，不但会导致"新的形式主义"，使建设成效大打折扣，也会凉了人心、伤了民心。只有以锲而不舍、驰而不息的精神持久抓，改作风才能积小成为大成、积小胜为大胜，才能改出成效，取得长效。

四想压力传导是否顺畅。压力层层传导，不能只停在"传导"上。如果出现"上热中温下冷"现象，就会导致传导失效。要想真正把压力传导好，"上中下"一个都不能少。上面班子要抓好，队伍才能带好；中间中层干部的上传下达要做好；下面科室员工要执行好、落实好。当然，压力传导也要避免陷入误区，层层传导不能变成层层加码，层层压责不能变成层层卸责。压力层层传导，是压力，也是动力，是责任，也是监管。只有让压力传导有温度、有力度，不变形、不流失，才能严管有效、执行有力。

五想责任链条是否拧紧。清廉医院建设是一项系统工程。任何一项系统工程都涉及方方面面，哪怕是一颗螺丝钉的松动，都会导致整个链条的松动甚至垮塌。推进清廉医院建设进程中，我作为"班长"，我看上级党委，院班子看我，中层看班子，职工看中层，整个责任链条才紧实牢固。

六想贯彻执行是否到位。军事上有句话叫作"三分战略，七分执行"。清廉医院建设也是如此。战略决策再高超，政策措施再完善，执行不到位，也是一纸空文。执行力是做好事、干成事的必要前提。什么才是真正的执行力？对每一个党员干部而言，就是狠抓落实、依法办事、富有成效的能力；对领导班子以及各级党组织而言，就是号召力、组织力、凝聚力和战斗力。只有以提高执行力作为加强作风建设的切入点，才能更好地营造风清气正、务求实效的工作氛围，从而为"清廉医院"建设尽力。

七想党建促廉是否抓紧。各位支部书记务必牢记，全院基层党支部这一级党组织开展好党建促廉是院党委交付给你们的重大责任。一岗双责也好、一案双查也好，一旦支部所辖科室的人员经查实涉纪涉案，你们也要担负相应的领导责任。所以，各位支部书记要在基层党建工作中当好勤廉表率，带领支部党员时时谨记"祸患常积于忽微"的道理，把控住党员思想方向，管得住党员言行小节，带头抵制不正之风，确保在基层支部形成党员纪律要求和医院管理制度的足够威慑度，形成"党建促廉"的长效化管理。

同志们，不管是曲靖市卫健工委陈波副书记提出的"七个问一问"，还是我结合"清廉医院"建设实际情况总结的"七个想一想"，每名党员干部都要举一反三，在岁末年初的关键新起点上，对全院清廉医院建设进行一次"大排查"，真正动起来、紧起来、严起来，紧紧围绕全市"清廉曲靖"和"清廉医院"建设战略目标，一体推进"不敢腐、不能腐、不想腐"，努力打造党风清廉、行风清新、院风清净、医风清洁、作风清朗的"清廉医院"，为医院实现跨越式高质量发展提供坚强保障。

三、开好"清廉七处方"

清风涵养医风，润物无声。医院清廉文化长廊上，有这样一张"清廉处方"，大家每天早上行政交班的时候都要从长廊经过，同志们有没有仔细看过上面的内容？"清廉医院"不是贴在墙上的标语和喊出来的口号，而是要落到实处。虽然我不是学中医出身的医者，但是我主政县市级中医院多年，下面，我结合"清廉七处方"谈几点感想和要求：

一是调和阴阳方：两手齐抓，打造清廉医院。中医主张："阴平阳秘，精神乃治，阴阳离决，精气乃绝"。医疗安全和清廉医院建设，正如阴阳两方面，两手都要抓、两手都要硬，更要注重"阴阳调和"。第二次党代会已圆满召开，各分管院领导和科室负责人要尽心尽责抓好安全生产，抓好医疗安全，抓好科室管理，保证科室各项工作在清廉医院建设推进过程中有序开展，杜绝出现廉政建设和运营管理脱节的"阴阳失调"现象。

二是益气固表方：健全制度，优化医德医风。中医主张："卫气者，为言护卫周身，不使外邪侵犯也"。清廉医院建设，人管不如制度管，强大的制度保障，就像"卫气"，保护着我们的党风行风，外邪难以侵袭，不断健全制度就是益气固表的良方。完善的党风行风管理制度就像法律一样，人人有效，人人平等，如果人人遵守，才能管理顺畅，"天地气合，万物自生"，建章立制得到全面完善后，"卫固于外，则腠理不虚"，不想拿、不敢拿、不能拿这种制度的笼子就会全面收紧，制度本身的约束和管理作用才会彰显。

三是清热解毒方：加强监督，严肃执纪问责。中医主张："热于外感，火由内生，热火炽盛，阻隔经络，疾病丛生"。院党委、纪委，一定要坚持严的主基调，始终以严清热、用严清毒。要始终保持惩治腐败的高压态势，聚焦重点岗位和关键环节，紧紧盯住各种"潜规则""微腐败"，逢热就清，逢毒就除，露头就打。

四是泻南补北方：常敲警钟，筑牢廉洁防线。清廉如水，贪念如火，中医主张"风动则火旺，火旺则水干，水干则地损"，心火旺盛，水火不济，只有常敲"警钟"、常念"紧箍咒"，滋阴泻火，党员干部才能少犯错、不犯错。在今年清理整治阶段，我们观看过警示教育片，开展了对临床医技科室中层干部的廉政提醒谈话。对于反面典型，我们一定要引以为戒，警钟长鸣，筑牢思想道德防线，增强廉洁自律意识，切实提高自身拒腐防变的能力。让"公清若水"蔚然成风，让清廉之风源远流长。

五是活血化瘀方：打通环节，提高工作效率。中医主张："瘀血内结，妨碍气机，阻滞经脉，其内不疏"。我们要更好地整合内部资源，让每个人都负起责任来齐抓共管，同时充分调动人民群众的积极性，请群众参与、让群众评判、受群众监督。全体干部职工和群众一起行动，打通"清廉医院"建设的各个环节，"疏其血气，令其调达"，不断让清廉医院建设向纵深推进。

六是温阳散寒方：加强学习，提升能力水平。中医提倡："阳气者，若天与日，失其所，则折寿而不彰"。古人把阳气比作天空与太阳的关系，如果天空没有太阳，那么大地都是黑暗不明的，万物也不能生长。去年11月16日，国家卫生健康委、国家医保局、国家中医药管理局联合制定印发了《医疗机构工作人员廉洁从业九项准则》。《九项准则》是在"九不准"从严治理内核的基础上，从内容到形式都进行了升级完善，为我们医者划清了基本行为底线，制定了"温阳散寒"的良方。只有全面贯彻落实《九项准则》等相关要求，才能驱逐贪念腐化的阴寒之气，坚持把清廉作为我们的"第一形象"。

七是扶正祛邪方：弘扬正气，强化规矩意识。中医提倡："邪之所凑，其气必虚，正气存内，邪不可干"。守纪律、讲规矩、转作风、树正气，持续养成主动用规矩意识扶正祛邪的自觉性，这就是扶正祛邪的去病猛药。在纪律规矩面前，任何人都没有"任性"的特权，我们每一名党员干部都要做到知晓规矩、认同规矩、遵守规矩、维护规矩，更要走"正步"、行"正路"，做一个无愧的医者。

同志们：

今天我的清廉党课，"算清人生七笔账""做到七个想一想""开好清廉七处方"，既是我对全院干部职工合力建设好清廉医院的统一要求，更是我对大家的真实情感。总之，不能不管它"三七二十一"，而是每人都要牢记这"三个七"，医者才能廉洁行医。

党课即将结束，我还是要郑重提醒大家，春节将至，"节点"对于我们党员干部来说，就是"考点"，要坚决杜绝节日的"微腐败"。

最后，提前祝大家春节快乐！事业有成！

（作者在医院清廉党课的讲话）

余雄武

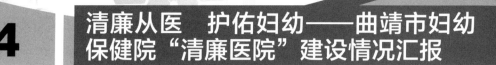

4

清廉从医 护佑妇幼——曲靖市妇幼保健院"清廉医院"建设情况汇报

自"清廉曲靖"建设工作开展以来，曲靖市妇幼保健院党委高度重视，及时响应，积极履行党风廉政建设主体责任，重构了"三纵九横"组织架构，深入开展"小切口"整治院内"四风"问题，全面深入推进"清廉医院"建设。

引领：风展党旗方向明

方向明，则风气正；全局清，则事业兴。当建设"清廉曲靖"的嘹亮号角全面吹响，曲靖市妇幼保健院党委站在统揽全局的高度，闻令而动，及时召开清廉医院建设动员会，并多次召开专项推进会。院党委充分发挥统筹全局的作用，以"清廉医院"建设为抓手，深化细化全面从严治党"四责协同"机制。明确将"清廉医院"建设纳入医院"十四五"发展规划中高位统筹，作为"十四五"期间医院必须完成的重大事项来推进和抓实。

医院党委将 20 个在职基层党支部继续优化分设为 36 个，构建起党委统揽全局，党政班子成员分头负责，各科室具体抓落实的"三纵九横"网格体系，将基层党支部锻造成为医院党风廉政建设的"前哨堡垒"，通过"清廉科室"示范点建设，将基层科室打造成清廉医院的"末梢神经"。

铸魂：教育教化固根基

"生其水土而知其人心，安其教训而服习其道"。曲靖市妇幼保健院不断强化廉政教育的教化警示作用，把学习宣传贯彻习近平新时代中国特色社会主义思想及重要指示批示精神作为首要政治任务，通过党委理论学习中心组集中学习、专题辅导、读书交流等多项活动，引导党员干部加强学习。

此外，医院还与市纪委（监委）和其他市直部门定期不定期联合开展廉政建设主题党日活动，常态化开展先进典型学习和反面典型警示教育，并通过党委书记讲清廉党课等形式为干部职工治"未病"，筑牢全院党员干部职工思想道德防线。

规矩：四梁八柱明边界

"必使边界无贪小利，强弱不得相陵。"清晰的边界，保证了医院在清廉的框架下，井井有条地高效运转。

　　曲靖市妇幼保健院从药品、设备、耗材的采购等重点环节入手，建立党风廉政建设相关制度，打牢清廉医院建设的"四梁八柱"。医院严格落实"三重一大"事项集体决策、主要负责人"不直接分管"和"末位表态"制度。同时，院党委牵头完善医院干部考核体系，从德、能、勤、绩、廉五方面进行综合考评；进一步强化台账闭环管理，严肃纪律责任追究，制定了《"清廉医院"建设跟踪问效督查机制》，建立健全了设备、耗材及试剂询价机制、重点岗位人员定期轮岗交流制度和线索排查等制度，抓实内控制度建设，落实监管措施，降低岗位廉政风险。

严管：红脸扯袖显关爱

　　在院党委的领导下，曲靖市妇幼保健院纪委建立监督执纪网格，并将监督网格与医院的质控网格"双网融合"。医院纪委以"小切口"整治为载体，持续纠治"四风"，紧盯中央八项规定精神落实情况，清退违规报销及违规发放津补贴134人次。同时。医院纪委还以依托"珠源微评"App服务评价体系，扎实开展行风评议和监督。

文化：于无声处润心田

　　在公共活动区域，曲靖市妇幼保健院打造了清廉花园；在办公区，每一角都能看到各种形式的廉政标志标识；在院史馆内，百年妇幼的医风医德故事被深入挖掘展示；在清廉文化长廊，展示了大量廉政故事讲述和警示案例……

　　同时，医院充分考量医护人员八小时之外的廉政文化润育作用，以家庭为载体，组织开展了"清廉·家"系列活动，院领导先后进行清廉家访，为职工家属致信，为职工发节前廉政提醒书，组织职工子女参加家风教育活动，将党风廉政的元素通过不同的方式，浸润到工作和生活的方方面面。

　　无规矩，不成方圆。清廉医院建设的深入开展，完善了曲靖妇幼廉洁运行的"规矩"，成就了医院让群众满意的"方圆"，在强化全院广大医务工作者的医者初心的同时，让风清气正的医疗环境和"关爱仁慈"的医德医风惠及患者，极大地提升了人民群众的就医体验和就医获得感。未来，妇幼人将坚持党建引领，守住忠诚、守住廉洁、守住本分、守住灵魂，以清廉护航，为曲靖经济社会高质量跨越式发展贡献妇幼人的力量！

余雄武　唐山宸

5 高位集中整治医药领域的腐败

今天我们召开曲靖市妇幼保健院 2023 年医药领域腐败问题集中整治工作动员部署会，主要目的是深入学习贯彻习近平总书记关于医药领域重要指示批示精神，贯彻落实全国、全省和全市医药领域腐败问题集中整治工作相关会议精神，持续构建和巩固医院风清气正的执业环境，继续深入推进"清廉医院"建设，从而为医院在新时代实现高质量跨越发展提供必要保障。在我提出意见和要求之前我要着重强调一下，近几年，国家都在集中力量纠治医药购销领域和医疗服务中的不正之风，但前几年的文件和方案只涉及到国家卫健委等 9 个部门。大家一定要清醒认知到，今年全国开展的集中整治，责任部门扩展到 14 个，职责分工更加明确，部际联席机制更加完善，相应的通知和方案措施更具体、惩治更严厉，整治时间更长、目标更明确，可以说范围覆盖全国，力度空前巨大。相信大家已通过各类媒体看到，今年的 8 个月内，全国已有超 150 位医院党委书记、院长落马，数量已超过去年全年的两倍，科室主任接受调查的更是多到不胜枚举，警钟声声，振聋发聩。

上周，市政府也正式组织召开了全市医药领域腐败问题集中整治工作电视电话会议，刘副市长从三个大的方面对全市此次集中整治工作进行了部署，提出了要求。下面，我根据刘副市长和市委卫健工委的相关要求，结合医院实际，我提以下三点意见和要求，请党政领导班子成员、全院中层干部，下去按照职责分工务实开展清理整治工作。

一是着力提高政治站位，深刻认识开展集中整治工作的重要意义。两院整合的 10 年，也是我来到医院任职的 10 年，我一贯重视党风、行风、医风的整治，也积累了我们曲靖妇幼的良好经验。从"四个不一"根本要求的提出，到与上级纪委创新开展的医德医风联合监管，再到 2017 年第一次、2019 年第二次和 2021 年第三次 6 年来 3 次开展不正之风专项整治，以及今年 4 月召开的医疗领域突出问题专项整治行动工作会、清廉医院建设暨正风肃纪警示大会，曲靖妇幼人都一直站在讲政治的高度、也一直走在前面、一刻不敢懈怠的态度来抓。这一次的集中整治，一样必须站在最讲政治、为医院为自身最为负责任的态度来开展，展现好我们曲靖妇幼人一贯的"刀刃向内"、善于自查自纠的作风。

医疗卫生是民生领域的重大板块，而医药领域又一直是腐败滋生的重灾区。开展医药领域腐败的集中整治，关乎全面从严治党，关乎增进民生福祉。党中央高度重视医药领域腐败问题的集中整治工作，习近平总书记多次就医药领域存在的商业贿赂、欺诈骗保等问题作出重要指示批示。市委、市政府深入学习贯彻习近平总书记重要指示批示精神和党中央、国务院决策部署，正多管齐下不断加强党对医药领域腐败问题集中整治工作的领导。集中整治将步骤清晰、环环相扣地推进到明年6月。所以，全院干部职工一定要站在极其讲政治、无条件讲政治的高度，深刻认识到集中整治工作是党和国家层面的统一要求，认识到这是我们巩固多年来来之不易的整治成果、打造清廉妇幼的必要举措。作为公立医院的医务工作者，我们更要有敏锐的政治判断力、政治领悟力，深刻认识集中整治的重要意义，不断增强思想自觉、政治自觉和行动自觉，统一思想认识，精心组织实施，以高度的政治责任感扎实开展集中整治。

同志们，对于医院的形象、曲靖妇幼人的口碑来说，"干净廉洁"四个字，千金不换，价值连城。集中整治可以让我们的队伍更加干净廉洁，这就是我们可以实现持续发展的口碑。今年4月的正风肃纪大会上我告诫过大家，任何腐败行为一旦发生，人民群众生命健康和经济财产权益一旦受损，传播出去就会造成恶劣影响，往轻了说一定影响医院的口碑，减少患者数量，往重了说必然影响整个城市、整个行业和整个单位的形象。同样的道理，统一的要求，医药领域腐败问题一旦在我们的队伍中发生，或者说已经发生过、整治过后仍然禁而不绝，那么对我们医院的生存发展造成的负面影响将是致命的，涉及的当事人所要付出的代价也是毁灭性的。刘副市长代表市政府明确表态，要对前期整治后仍然不知耻、不收敛、不收手，以权寻租、接受利益输送的行业内"关键少数"要进行"定位切除"，坚决查处胆大妄为者，深化以案为鉴、以案促改、以案促治，保持零容忍、全覆盖、无死角的震慑。原来我总说"事不过三"，现在事已过三，利剑就悬在头顶，要知道厉害，知道轻重。医院党委一贯坚持工作做在前，提醒做在前，如果还有人不知轻重肆意挑战底线，一切苦果，自己好好品尝。这是我今天提的第一点，要站在讲政治、对自己事业和人生负责的高度，来深刻认知开展集中整治工作的重要意义。

二是坚决扛起责任担当，聚焦集中整治的重点难点抓好自查自纠。这里先说明一下，全市的统一要求，为期一年的集中整治，要分为三个阶段推进。第一阶段是思想动员、自查自纠，今年8月底完成；第二阶段收集线索、集中整治，明年5月底前完成；第三阶段总结整改，明年6月进行。市政府带领各相关部门单位，对全市整个集中整治工作给出最严"试卷"：对认识不足、组织不力、进展缓慢的，要提醒督促；对隐报瞒报、纵容包庇、推卸责任的，要严肃追责问责；对顶风违纪或者问题突出、性质恶劣、影响严重的，要给予党纪政务处分；对构成犯罪的，依法追究刑事责任。今天是 2023 年 8 月的最后一天，我们召开集中整治动员部署会，标志着我们按照全市的统一要求迈出了第一步。接下来的几个环节环环相扣，尤其自查自纠、主动说明问题和集中整治不可割裂，贯穿集中整治的全过程。希望大家明白，一开始的自查自纠工作与 6 年来开展的 3 次专项整治作一个比较，就显得极为重要。市政府、市纪委监委的态度很明确，对突破行业底线、问题性质恶劣、群众反映强烈的违法犯罪行为，要以"零容忍"的态度严肃查处。而对于临床一线医务人员，如果能够主动说明问题、认错态度较好、及时上缴不当得利者，结合平时工作表现及贡献度，依法依规给予政策宽大处理。所以，接下来我们要开展的自查自纠，对确实还存在腐败行为的人来说，我毫不夸张地讲，将是你挽救自己的最后一次机会，任何掩盖都是徒劳的，任何侥幸都是不存在的。简单地说，自查自纠对于某些人，是争取主动、争取宽大的最后机会。全院干部职工都要坚决扛起责任担当来开展自查自纠。

在这里我还要界定一下，我们要自查自纠的医药领域腐败行为，并不只是单纯意义的商业贿赂、医保骗保等范围。《全国医疗机构及其工作人员廉洁从业行动计划（2021—2024 年）》中明确指出，要重点关注和排查临床使用的药品耗材价值高、诊疗资源相对紧张、高水平技术和介入侵入式操作应用多的科室，以及院内招采管理等部门的人员，利用执业便利或职业身份，假借学术活动名义，收受"红包"、回扣等问题。要严格落实《医疗机构工作人员廉洁从业九项准则》，治理利用紧缺医疗资源或检查、手术等诊疗安排损公肥私牟取个人利益，以及强推基因检测或院外购药等第三方服务、接受网上开药提成、违规直播带货获利、利用执业开单提成、违规转介患者等问题。除了这一系列需要自查自纠的问题，我在 2021 年的专项整治动员会上就明确要求过，我们那么多的专科联盟，任何人员都不得通过向外转介患者谋取私利，不经批准任何人员不能在专科联盟单位开展有偿的手术、门诊等活动。同时，医院员工一律不得私下与医药器械代表进行不当接触，违规者坚决严肃处理。同志们，千里之堤毁于蚁穴，我们的自查自纠要做得更细、查得更严，才能确保集中整治取得预期的效果。这是我的第二点要求，坚决扛起责任担当，聚焦集中整治的重点难点来抓好自查自纠。

三是压实网格化责任，推动集中整治工作取得明显成效。网格化责任院领导必须牢固树立集中整治工作"一体推进"的工作理念，切实履行网格化领导职责，将集中整治行动与医院中心工作同部署、同落实、同检查、同考核，建立"网格化责任院领导-责任科室-责任人"全程跟踪、主动作为的治理落实体系，建立健全院党委、院行政班子、院纪委和各部门、各科室的联动工作机制，形成齐抓共管、同向发力的工作格局。科主任、护士长要在网格化院领导的带领下切实履行岗位职责，迅速组织传达今天的会议精神，确保全员知晓，把集中整治的压力传递到全院每个角落，在每一位干部职工心中筑牢"不敢腐、不想腐、不能腐"的思想防线。还是那句话，对于医风行风整治，医院党委从不推诿塞责，曲靖妇幼人从不拉稀摆带，一直走在最前、做在最前。

结合前三次专项清理整治工作的良好经验，我们要全力确保集中整治工作全面达到"三个统一"的要求：

一是坚持"抓关键少数"和"管绝大多数"相统一。要围绕药品、器械、耗材采购、管理等重点环节，紧盯新情况、新特征、新动向，举一反三，堵塞漏洞，夯实基础，标本兼治，最终达到从抓好关键少数到管好绝大多数的目标；

二是坚持从严整治和关心爱护相统一。要准确把握国家、省、市的政策策略，坚持实事求是、依规依纪依法，坚持惩前毖后、治病救人，最大限度地教育人、挽救人、感化人，从而更好推动深化改革、完善制度；

三是坚持集中整治和长效治理相统一。要把医药领域腐败集中整治工作当作系统工程来抓，要持续发力，久久为功。要结合深入开展学习贯彻习近平新时代中国特色社会主义思想主题教育有关要求，将集中整治工作与推动医院实现高质量发展融合起来，建立完善一批刚性的制度约束，形成新时代曲靖妇幼医风行风建设的成功实践。

同志们，医药领域是维护人民群众健康的主阵地，关系到广大人民群众最关心、最直接、最现实的健康权益。开展好医药领域腐败问题集中整治工作，既是必须完成好的政治任务，更是医院实现高质量跨越式发展的必由之路。希望全院干部职工继续践行好"敬佑生命、救死扶伤、甘于奉献、大爱无疆"的职业精神，继续珍惜和捍卫党和人民给予我们广大医务人员的尊重，在院党委带领下，在全面从严治党、党风廉政建设和反腐败斗争方面取得新的更大成绩。

（作者 2023 年 8 月 31 日在医药领域腐败问题集中整治工作
动员部署会上的讲话）

余雄武

6 全力推进医药领域腐败问题的集中整治

8月31日，医院召开医药领域腐败问题集中整治的动员部署会。会上，我代表医院党政领导班子，对集中整治工作提出了3点总体要求和"三个相统一"的具体要求，让各位党政班子成员、相关牵头部门和各位中层干部下去狠抓落实。现在过去了快一个月的时间，相关科室、部门也出台了相关方案，每个科室和个人也开展了一定程度的自查自纠。这些举措，这些行动，可以说较好发扬了我们曲靖妇幼人一贯走在前、做在前的良好作风。但是，我也不得不说，若无其事、心存侥幸的人会有，麻木不仁、觉得事不关己高高挂起的人也会有。我所要求的网格化领导责任有没有得到具体落实、针对关键少数人员的排查和提醒有没有如期开展，这些都还是问号。今天召开的推进会，既是对动员部署一个月以来的集中整治工作进行总结，也是再次统一思想将集中整治工作推深走实，那就是"一个同步、两个压实、三个抓好"。

一、要将集中整治工作与主题教育同步推进

集中整治医药领域腐败问题是推动健康中国战略实施、净化医药行业生态、维护群众切身利益的必然要求，这种要求与习近平新时代中国特色社会主义思想是高度契合的。在十八届中央纪委二次全会上习近平总书记就提出，要"形成不敢腐的惩戒机制、不能腐的防范机制、不易腐的保障机制"；到党的十八届四中全会正式提出"形成不敢腐、不能腐、不想腐的有效机制"，党的十九届四中全会提出"构建一体推进不敢腐、不能腐、不想腐的体制机制"，再到党的二十大报告强调"坚持不敢腐、不能腐、不想腐一体推进，同时发力、同向发力、综合发力"，之后又将"一体推进不敢腐、不能腐、不想腐"写入了党的二十大新党章。可以看出，一体推进"三不腐"是反腐败斗争的基本方针，是习近平新时代中国特色社会主义思想中关于全面从严治党的重要方略。我们的集中整治工作，是习近平总书记提出的"遏制增量、清除存量"任务的具体化，必须深化标本兼治、系统治理，一体推进不敢腐、

不能腐、不想腐。所以，我们正在开展的集中整治工作和主题教育深度相融，必须站在坚持全面从严治党、坚定人民情怀和站稳人民立场的高度来同步开展。每一次阶段性总结、阶段性推进，都要看这两项重点工作的同步推进成效如何。今天刚结束主题教育第一次集中学习，紧接着就召开集中整治推进会，也表明了医院党委要高位统揽好两项重点工作的深度融合和同步推进。这是我要说的第一点，一个同步。

二、压实网格化领导和中层干部的两层责任

网格化领导责任不落实，"网格化"三个字就纯粹是空谈。无论是网格化科室的运营管理和稳步发展、医疗安全和绩效分配，还是集中整治工作责任的具体落实，都需要网格化责任领导沉下身段、以上率下去主动作为。提醒谈话、风险摸排等相关工作必须立即行动起来，常态化监督监管也要务实抓牢。网格化科室人员在集中整治中如果经查实出现问题，网格化领导也要一同追责。在动员部署会上我就强调过，在全面建立好"网格化责任院领导－责任科室－责任人"全程跟踪、主动作为的治理体系的同时，全体科主任、护士长要在网格化院领导带领下切实履行好"一岗双责"，把集中整治的压力传递到全院每个角落，在每一位干部职工心中进一步筑牢"三不腐"的思想防线。中层干部要带头规行矩步，远离医药代表，管好自己的团队成员，减少和杜绝参与有违规违纪隐患的学术活动。网格化领导要与医院党政班子同步，带领网格化科室开展好集中整治阶段性总结和推进，各司其职共同发力，将集中整治工作真正推深走实。这是今天的第二点，两个压实。

三、抓好关键少数、政策把握和长效治理

最后一点要求，"三个抓好"。

首先要严格按照国家各部委、省市各级部门单位统一要求，紧盯医院在药剂和设备采购、使用等重点环节的"关键少数"开展集中整治。大家要进一步明确，尽管医药的带量采购早已制度化、常态化，医疗机构的话语权已被显著弱化，加之近年来的三次专项整治取得了预期成果，医院也在多年不懈的努力之下在全市卫生系统唯一获评"清廉医院"，但是，在药剂和设备进入医院并进行使用的相关环节，这些"关键少数"依然能发挥一定的影响力，抓好"关键少数"才能实现清理整治工

作的源头治理。所以，只有始终坚持以临渊履冰的态度来慎终如始地把紧关口、抓好关键，我们才能继续用良好的集中整治工作成绩来捍卫"清廉医院"的荣誉。

二是要抓好政策把握。党政班子、院纪委、牵头部门和全体中层干部要深入研读、精准把握国家开展此次集中整治的各项政策要求，坚持标本兼治、纠建并举，坚持较真碰硬、宽严相济，不折不扣地抓好集中整治各项举措落地落实。要坚持实事求是、依规依纪依法，坚持惩前毖后、治病救人，最大限度教育人、挽救人、感化人。医院开展集中整治的总体方案、各阶段推进的各项要求都要及时传达学习，确保步调协调一致。要按要求组建配齐整治专班，明确专人负责，确保工作抓实抓细，抓出成效。要压实主体责任，强化党与政、网格化领导和网格化科室、纪检监察与医务部、各相关职能科室与临床医技部门的协调联动，形成齐抓共管态势，及时研判解决集中整治工作中出现的各类问题。

三是要抓好长效治理。集中整治的长效治理与党中央坚持全面从严治党的总体方略是高度一致的，贵在坚持，贵在长效，久久为功，这是集中整治工作最为重要的"后半篇文章"。班子成员和相关部门科室要在今天推进会后及时开展调查研究，既要契合国家、省市统一要求，又要因地制宜、因院制宜，结合实际来开展长效管控，注重从体制机制上看问题、找方法、寻突破，将集中整治成果转化为确保医院清风正气、护航医院实现高质量发展的长效机制。

同志们，医药领域腐败问题集中整治和学习贯彻习近平新时代中国特色社会主义思想主题教育工作是目前工作的重中之重。转眼间，中秋、国庆双节就要来临，假期虽然美好，但绝不能停滞我们开展集中整治、做好主题教育、抓好运营管理的脚步。节前再次严肃强调纪律，杜绝吃请送，杜绝酗酒和酒后驾车，提前统筹安排好各科室假期班次，带班院领导、行政总值班人员和二线带班人员严格按要求尽到职责，薄弱时段值班的医务人员要把医疗安全管控和患者生命健康权益放在首位、把责任放在心中。今天会后，全院及时传达会议要求，各相关责任人、责任部门下去狠抓落实，确保各项工作按照既定计划顺利开展。

（作者2023年9月25日在医药领域腐败问题集中整治工作推进会上的讲话）

余雄武

第七章

文 化 铸 魂

　　文化是什么？是随风潜入夜的春雨，润物细而无声。但文化又有外在形象，既能看得到，摸得着，更能感受和触动。只有营造了相应的文化氛围，生产出一定的文化产品，让医疗卫生文化无处不在，文化的力量才能显示出来。而文化的营造又是长期的，变化的，没有一代一代人的承先启后锲而不舍，文化就只是过眼云烟，倏忽而逝。

扬文化之帆　谱妇幼华章

　　各位领导、各位业界同仁，欢迎大家到曲靖市妇幼保健院参加文化建设经验交流会。借这个机会，我想与大家交流一下曲靖市妇幼保健院近年来文化建设的一些经验。

　　习近平总书记在庆祝中国共产党成立 95 周年大会上的重要讲话中提出："坚持不忘初心、继续前进，就要坚持中国特色社会主义道路自信、理论自信、制度自信、文化自信，坚持党的基本路线不动摇，不断把中国特色社会主义伟大事业推向前进。"从"三个自信"发展为"四个自信"，"文化自信"始终是一重要内容。在党的二十大会议上，首次将"文化自信自强"写入党的代表大会报告，并要求"推进文化自信自强，铸就社会主义文化新辉煌"，充分体现了党中央对文化建设的高度重视和战略思考。所谓的文化自信，就是更基础、更广泛、更深厚的自信，是更基本、更深沉、更持久的力量。

　　我们正在推进的卫生健康文化，是中华文化的重要组成部分，是健康中国的统领和卫生健康事业发展的根基，而医院文化是卫生健康文化中最具生命活力、最有鲜明特征的文化形态，医院文化建设，本质上就是文化自信的具体体现。说得直接一点，我们既要有对民族、国家大文化的自信，也要有医院小文化的自信。曲靖市妇幼保健院就是这样，全院干部职工树立了文化自信，就营造出全院真抓实干、团结奋斗干事创业的氛围，就推动了医院的繁荣发展，形成了医院发展的良性循环。尤其是两院整合十年来，全院上下都有一个耳熟能详的说法，就是把自己称作"曲靖妇幼人"。这种自觉的身份认知，就是一种明确的文化标识。有了这种认知，医院在推进区域妇幼健康领域的工作中，始终以党建引领、文化铸魂，基本实现了妇幼健康事业的高质量发展，思想文化建设的突破性发展。2022 年 6 月，国家卫生健康委妇幼司启动首批国家妇幼健康文化特色单位评估工作。2023 年 5 月 23 日，国家卫生健康委妇幼司下发《关于首批国家妇幼健康文化特色单位的通报》，共遴选出全国首批 20 家妇幼健康文化特色单位，曲靖市妇幼保健院位列其中，成为云南省唯一获评的国家妇幼健康文化特色单位。

那么什么是医院文化？在我看来，就是维护人民群众健康的使命感。这种使命感是悠久的、厚重的，是医院生存的根，是医院发展的魂。以我们医院为例，与中华医药文化相比，它很短暂，但在现代医疗体系中，它是一所拥有悠久历史和深厚文化底蕴的医院。还在晚清1893年，医院的前身——上海篠崎医院就在上海创立。随着时代的变迁，1945年医院收归国有，1946年更名为上海市立产院。1949年中华人民共和国成立，上海解放，医院由中国人民解放军军管会接收，成为一所在中国共产党领导下全心全意为人民服务的公立医院。1952年更名为上海市第二妇婴保健院。1972年，为响应毛泽东主席"把医疗卫生工作的重点放到农村去"的号召，上海市第二妇婴保健院全建制搬迁到云南省曲靖地区，成立曲靖地区妇幼医院。2013年12月，原曲靖市妇幼医院与原曲靖市妇幼保健院整合为新的曲靖市妇幼保健院。2018年8月19日南苑新区投入使用，实现南苑新区和寥廓院区两院区同步大体量运营。2023年上半年，医院总收入3.72亿元，同比增加14.51%；门急诊人次53.02万，出院人次3.20万，手术人次1.1万人，分娩量6089人。

130年的历史，社会制度不同，医院的性质不同，但有一点是相同的，就是运用现代医学技术去救死扶伤。2019年省卫健委组织到日本东京访问学习，我们参观了日本一所有名的儿童医院，院长向我们介绍了一些先进技术，比如说先天性心脏病，他们可以在胎儿5个月大的时候在宫腔内进行手术。这种先进技术值得我们学习，也是我们曲靖妇幼人一直在追求的目标。在参观学习期间，我想起医院的前身"篠崎医院"，就是一位名叫"篠崎都香佐"的日本人在上海创立的。我跟导游沟通，能不能查到这个人的历史资料，导游第二天就把这两张图片发给我。史料记载，筱琦都香佐，1899年担任内务省防疫官，1900年2月接到上海公司的聘用。篠崎和一个叫坪井芳治的著名儿科医生，与孙中山先生、鲁迅先生等社会名流有较多的交集。孙中山先生亲笔所书的"辅车相依"，就亲手赠予了院长筱琦都香佐。鲁迅先生和坪井芳治交好，经常带他的小儿子周海婴到筱琦医院找坪井芳治医生看病。当时有一些文化界人士对鲁迅先生常带孩子到这所医院看病颇有微词，鲁迅先生就写下了流传至今的一首名诗叫《答客诮》——"无情未必真豪杰，怜子如何不丈夫？知否兴风狂啸者，回眸时看小於菟［wū tú］。"大体意思就是说，对自己子女都没有情感的人不算什么豪杰，我怜爱自己的儿子怎么就不够大丈夫了？那你们知不知道在深山老林里兴风呼啸的老虎，都时不时要回过头来顾念、照顾一下自己生的小老虎。

可以说，曲靖市妇幼保健院130年的历史，见证了中华民族从积弱和苦难走向独立自主再迈向伟大复兴的曲折而光荣的历程。所以，曲靖市妇幼保健院的130年历史和文化，具有浓厚的民族文化意识，也有鲜明的时代特征。今年8月19日，我们医院在第六届中国医师节迎来建院130周年院庆，举办了一台名为《百卅一挥间 青春正芳华》的文艺晚会，晚会的编导人员，就以102位上海前辈响应号召来到边疆这一历史情节为原型，自编、自演了一部催人泪下的音乐情景剧，叫作《深情的告别》，将102位上海前辈一声令下义无反顾前往边疆开荒拓土，不以为苦，反以为荣的艰苦奋斗、无私奉献精神展现得淋漓尽致。可以说，曲靖市妇幼保健院能有今天的发展，跟这段历史是分不开的。正是当年伟大领袖的一声号召，102位上海前辈带着党的切切嘱托，带着基层边远地区人民群众的殷殷期盼来到曲靖，开辟了妇幼健康事业的根据地，在云南及周边地区形成了独特的影响力，贵州、广西等地来曲靖妇幼医院的就诊人数占比一度高达25%。102位上海前辈革命的热忱和对事业的追求，成为曲靖妇幼健康文化的起源，也从此结下了沪滇之间的高情厚谊。时至今日，我经常对我们的干部职工讲，我们有上海的基因，上海的精神，就要把这种基因和精神与我们一代又一代曲靖妇幼人紧密相融，从而打造我们曲靖妇幼的特色文化。

今年7月，作为云南省唯一获评国家妇幼健康特色文化单位的代表，我有幸到北京参加国家卫生健康委妇幼司召开的全国妇幼健康文化建设经验交流会。通过会上的深入学习和与同行交流，回顾我们医院所走过的历程，我认为，随着全国公立医院改革的不断深入，我们医院的妇幼健康事业发展，可以总结为三个重要的里程碑。

第一个里程碑，加强党的领导，党建引领把方向。

2018年6月，中共中央办公厅印发《关于加强公立医院党的建设工作的意见》，要求"公立医院实行党委领导下的院长负责制"。2020年7月，曲靖市妇幼保健院在市直卫生系统率先实行党政分设，由过去书记、院长一肩挑转变为院党委发挥把方向、管大局、作决策、促改革、保落实的领导作用，实现了院党委从政治核心向领导核心的转变。为了更好地议事决策，我们不断完善书记院长沟通会、院长办公会、党委会议事规则和党委领导下的院长负责制执行情况报告等制度，并借鉴了浙江改革试点单位的成功经验，专门设立党政联席办公室负责党政分设后书记、院长的日常沟通工作。3年的实践证明，从党政分设初期一定程度上的相互不理解到党政领导班子心齐气顺、思想高度统一，党政联席办发挥了很好的桥梁纽带作用。在党委领导下的院长负责制体制框架内进一步强化党的领导，加强党的建设，已成为现在医院文化建设的重要组成部分。

第二个里程碑，支部建在科室，党建引领促业务。

为全面强化基层党组织的战斗堡垒作用，真正把加强党的建设相关要求垂直贯通到医院的基层党组织，我们较好地发扬了我党"把支部建在连队上"的优良传统，用"双培养双带头"原则来培养干部，让业务能力强、政治素质高的同志成为主任、护士长。支部细化分设后，又让他们担任基层支部的支部书记和支委。支部书记在党委领导下直接过问和参与支部所辖科室的意识形态建设、日常运营管理和绩效分配改革。今年3月，我们在原有20个在职党支部的基础上调整设置为33个在职党支部，更多年轻优秀的党员干部脱颖而出，担当了重任。与此同时，党建带好团建、团员推优入党等工作紧紧跟上，各团支部同样在年轻团员中发挥相应的战斗堡垒作用，为党培养储备更多的优秀干部。这样一来，党的领导实现全院全覆盖，不断得到强化的党建团建工作，在强大的制度保障下，逐步从根源上破除了公立医院在实行党委领导下的院长负责制之前，多年形成的"重业务、轻党建"的沉疴流弊。通过把支部建在科室上，把党的领导覆盖到全院，在全院上下形成了"听党话 感党恩 跟党走"的文化氛围。

第三个里程碑，搭建专科联盟，党建引领强优势。

截至目前，全院有59个临床医技科室开展了专科联盟。向上，与省内外25家省级医疗机构68个科室，向下，与75家县、乡、街道医疗机构191个科室，构成了上联下达的"妇幼健康专科联盟网"。迄今为止，已累计开展学术讲座800余场次，手术带教和业务查房400余次，指导基层开展新技术新项目45项，会诊和转诊疑难危重病例近1500人次，打造了便民惠民的妇幼健康"绿色通道"，让优质医疗资源"请得进来，走得出去"，充分履行了医院的公共卫生职能和相应的社会职责。可以说，在党建引领之下开展的专科联盟建设，产生了合作共赢的战略效应，也达到了宣传医院、蓄水增量的目的，吸引了更多的潜在服务对象。

曲靖市妇幼保健院发展的这三个里程碑是骨干，核心，其实围绕这个骨干、核心，我们还有许多创新。比如，医院党委早在2020年就正式开展"党建促医改三年行动计划"，以党支部为单位、以医疗巡回车为交通和宣传载体，深入辖区各乡、镇、街道，为基层提供项目指导、技术质控、人才培训、会诊查房、送医送药等"上门服务"，将优质医疗保健资源下沉到9个县（市、区）所有的134个乡镇（街道），累计行程数十万公里，开展送医送药下乡服务群众近10万人次，免费发放价值120余万元的药品。今年，医院结合"学习贯彻习近平新时代中国特色社会主义思想"主题教育活动，又进行了全员动员和整体部署，我们将以主题教育为契机，继续延展"我为群众办实事"的成果，进一步创新为民服务模式，继续开展好党建引领"四进"活动，组织医务人员主动走进企业（厂矿）、机关、社区、学校，为人民群众提供全方位全周期的健康服务。今年上半年，我们已经完成了39场次的"四进"活动，累计服务群众近2万人次。接下来，我们还会一如既往地把优质服务送到人民群众家门口。在整个过程中，我们很欣慰地看到，我们的党员干部、医务人员能一贯主动积极参与，从不谈条件、讲价钱，我觉得这不仅是一种历史传承，更是一种文化引领。

曲靖市妇幼保健院的医院文化建设除了这三个里程碑，还有一个"五个一"工程。有这样一个词，"文脉化境"，什么意思呢？我的理解，文化是一种渗入血脉的元素，可以让人感受到一个人、一个单位的特质；文化建设做得好，同样会成为独有的风景、独特的境界，这就是"文脉化境"。为此，我们就把医院的文化建设具有独特文化感的文化元素，总结为"五个一"工程。这个"五个一"工程就是：一份好愿景、一首好院歌、一点历史感、一点文化气、一个好品牌。

一份好愿景。我们医院以红色文化为底色，充分挖掘医院历史和文化特色，提炼了院训、院徽、愿景。现在医院的愿景是：发展成为西南领先、云南第一的妇幼专科医院。愿景并不是一成不变的，而是要根据医院的定位和发展需求持续改进，我们也正在深入提炼总结近年来尤其是两院整合十年来我们抓改革发展事业的有效经验和未来走向，将与时俱进地修改提升我们的新愿景，让它成为每一位干部职工虔心向往并愿意为之奋斗不息的明确目标。这是第一点，一份好愿景。

一首好院歌。北京协和医院的院歌叫作《雨燕》，给我留下了不可磨灭的深刻印象。那种情感情怀，那种精神力量，就充满了强大的文化效应。我们看其中的这段歌词，"琉璃顶，展飞檐，檐下飞雨燕，雨燕飞去又飞来"，用勤劳美好的雨燕比喻"严谨求精，勤奋奉献"的协和人，让人过耳不忘，余音绕梁。一首好的院歌就是一种医院文化精华的体现，更是一张精心设计的医院名片。曲靖市妇幼保健院的院歌《托起明天的太阳》，寓意了医院作为新生儿的诞生地，医护人员用双手迎接了无数新生命的到来，托起了家庭的幸福，托起了祖国的未来，也就托起了明天的太阳。各位业界同仁，我们妇幼健康服务机构并非医疗卫生的最主流，严格地说，生存发展相较于大型综合医院更弱，所以我建议每一个同僚机构都要唱响我们各自的铿锵院歌，激励我们的干部职工在挑战和困难中笃定前行。这是第二点，一首好院歌。

一点历史感。这一次的培训班，我们还应广大同仁的要求，专门安排了院史馆参观活动。我院院史馆的建设，一直都被当作医院文化建设的重要板块。我自己也去过很多著名的高校和大型医院参观学习，比如北京协和、上海交大、南京鼓楼医院等。我发现他们都有一个共同点，就是他们都通过校史馆、院史馆建设来凝聚和展现自己特有的历史感。可以说，我们医疗卫生单位建好自己的院史馆，是我们续写历史、赓续奋斗、展现文化的缩影。我院新建院史馆，馆内播放形象片《仁爱之光》、院史纪录片《仁爱之旅》、宣传片《与爱同行》、清廉专题片《清廉从医　护佑妇幼》，图文以"大爱百年""与爱同行""仁爱无疆""党建领航""清廉医院"五大板块、20余个小章节，生动再现了曲靖妇幼人的光荣与梦想。前段时间，曲靖市纪委、组织部等单位的领导干部也来到我们院史馆参观，他们都一致表达了认可和肯定，指出了院史馆在整个医院文化建设中不可替代的重要作用。其实历史不在长短，院史馆建设也不在面积大小、投入多少，而在于这个单位的干部职工能否通过院史馆来对单位的历史文化进行传承和发扬，来充分展现单位在建设发展进程中的良好历史感。这是第三点，一点历史感。

一点文化气。这里我可以很骄傲地跟大家交流一下，上个月19号我们举办了130周年院庆文艺晚会，当天我们有幸邀请到的领导和专家都由衷地赞叹了这场文艺演出的水平和质量。他们都说，即便是在上海、重庆这些大城市的大医院都未必能有这样成功的晚会。他们从晚会中所感到震撼的是什么？我认为这就是我院多年积淀的文化气。当然，并不是说搞台晚会、搞个演讲、做个工会活动就能叫文化气，我的理解，文化气是靠一点一滴打造出的文化氛围，对每位干部职工甚至每位来到医院就医的患者、来到医院指导的领导，都能耳濡目染、用心灵感知的一种文化。这种文化气可以直接影响到整个队伍干事创业的斗志、遵规守纪的自觉和以院为荣、以院为家的主人翁意识，是对整个医院文化更加细腻、更加具体的诠释和表达。这里我再举几个例子，大家都看到，一进门诊大厅，我们就有四个能大略了解医院历史进程的环形立体展架，再往里走可以看到关于家风、医道和廉洁自律的清廉小花园，再到我们今天培训班会场的多功能厅门外，是我们的清廉长廊。这些医院文化元素的具体展现，如果没有足够的文化气作为支撑、作为灵魂，那就只是一堆标识标牌，而一旦具备了文化气，它们就会成为大家赓续优秀历史传统的号角，成为广大干部职工清廉自持、崇德向善的"紧箍咒"。这是第四点，一点文化气。

再有，为了让职工在耳濡目染、潜移默化中激发文化共鸣，十年来，我们坚持行政人员每天 8 点进行早交班，汇报前一日住院、门诊、手术等人次以及医疗、护理、感控、投诉、消防等情况，疫情期间还要通报疫情值班情况。交班还要诵经典、唱红歌、做早操。早读学习劳模精神、工匠精神，学过我从业多年结合实际总结出的四个不一（不多收一分不该收的医疗费，不出一台医疗差错责任事故，不拒收一名前来就诊的患者，不让一名患者失望而归）。最近我们在学习毛泽东关于"为人民服务"的论述，这是毛泽东同志在一个普通战士张思德的追悼会上的演讲，高度赞扬了张思德完全、彻底为人民服务的崇高思想境界和革命精神。通过这些润物细无声的文化渗透，营造出了敬业、重技、守德、关爱的良好从业氛围，凝聚起全院职工砥砺奋进的共识。

一个好品牌。我院一直牢固树立以妇女儿童健康为中心的"大妇幼、大健康"发展理念，尤其在寥廓、南苑两院区实现同步大体量运营之后，我们更是进一步坚定明确了"大专科、小综合、临床保健深度融合"的改革发展战略，勇于创新开拓，在学科建设、专科和亚专科拓展上取得良好成绩，试管婴儿技术业务、综合内科、综合外科、儿童康复、月子中心等全新业务百花齐放，大大提升了医院的综合服务能力，彻底破除了"只有生孩子和少年儿童常见病才到我院就诊"的局限，让医院的品牌产生了能基本覆盖老少妇乳和青壮年的服务效应。再加上我们肩抗的辖区妇幼保健公共卫生职能，我们以"党建促医改""四进活动"等为载体，让曲靖妇幼这个品牌在广大人民群众心中进一步立足扎根。如果说我们这个品牌是历史厚重，是服务多元，那么我想说全省妇幼一家亲，真心希望同僚同仁们也都能深入挖掘符合自己单位实际的好品牌。这就是"五个一"工程的第五点，一个好品牌。

刚才我们提到了清廉花园、清廉长廊，这是我们打造医院文化的重要组成部分。大家都知道，现在全国医药领域反腐正在如火如荼进行，医疗保健单位清廉文化建设的重要性更加凸显，下面我想就我在清廉文化建设中总结提炼出的"清廉七处方"与大家进行交流。我在县、市级中医医院任主要领导多年，深知中医的博大精深、森罗万象，"清廉七处方"就是巧妙应用中医名方，与清廉文化建设深入融合，治未病，正根基。

一是调和阴阳方：两手齐抓，打造清廉医院。中医主张："阴平阳秘，精神乃治，阴阳离决，精气乃绝"。医疗安全和清廉医院建设，正如阴阳两方面，两手都要抓，两手都要硬，更要注重"阴阳调和"。这是要求全院上下尽心尽责抓好安全生产，抓好医疗安全，抓好科室管理，保证科室各项工作在清廉医院建设推进过程中有序开展，杜绝出现廉政建设和运营管理脱节的"阴阳失调"现象。

二是益气固表方：健全制度，优化医德医风。中医主张："卫气者，为言护卫周身，不使外邪侵犯也"。清廉医院建设，人管不如制度管，强大的制度保障，就像"卫气"，保护着我们的党风行风，外邪难以侵袭，不断健全制度就是益气固表的良方。完善的党风行风管理制度就像法律一样，人人有效，人人平等，如果人人遵守，才能管理顺畅，"天地气合，万物自生"，建章立制得到全面完善后，"卫固于外，则腠理不虚"，不想拿、不敢拿、不能拿这种制度的笼子就会全面收紧，制度本身的约束和管理作用才会彰显。

三是清热解毒方：加强监督，严肃执纪问责。中医主张："热于外感，火由内生，热火炽盛，阻隔经络，疾病丛生"。这是要求院党委、纪委坚持严的主基调，始终以严清热、用严清毒。要始终保持惩治腐败的高压态势，聚焦重点岗位和关键环节，紧紧盯住各种"潜规则""微腐败"，逢热就清，逢毒就除，露头就打。

四是泻南补北方：常敲警钟，筑牢廉洁防线。清廉如水，贪念如火，中医主张"风动则火旺，火旺则水干，水干则地损"，心火旺盛，水火不济，只有常敲"警钟"、常念"紧箍咒"，滋阴泻火，干部职工才能少犯错、不犯错。对于反面典型，我们一定要引以为戒，警钟长鸣，筑牢思想道德防线，增强廉洁自律意识，切实提高自身拒腐防变的能力。让"公清若水"蔚然成风，让清廉之风源远流长。

五是活血化瘀方：打通环节，提高工作效率。中医主张："瘀血内结，妨碍气机，阻滞经脉，其内不疏"。这是要求要更好地整合内部资源，让每个人都负起责任来齐抓共管，同时充分调动人民群众的积极性，请群众参与、让群众评判、受群众监督。全体干部职工和群众一起行动，打通"清廉医院"建设的各个环节，"疏其血气，令其调达"，不断让清廉医院建设向纵深推进。

六是温阳散寒方：加强学习，提升能力水平。中医提倡："阳气者，若天与日，失其所，则折寿而不彰"。古人把阳气比作天空与太阳的关系，如果天空没有太阳，那么大地都是黑暗不明的，万物也不能生长。《医疗机构工作人员廉洁从业九项准则》就是医务工作者"温阳散寒"的良方。

七是扶正祛邪方：弘扬正气，强化规矩意识。中医提倡："邪之所凑，其气必虚，正气存内，邪不可干"。守纪律、讲规矩、转作风、树正气，持续养成主动用规矩意识扶正祛邪的自觉性，这就是扶正祛邪的去疴猛药。

在我们的清廉花园出口处，有一副书法对联，"贪壑若渊一朝失足愧今生　廉洁行医两袖清风昭后世",提醒着每天来来往往的医务工作者算好人生账,走好人生路。

清廉花园中有药王孙思邈的医训,"医人不得恃己所长,专心经略财物,但作救苦之心",意思是医生不能仗着自己的专长,一心去谋求财物,只能存着救苦救难的心,绝不张扬默默而谦卑的救人。这也是我们医者应时刻谨记的廉洁初心。

各位领导、各位业界同仁,无数实践证明,没有前瞻性的品牌和文化建设,在竞争中很容易迷失方向,而一个优秀的医疗团队应该是技术和文化两个方面相得益彰的实践者,应该是走在前沿,激扬文化的成功范例。我们相信,随着公立医院改革不断深入,将医院文化建设贯穿于医院的发展理念,就能以先进的医院文化引领,激励员工凝心聚力、顺势而为、开拓创新,就能以优异的改革发展成绩为"健康中国""健康云南"建设做出更大贡献。

（作者 2023 年 9 月 21 日在医院文化建设经验交流会上的发言）

余雄武

2　仁爱之旅

（电视片脚本）

【片头】（将 130 年中不同历史时期有代表性的图片、视频、文字等以穿越时空的方式呈现，最后聚焦成一方"仁爱"之印印在屏幕中间，再幻化成主题"仁爱之旅"由远及近推出）

【字幕】

仁爱之旅

——曲靖市妇幼保健院历史纪实

【镜前讲述】（讲述人在一个特定设置空间内讲述）站在时间的原点，很多时候，人们无论怎样都无法想象未来的样子；同样，置于空间的坐标，人们也很难将此处与彼处相连。就如同不能将黄浦江畔的十里洋场与云贵之巅珠江之源的曲靖连接起来一样，在车水马龙的麒麟城区廖廓南路，当面对一片气势恢宏、别具一格的现代建筑群，如果没有那些一目了然的广告牌，人们很难把它和医疗机构联系在一起，但它确实就是有着 100 多年历史的曲靖市妇幼保健院。在中国州市妇幼保健机构中，曲靖市妇幼保健院可谓举足轻重，闻名遐迩。面对这样一家跻身全国百强妇幼保健院的医疗机构，面对这样一家拥有三甲妇产医院、三甲儿童医院、三甲妇幼保健院 3 块金字招牌的医院，任何记录，都只能穿越岁月的沧桑，才能打开它仁爱的密钥——

【字幕】

破　茧

【幕后讲述】2021 年 11 月 26 日，上氏八周年庆，秋季中国艺术品拍卖会在日本大阪拍卖中心开槌，1100 余件流失日本的中国书画、古董亮相拍场，在这众多拍品中，编号 Lot 147 的书法作品格外与众不同。

这幅内容为"辅车相依"的行书作品为孙中山所书，水墨纸本，尺寸：127.2cm×40.9cm；落款为："篠崎先生属，孙文。"钤印为："孙文之印。"

书法作品中的篠崎，便是曲靖市妇幼保健院的前身，上海篠崎病院的创始人——篠崎先生。

篠崎全名篠崎都香佐，别号砖翁，1865 年生人，卒于 1936 年，鹿儿岛人。篠崎毕业于鹿儿岛县立医学院，曾任长野县立伊那病院、东京吉原病院院长等职，在日本医学界影响广泛，明治三十三年（1891 年），26 岁的篠崎应在沪日本会社之邀，到上海创立篠崎病院。1893 年，上海篠崎病院正式开班运营。

没有人会想到，篠崎医院历经一百多年的时空变换，从黄浦江畔到珠江之源，最终发展为享有盛名的曲靖市妇幼保健院，它的诞生，犹如破茧之蝶，从此开启了穿越百年、横跨东西的仁爱之旅！

【当事讲述】（余雄武）篠崎医院是最早进入中国社会的西式医疗机构之一，可以想象，它对以传统中医诊治疾病的中国医学界的冲击和影响。但西医的精准与高效，让篠崎医院很快便站稳了脚跟，赢得了上海各界的广泛认可。

医院刚成立时并不是专科医院，而是综合性医院，设有内科、外科、小儿科、妇产科、口腔科、耳鼻喉科等临床科室，同时设置放射科、化验科等医技科室，开放病床 60～70 张，医护人员 100 多人，从临床医技科室的设置便可以看出，医院创建时起点非常高，在当时的情况下，可以说是科室齐全，功能完善了。

【幕后讲述】资料显示，篠崎医院时代共经历了三任院长，首任院长篠崎 1923 年年老回国，秘田康世接任；1944 年，滨之上信隆接任第三任院长；抗战结束，医院收归国有，篠崎医院的历史落下帷幕。

从 1893 年到 1945 年，52 年的篠崎时光戛然而止。查阅医院史料，我们可以看出，篠崎时代的医院，与中国社会有着良性而开放的互动。一代伟人孙中山先生赠予筱畸的书法内容中即可得到验证，"辅车同依"出自《左传·僖公五年》，它的下一句是"唇亡齿寒"，这从一个侧面反映了医院与中国社会的关系。在零星史料里，我们得知，除了孙中山的墨宝，篠崎还收藏了鲁迅、罗振玉等大家墨迹。1920 年 5 月 20 日，感染伤寒的蒋介石也到篠崎医院住院治疗，可见医院在上海医疗界的影响力。

对医院而言，一个时代的结束，预示着另一个时代的开启。篠崎和上海市立产院的时光画上了句号，医院历史仍在继续。

【当事讲述】（邓星梅）1945 年抗战胜利，民国政府接管篠崎医院，贾观菁任院长。贾观菁是上海人，曾任国民党上校军医，接管时为上海市卫生局医管科科长。

1946 年 3 月，篠崎医院更名为上海市立产院，有工作人员 76 人，设医务科、助产室、化验室、护理部等临床医技科室。至此，医院由一家综合性医疗机构变成一家专科医院，医疗业务转而以妇产为主。此时的医院，处于相对弱化的时期。1949年，上海解放，中国人民解放军军管会接管医院。医院历史从此步入崭新时代。

【片头反复】（略）

【镜前讲述】（讲述人在一个特定设置空间内讲述）1949年，中华大地天翻地覆，一个崭新的时代已经来临。风雨飘摇的上海市立产院，在改天换地中迎来了新生！更迭的朝代，不变的使命，人民当家作主的更新气象让医院焕发出前所未有的生机与活力。犹如夜色褪尽的晨光，医院从此有了方向——

【字幕】

<h2 style="text-align:center">新　　生</h2>

【幕后讲述】1952年，军代表接管下的上海市立产院，正式更名为上海市第二妇婴保健院。1953年1月，医院党支部成立，标志着医院的性质有了根本性的改变，外院业务人员和相关房产的转入，壮大了医院实力，技术革新项目的开展，提升了医院的科技实力。同时，医务部工作制度、值班制度、会议制度、汇报请示制度、药房工作制度、护理方面工作制度、总务方面工作制度、财务方面工作制度、社会服务工作制度等的建立健全，进一步规范了医院的管理，在中国这个科技文化的前沿城市，医院对医学科学孜孜不倦的追求和对生命拳拳关爱的事迹，成为沪上百姓津津乐道的话题。

（当事人讲述——选择原上海市第二妇婴保健院赴曲靖的离退休老同志3~5人作为本节讲述人，讲述内容除讲述人凭记忆发挥外，还应包含以下要点，录制人员想法实现，赴沪采访前做好相关文案准备。）

【当事讲述1】医院业务主要有妇产科、儿科、中医科疾病的诊治、手术、接生等，每年还要负责培训农村基层卫生人员。

【当事讲述2】1958年11月，上海市新生医院2个负责人都被逮捕了，医院没有人来抓具体工作，虹口区委就命令合并到第二妇婴保健院，并过来的人有20人。

【当事讲述3】1970年，上海市革委会为响应毛泽东主席"把医疗卫生工作的重点放到农村去"的号召，决定将上海市第二妇婴保健院全建制搬迁到云南省曲靖地区。

【幕后讲述】在此期间，获得新生的上海市第二妇婴保健院在"仁爱"的光亮里，从未停止探索的脚步。1953年，医院在产科推行无痛分娩，并整编宣传材料，由待产室工作人员对产妇做教育宣传；1959年，医院在住院部增设中医病房，设立床位24张，以中医为主，开启了中西医结合治疗妇产科疾病历程；1960年，医院中医病房运用针灸治疗功能性子宫出血 23 例，取得一定疗效，医院被上海虹口区评为"全国儿童工作先进集体"；1961 年，医院中医科应用中西医结合治疗慢性盆腔炎 53 例，痊愈好转 47 例，占 88.6%。上海市第二妇婴保健院用自己的"新生"把对生命的大爱留在了黄浦江畔，留在了上海人民的记忆里！

【片头反复】（略）

【镜前讲述】（讲述人在一个特定设置空间内讲述）"路漫漫其修远兮，吾将上下而求索。"曲靖市妇幼保健院的历史就是一部艰苦卓绝、永无止境的求索史。1972 年，历经三朝、名更三次的医院，再次迎来感天动地的西迁，从东海之滨的上海迁至云岭之巅的曲靖。它的名称也再一次改变——曲靖地区妇幼医院。老一代曲靖人至今不会忘记，1972 年迎接上海医生的情景，这在曲靖卫生史上，无疑是前无古人的大事件，它对曲靖卫生事业尤其是妇幼保健工作的撬动和推进绝对是史无前例的标志性奠基工程。同样，这群呵护生命、与爱同行的白衣天使将仁爱之旅、医道之魂从黄浦江头演绎到云岭高原，上演了感天动地的医疗传奇。从此刻起，珠源大地的妇幼保健事业真正扬帆起航！

【字幕】

求 索

（再现曲靖地区妇幼医院、曲靖市妇幼医院的历史，内容为 1972 年至 1996 年曲靖地区妇幼医院时期，医院改革发展过程中的历史性事件。）

【幕后讲述】经过一年多的筹备，1972 年年初，上海市第二妇婴保健院分三批全建制搬迁到云南曲靖。同年 4 月，经曲靖地区革委会批准，正式成立曲靖地区妇幼医院，杨德禄任首任院长兼党支部书记，赵英德任副院长。医院位于曲靖城西门街外，占地 28.93 亩，建有门诊住院综合楼一幢，开放病床 136 张，有员工 165 人，其中从上海迁入曲靖的原上海市第二妇婴保健院员工 102 人。1973 年 3 月，曲靖地区人民医院儿科并入医院。

【当事讲述】（杨德禄：1971—1979 年，医院革委会主任、院长，以下为参考内容）妇幼医院的成立填补了曲靖医疗机构的一大空白，是曲靖妇幼保健事业的里程碑事件。医院成立之初，尽管困难重重，但在妇幼专业领域，仍有重大突破。

【幕后讲述】1976 年，医院成功开展电熨治疗慢性宫颈炎 771 例，1979 年，与昆明延安医院合作开展节前生育研究 3491 例，获云南省重大科技成果奖，为医院之后的发展打下了坚实的基础。

【当事讲述】（张士诚：1979—1982 年任院长）我接任院长之时，正是中国改革开放拉开序幕之时，但此时卫生领域的改革尚未真正开始。这个时期，医院各项业务工作稳定推进，尤其是与地区医院合作开展的 CD3 宫颈癌治疗研究获得重大突破，临床试验短期疗效达 100%，一、二期患者有长期疗效。

【当事讲述】（孙本智：1982—1984 年任院长）1983 年 5 月，医院开始推行的《曲靖地区妇幼医院五定五浮责任承包实施方案》是有重大影响的事件，一是拉开了医院系列改革的序幕，二是彻底打破了吃大锅饭的现状，调动了职工积极性。

【幕后讲述】改革开放的春风，为曲靖地区妇幼医院带来了活力与激情。这一时期，医院成为曲靖地区卫生系统首批职称改革试点单位，成立了小儿外科，成功开展宫腔镜下不孕不育治疗研究，和九三学社联合办学，招收培养护理专业职高学生40 人，升级改造制剂室，获称"曲靖地区医疗单位第一制剂室"称号，更为可喜的是，这一时期，医院被授予省级"文明医院"和"全国计划生育先进集体"荣誉称号，李春华主任医师获国家特殊津贴和"为发展我国医疗卫生事业作出贡献"荣誉证书。

【当事讲述】（史宝诚：1984—1993 年任院长）80 年代的曲靖地区妇幼医院是在改革中发展，在发展中壮大，在壮大中打造出了自己的品牌。

【幕后讲述】20 世纪 90 年代的妇幼医院，一如既往地在改革中稳步发展。1993年 4 月，住院大楼正式开工建设，创建爱婴医院工作同步启动，9 月，成为云南省首家获此殊荣的地州级医院。1995 年 5 月，成为昆明医学院定点实习医院。1996 年 7月，住院大楼竣工并投入使用，9 月，新生儿科成立，12 月，被省卫生厅确定为云南省妇产科、儿科临床人员培训分中心。

【当事讲述】（王兴田：1993—1996 年任院长）一批先进医疗设备的引进，前沿研究科室的建立，都为医院的健康发展奠定了基础，同时也为服务好各族人民准备了条件。

【幕后讲述】1997 年，曲靖地区撤地设市，是曲靖历史长河中的标志性大事件，对妇幼医院而言，此事的影响并不仅仅是医院的名称由"曲靖地区妇幼医院"变成"曲靖市妇幼医院"那么简单，它以此为契机，再一次搭上了改革发展的时代快车，并为医院的明天再次蓄势聚力。

【当事讲述】（刘忠厚：1996—2014 年任院长）从撤地设市到妇幼保健院与妇幼医院两院整合的 16 年，既是医院大刀阔斧改革的 16 年，也是医院稳步发展、成绩斐然的 16 年。

【幕后讲述】16 年间，医院医疗收入增长到 2.35 亿元，翻了 16 番；固定资产 1.65 亿元，翻了 24 番。16 年间，率先在全省推行事业单位人事制度改革，率先在全市医疗机构推行电子商务药品集中招标采购，率先在全省推行整体护理，率先推行社区卫生服务工作，成立了医院社区卫生服务站。16 年间，医院 14 年获市卫生工作考核一等奖，2 年获二等奖。先后荣获 100 多项省市科技进步奖，成为云南省高等医学院校临床教学基地，成立了曲靖市儿童医院、曲靖市妇产医院，医院儿科、妇科成为曲靖市第一批临床重点专科，邓星梅、冯琳被授予"曲靖市第一批临床学科首席专家"称号。编撰了院志，确定了宗旨、愿景、精神、作风、院歌、院训、院徽，创办了院刊。直到 2013 年 3 月 29 日，南苑新区开工奠基仪式，再次拉开医院跨越发展序幕！

【片头反复】（略）

【镜前讲述】2019 年 11 月 20 日 11 时 13 分，一声嘹亮的新生婴儿啼哭声响彻曲靖市妇幼保健院分娩室，曲靖市有史以来首例试管婴儿成功诞生，这个体重达 2.94 千克的可爱男婴的到来，标志着曲靖辅助生殖技术从此翻开历史性的一页，也标志着曲靖市妇幼保健院步入了高品质科研医院的行列。是什么让这家历经沧桑的医院在强院林立的云岭大地迅速崛起？是穿越时空的仁爱使命，是两院整合的历史契机，是高瞻远瞩的战略决策，是科学高效的管理体系，更是感天动地的情怀与担当。

【字幕】

涅　　槃

【幕后讲述】2013 年 12 月 13 日，曲靖市妇幼保健院和曲靖市妇幼医院整合为新的曲靖市妇幼保健院。历经三朝、几易其名的医院迎来了第 6 次名称的更迭，也迎来了前所未有的腾飞。

【当事讲述】（邓星梅：曲靖市妇幼保健院院长）说实话，两院整合以来的 8 年，是曲靖市妇幼保健院最苦最累的时期，也是曲靖妇幼人激情最饱满、斗志最昂扬的 8 年，这 8 年，推进的工作数不胜数，面对的困难数不胜数，攻克的难关数不胜数，完成的任务数不胜数，取得的成就和荣誉数不胜数。

【幕后讲述】8 年来，尽管各项工作千头万绪，困难重重，但在妇幼保健院党委的坚强领导下，曲靖妇幼人迎难而上，捷报频传。2014 年，11 个病区顺利通过优质护理服务病区复审，圆满完成与国家卫计委 HQMS 数据的对接；2015 年，医院被正式评定为三级甲等专科医院，同时获"全国百家优秀爱婴医院"称号；2016年，实施第三方人力资源改革，建立了科学的绩效分配体系，分娩人数首次突破万人，成为云南省分娩量最大的助产机构。2017年，顺利通过昆明理工大学非直属附属医院评审；2018年，被评为全国百强市级妇幼保健院第37名，全省第一名，"曲靖市区域妇女儿童医疗中心"正式挂牌；2019年，首例试管婴儿诞生，掀开了曲靖市生殖医学的崭新篇章；2020年，援鄂抗疫，请命逆行，谱写了感天地泣鬼神的人间大爱；2021年，医院科室设置达108个。

【当事讲述】（邓星梅：曲靖市妇幼保健院院长）今天的曲靖市妇幼保健院，已成为拥有"九大中心、三大基地"的品牌医院。"九大中心"主要指：省级危重孕产妇抢救中心、省级危重新生儿抢救中心、云南省产前诊断中心、云南省遗传代谢性疾病诊断中心、云南省生殖遗传疯临床医学分中心、云南省妇产科、儿科临床人员培训分中心、云南省儿科疾病诊疗质量控制分中心、曲靖市区域妇女儿童治疗中心、曲靖市妇女儿童体检中心。"三大基地"则是：国家级住院医师规范化培训专业基地、国家执业医师资格实践技能考试基地、云南省高等医学院校临床教学基地。

【幕后讲述】品牌的背后，是曲靖妇幼人的智慧与汗水，信念与情怀，精神与梦想，执着与坚守，是甘于奉献、大爱无疆的责任与使命，是130年的坎坷峥嵘，是横跨东西的仁爱光芒。比品牌更珍贵的，还有曲靖妇幼人高效清廉的现代管理理念和千锤百炼的精神文化体系。

【当事讲述】（余雄武：曲靖市妇幼保健院党委书记）曲靖市妇幼保健院能有今天的辉煌成就，得益于各级党委、政府和业务主管部门的坚强领导，得益于社会各界的关心支持。具体到医院，我认为主要有四个方面的因素：一是有团结包容、拼搏奋进的领导班子；二是形成了科学高效的管理机制；三是建立了革故鼎新的创新激励机制；四是夯实了医道仁心的精神文化体系。

【幕后讲述】两院整合以来，危机感、紧迫感、使命感，一直是曲靖妇幼人的紧箍咒，这个紧箍咒让保健院必须走一步、看两步、谋三步。共同的目标让每一位班子成员都能勇立潮头，锐意进取，也能让每一位班子成员锐而不显，和而不同，并在实际工作中身体力行，任劳任怨。医院紧紧抓住建设"区域妇女儿童医疗中心"的契机，以院党委统领全局，以党委领导下的院长负责制体制机制，创新带动基层支部建设全覆盖，从班子建设到队伍建设，从党风廉政到价值观打造，从薪酬改革到管理创新，从科研推进到文化引领，以前瞻性的眼光制定长远规划，确立中期目标，落实近期任务，"三步走"战略稳步推进，各项工作都能制度性安排，机制性衔接。同时，医院以科教为引领，以人才为依托，以薪酬改革撬动发展潜力，引入竞争激励机制，在人才的培养使用上建立起了一套能上能下的科学机制，科研水平不断提升，科研成果捷报频传，学科建设能力不断增强，"大专科、小综合、临床保健深度融合"的发展战略大力推进，"分科越来越细，专科越来越精"的理念深入人心，"包保责任制"全面落实，责任实现了共担，工作实现了推进，风险得到了成功防范；以党建为抓手、文化为引领开展的精神文化建设，唤醒了广大医护人员的从医初心，以独具特色、丰富多彩的医院文化，打造曲靖妇幼之魂。持续不断的精神文化建设，进一步增强了曲靖妇幼人的方向感、自豪感和归属感，激发了主人翁意识，为医院发展提供了强大的内生动力！截至 2021 年，医院总占地面积已达 138 亩，建筑面积 31.7 万平方米，业务科室破百，开放床位 1200 余张，年门诊人次近百万。这些令人惊叹的数据，并不是集医疗、预防保健、教学科研于一体的，覆盖珠源大地及滇黔桂毗邻地区的大型妇幼健康服务中心获得如潮好评、等荣誉的至关因素，重要的是蕴藏在这些数据背后的精神与文化，使命与担当，是医疗活动中无处不在的温度与操守，更是穿越百年、横跨东西的大医之行、仁爱之旅！

【片头反复】（略）

【镜前讲述】大爱百年！大爱无疆！可以肯定，曲靖妇幼人穿越时空的仁爱之旅永远没有终点！永远在路上！

石蕴玉而山辉，人怀德而心仁。在关爱生命、呵护健康的神圣征途中，曲靖妇幼人必定一如既往在掌声中沉淀，在鲜花里自敛，在守望和给予中抵达自己和患者的内心，抵达大医精诚的至高之境。犹如生命荒原里熊熊燃烧的心火，予生命以希望和温暖！犹如悬壶之旅中奔流不息的热血，予文明以圣洁和传承。

（完）

3 "三个坚持"成功创建首批国家妇幼健康文化特色单位

作为云南省规模最大、历史最悠久的妇幼保健院，曲靖市妇幼保健院秉承"人民至上，生命至上"工作主旨，着力强化"爱佑新生，心系妇幼"的妇幼健康文化建设，不断完善"硬件"、提升"软件"，实现了党建与业务同频共振、临床与保健深度融合，医院妇幼健康文化建设工作取得了突出成效，目前已成长为集妇幼保健、生殖健康与临床医疗、预防、科研、教学、计划生育服务为一体的公立三级甲等妇幼保健院和三级甲等儿童妇产专科医院，先后获评全国实施妇女儿童发展纲要先进集体、全国百家优秀爱婴医院、"云南省优秀基层党组织"、省级文明单位等省部级表彰。目前，建成一院两区格局，拥有省级危重孕产妇救治中心、省级危重新生儿救治中心、省级产前诊断中心等9大中心，国家住院医师规范化儿科妇产科专科培训基地、云南省高等医学院校临床教学基地等3大基地。2023年5月，医院被国家卫健委评为首批国家妇幼健康文化特色单位。

一、坚持党建引领，把准发展方向

全面落实中共中央办公厅《关于加强公立医院党的建设工作的意见》，全面落实党委领导下的院长负责制，积极发挥医院党组织对妇幼健康文化的引领作用，围绕中心抓党建、抓好党建促业务，将文化建设融入妇幼健康管理服务。院党委充分发挥总揽全局，协调各方的领导核心作用，牢记"一切为了妇女儿童健康"的初心和使命，以社会主义核心价值观为基准，以医院百年院史为精髓，持续深化文化建设，营造弘扬妇幼健康文化的良好氛围，努力为人民群众提供"全周期""全过程""全方位"的有情感、有温度、有人文的妇幼健康服务。一是充分发挥院党委"把方向、管大局、作决策、促改革、保落实"的领导作用，及时修订《党委会议事规则》、制定《坚持和贯彻党委领导下的院长负责制执行情况报告制度》及《党委会第一议题制度》；加强领导班子科学决策机制建设，严格落实"三重一大"制度；全面落实党委主体责任，党委书记为基层党建第一责任人，党委班子成员在医院党支部建立基层党建工作联系点，全面增强医院党建工作在基层发挥政治引领力，凸显基层党建全院覆盖"堡垒"作用。二是以党的政治建设为统领，不断夯实基层党建建设，抓好人才队伍建设。着力实施"双带头人"培养工程，选优配强"党员＋骨干"支委队伍，2018年至今人员规模从1139人增加到1719人，增长33.7%；严格落实党风廉政建设责任制，坚持党委主要领导与党支部书记（中层干部）交心谈心制度，对全院各科室中层以上干部及廉政风险点为"高风险"岗位人员开展定期廉政提醒谈话，共计210余人次；以"清廉医院"建设为抓手，开展行业不正之风专项清理整治工作、纪律作风自查自纠专项行动。三是自2020年开展"党建促医改三年行动计划"，以党支部为单位深入辖区各乡、镇、街道，为基层提供项目指导、技术质控、人才培训、会诊查房、送医送药等"上门服务"，将优质医疗保健资源下沉到9个县（市、区）、134个乡镇（街道）。两年多来面对面服务基层卫生专业技术人员和人民群众5万余人次，使"我为群众办实事"、健康扶贫和乡村振兴等工作得到有效延展。四是成立意识形态工作领导小组，制定贯彻落实意识形态工作责任制实施方案，进一步加强对政务内网、微信群、官网、微信公众号、视频号的使用和管理。严格落实信息发布审批制度，加强舆论监测与引导，确保信息传输质量优质高效和安全可靠，扎牢意识形态"口袋"。

二、坚持历史传承，培育特色文化

牢牢把握妇幼健康事业发展的"根"与"魂"，将中华优秀传统文化、革命文化和社会主义先进文化等有机融合，深入挖掘医院百年院史，凝练医院特有文化。一是以红色文化为底色，充分挖掘医院历史、文化特色和名医大家学术思想、高尚医德等，提炼了院训、院歌、院徽、愿景、使命和医院"十四五"发展规划，锻造妇幼健康特色文化，打造让患者"舒心""顺心""暖心""放心""贴心"的"五心"服务医院。同时，联合本地官方新媒体平台，开设大型新媒体公益科普专栏"大医说小病"和妇幼特色文化宣教专栏"妇幼故事"，让妇幼健康科普和妇幼文化精髓在社会面比翼齐飞，获得业内和社会各界的一致好评。新建设的院史馆以20个板块生动再现妇幼人的光荣与梦想，成为曲靖市妇幼保健院恒久充实的医道粮仓。二是弘扬社会主义核心价值观，践行医疗保健卫生职业精神。每年在护士节、医师节等特殊日子开展文艺演出，开展表彰先进、技能大赛、领导慰问等活动，积极营造出医院倡导敬业、重技、守德的良好职业环境，凝聚起全院职工砥砺奋进的共识。三是以学习宣传为先导，营造良好氛围。通过打造主题景观，开展道德讲堂、评优表彰、选树文明家庭等活动，在全院形成知荣辱、讲正气、促和谐，爱院如家的良好氛围，突出"四德"培育成果，提升行业向心力。

三、坚持为民服务，打造特色品牌

牢固树立以妇女儿童健康为中心的"大妇幼、大健康"发展理念，加强全生命周期服务能力的提升，深入实施健康儿童行动提升计划，应用信息化手段建立起主动、连续、动态、系统的服务体系，为妇女儿童全生命周期保驾护航。一是树立"大妇幼、大健康"发展理念，实行防治结合。加强产前诊断中心服务能力建设，严格落实地中海贫血防控、新生儿疾病筛查，不断提高婚前、孕前、产前筛查和诊断服务效能，全市出生缺陷发生率由 2019 年的 289.46/ 万下降到 2021 年 267.37/ 万；制定《曲靖市新生儿遗传代谢性疾病筛查实施方案》，深入实施健康儿童行动提升计划，推动婴幼儿照护服务发展。扎实开展 0～6 岁儿童健康管理工作；深度推进医育融合，推动婴幼儿照护服务发展。2019 年以来共培训托幼机构卫生保健人员 1677 人，对 124 家初评合格的托幼机构进行卫生保健复评，在园儿童健康体检率保持在 95% 以上。起草《曲靖市"一小"整体解决方案》、修订《曲靖市托育机构管理实施细则（试行）》，开展 14 家星级示范托育机构现场评审，目前正积极筹建市级婴幼儿照护服务示范中心项目，推动"三孩"生育政策有效落地，促进人口均衡发展；四是持续优化辖区妇幼健康管理链式服务，辖区孕产妇系统管理率、住院分娩率、产后访视率、产前检查率等指标持续保持较高水平；艾滋病、梅毒、乙肝母婴传播得到有效控制，主要结果指标均达到世界卫生组织消除认证标准。二是规范四大业务部间服务对象的转介工作流程、管理制度、基础登记，为服务对象提供主动、连续、动态、系统的保健服务，实现保健与临床服务的深度融合。持续强化各相关科室的规范服务、有序转诊和高效衔接，促进了孕产保健各环节质量提升；各保健门诊与疾病门诊分区设置、紧密协作；开展个体保健业务促进亚专科发展，目前已开展妇女儿童心理门诊、儿童早期发育指导、妇女儿童营养咨询门诊等特色保健专科服务，顺利通过省级儿童早期发展中心评审；强化高危计划生育手术管理，手术并发症发生率显著降低，注重人工流产后计划生育优质服务，2021 年获评全国"PAC

优质服务医院",目前正在申报国家级 PAC 培训基地。三是围绕妇幼健康需求,为妇女儿童全生命周期保驾护航。已建成妇产科、儿科两个省级临床重点专科,四个市级重点专科。省级危重孕产妇救治中心、省级危重新生儿救治中心作用日益凸显;先后新设综合内科、综合外科、耳鼻喉头颈外科、日间手术中心等多个业务科室,开展大血管介入手术、儿童内镜介入手术、儿童腹腔镜手术等新技术、新项目;围绕两个省级救治中心拓展服务链,应用信息化手段为高危孕产妇、高危儿童筛查、监测、接诊、转诊、救治、随访、健康宣教等关键环节提供连续服务。四是积极打造"互联网+妇幼健康"。上线统一支付、统一对账、多码协同的信息化平台,在实体就诊卡"一卡通"的基础上推行"电子就诊卡",通过手机可实现预约挂号、缴费充值、查询报告、查询费用明细等整个就诊流程,让患者少"跑路",持续提高群众就医满意度。

4

文化赋能　行稳致远——曲靖市妇幼保健院妇幼健康文化特色单位创建巡礼

她诞生于变法图存的旧世界，走过炮火硝烟。国有召，行必从，她从十里洋场转战边陲，撑起了西南地区妇幼健康的半边晴空。她就是曲靖市妇幼保健院。近年来，曲靖妇幼打造了独具特色的妇幼健康特色文化，擦亮了"爱佑新生，心系妇幼"的金字招牌！

勇担使命，构建新发展格局

1893 年，曲靖市妇幼医院始建于上海，1972 年，响应国家号召，全建制迁入曲靖。目前，建成一院两区格局，拥有省级危重孕产妇救治中心、省级危重新生儿救治中心、省级产前诊断中心等 9 大中心，国家住院医师规范化儿科妇产科专科培训基地、云南省高等医学院校临床教学基地等 3 大基地。历百年风霜，曲靖市妇幼保健院践行"一切为了妇女儿童健康"的初心和使命，勠力同心、踔厉奋发，成长为集妇幼保健、生殖健康与临床医疗、预防、科研、教学、计划生育服务为一体的公立三级甲等妇幼保健院和三级甲等儿童妇产专科医院。医院全力落实健康中国建设工作任务，构建曲靖妇幼新发展格局。

公益为先　彰显曲靖妇幼担当

医院积极践行社会主义核心价值观，秉持"爱佑新生，心系妇幼"的妇幼健康文化，牢记"人民至上，生命至上"的伟大叮嘱，深入开展"党建促医改三年行动"，为辖区 134 个乡镇（街道）基层卫生所提供项目指导、人才培训、送医送药等"上门服务"，两年行程数万公里，服务 5 万余人次。新冠肺炎疫情发生后，院党委书记和院长分别带领百余名医护人员奔赴抗疫一线，用行动彰显了曲靖妇幼人的责任与担当。

优化流程　全周期护航生命

医院牢固树立"大妇幼、大健康"发展理念，加强全生命周期服务能力的提升，深入实施健康儿童行动提升计划，应用信息化手段建立起为主动、连续、动态、系统的服务体系，为妇女儿童全生命周期保驾护航。近三年来，医院顶住疫情冲击，各项指标稳步上升，2021 年门诊人次突破百万大关，医院 DRG 总量连续三年在云南省妇幼专科医院中名列前茅。先后获得全国实施妇女儿童发展纲要先进集体、全国百家优秀爱婴医院、"云南省优秀基层党组织"、省级文明单位等省部级荣誉称号。

改善环境　提升患者就医体验

医院持续改善服务环境，实际开放床位1454张；大力提升医患就职能力和水平，目前在职的1727名员工中，卫生技术人员1534人，中高级职称424人，中高级职称人数占比24.5%。此外，通过拓展停车区域，优化功能区域，合理人员分流，实现了门诊"一医一患一诊室"，打造"互联网＋妇幼健康"平台，实现了院内一卡通办，让数据替患者"跑路"，患者的就医体验得到"质"的飞跃。

同心筑梦　提升行业向心力

医院把作风、廉政、行风建设作为强党建、促业务的重要抓手，努力打造党风清廉、行风清新、院风清净、医风清洁、作风清朗的"清廉医院"。专业委员会定期开展专题讲座、学术沙龙德国，积极开展"母亲微笑""天使微笑"等各类"医心向党"的志愿服务活动。积极开展道德讲堂、评选文明家庭等活动，通过典型引领，突出"四德"培育提升行业向心力。

红色为底　构建妇幼文化高地

医院以红色文化为底色，充分挖掘医院历史、文化特色等，提炼了院训、院歌、院徽、愿景、使命，锻造妇幼健康特色文化，润心聚力，打造让患者"舒心""顺心""暖心""放心""贴心"的"五心"服务医院。同时，联合本地官方新媒体平台，开设大型新媒体公益科普专栏"大医说小病"和妇幼特色文化宣教专栏"妇幼故事"，让妇幼健康科普和妇幼文化精髓在社会面比翼齐飞，获得业内和社会各界的一致好评。

党建引领　强化人才队伍建设

党的十八大以来，曲靖妇幼进一步强化党建引领，着力打造高质量人才队伍。建成了2个省级临床重点专科，4个市级临床重点专科，3个市级专家工作站，拥有12名昆明理工大学硕士研究生导师，是云南省优生优育绩效管理专业委员会等15个主任委员单位。他们中有：全国首届白求恩式好医生，全国三八红旗手，也有全国儿科优秀基层医师，湖北省"五一"劳动奖章获得者、省劳模、省道德模范及云南健康卫士等先进模范，更有享受国贴、省贴及兴滇英才计划"名医专项"等称号的专家。

百年妇幼，辉煌再续

未来，医院将以医院百年院史为精髓，深入贯彻落实党的二十大精神，进一步强化"爱佑新生，心系妇幼"的妇幼健康文化建设工作，把医院文化融入医院发展全过程，用妇幼特色文化的翅膀，助力医院行稳致远！

5 与爱同行

（电视片脚本）

【片花】（一滴清远的滴水声，涟漪漫延扩散，婴儿由远及近的啼哭声中，一轮朝阳从涟漪中冉冉升起）

【片头解说】在珠江源头，有这么一群医者，他们以初心践行医道，以真爱呵护生命。他们，让医疗保健活动有了温度和恩典，让生命有了厚度和方向，让一家普通寻常的妇幼健康服务机构转瞬之间取得了日新月异、令人惊叹的发展成就。他们，就是廖廓山麓的健康守护神、珠源大地的生命使者——曲靖妇幼人。

在丹心所系、性命相托的从医路上，他们以执着的信念、真挚的情感，以甘于奉献、大爱无疆的责任和使命，为健康护航，为生命担当。他们，一直——与爱同行！

【由远及近推出片名】

与 爱 同 行
——曲靖市妇幼保健院发展纪实

【解说】曲靖市妇幼保健院1893年始建于上海，1972年全建制迁入云南曲靖。这所恪守传统、历经变迁的医院，在共筑中国梦的今天，迎来了百年一遇的茧化蝶飞。三甲妇产儿童专科医院、三甲妇幼保健院成功创建验收，两院整合后综合收入增长近三倍，位列全国百强妇幼保健院前列，成为总占地面积138亩，总建筑面积31.7万平方米，业务科室破百，总编制床位1220张，年门诊人次直逼百万大关的集医疗、预防保健、教学、科研于一体的大型妇幼健康服务机构。

今天的曲靖市妇幼保健院，群众满意度逐年提高，社会各界好评如潮，妇女儿童医疗中心功能逐步彰显，"西南领先、云南第一"的愿景已不再遥远。

一家以妇女儿童常见病诊疗为主的医疗保健机构，为何短短几年间就有如此翻天覆地的变化？

寥廓苍翠，珠源涛涌！蓦然回首，风雨兼程的岁月仍在记忆深处，砥砺前行的时光依旧温暖如初。从基础设施建设到各项改革管理方案的实施，从医疗质量打造到新区科室运营，从人才队伍建设到精神文化铸造，从硬件设备更新到党风廉政夯筑，每一个细微的环节，都承载着曲靖妇幼人的执着、担当与奉献！每一个鲜活的故事，都镌刻着曲靖妇幼人的职业情怀——对生命深深的敬畏与真爱！

【字幕】

方向决定未来

【解说】"火车跑得快，全靠车头带。"曲靖市妇幼保健院之所以有这种超乎寻常的飞速发展，与他们有一个团结担当、拼搏奋进的领导班子密不可分，与他们有一个锐意进取、勇立潮头的领航人密不可分。

"不登高山，不知山之高也；不临深溪，不知地之厚也。"多年来，危机感、紧迫感、使命感，一直是曲靖市妇幼保健院党政班子成员的紧箍咒，这个紧箍咒让他们必须走一步，看两步，谋三步，让他们有了共同的目标和方向，有了更多的理解、包容与担当，让他们能一如既往地身体力行，清廉勤敏，任劳任怨，尽职尽责。

"君子和而不同，小人同而不和。"曲靖市妇幼保健院党政领导班子，就是一个"和而不同"的团队，犹如一架钢琴，这个班子之所以能一如既往地奏响雄浑激昂的引领潮流的时代交响乐，是因为每个琴键都充分发挥了它的功能，是因为他们都有"和而不同"的君子风度，锐气藏于胸，和气浮于脸，才气现于事，义气示于人。他们都有一个共同的目标，铸曲靖妇幼之魂，扬曲靖妇幼之旗，强曲靖妇幼之业。因为如此，他们方能在困难面前共同支撑，成绩面前相互诚勉。

时间注定要流向岁月深处，和时间一起流淌的，还有曲靖妇幼人代代积淀的品质与情操，信仰与精神。

【字幕】

视野决定高度

【解说】山高人为峰。当云南"6个医疗卫生服务区域建设"战略实施之际，曲靖妇幼保健院责无旁贷地肩起了曲靖市委、市政府提出的建设"区域妇女儿童医疗中心"重担。

面对两院区同步运营与医疗中心建设的双重压力与挑战，临危受命的曲靖妇幼人与时间赛跑，携担当同行。以党委统领全局，以党建促推医改，以党委领导下的院长负责制的体制机制，创新带动基层支部建设全覆盖。从班子建设到队伍建设，从党风廉政到价值观打造，从薪酬改革到管理创新，从科研推进到文化引领，新时代医院改革发展战略稳步推进！

预则立，不预则废。医院以前瞻性的眼光制定长远规划，确立中期目标，落实近期任务，让各项工作均能制度性安排，机制性衔接。为更好整合优质医疗资源，医院把上下联通作为中心建设的关键着力点，先后与上海、重庆等地的医疗保健机构建立长期互动的专科联盟，推动医院科研水平和学科建设能力超常规发展；同时强力推进区域内三级医院和三级妇幼保健网的各妇幼健康服务机构间的业务联系与合作，一个植根曲靖、辐射滇桂黔、服务半径不断扩大的妇女儿童医疗中心终见雏形，一个为呵护生命而打造的珠源"医疗航母"正蓄势起航！

【字幕】

创新助力速度

【解说】凡益之道，与时偕行。曲靖市妇幼保健院深深懂得，创新是医院发展的关键。两院整合、新院建设、中心推进等，事关曲靖医疗中心建设的大局和远景。如果说，多元职能整合拉开了改革创新的大幕，那么，两院同步运营与医疗中心推进,，则深刻解读了"没有全民健康就没有全面小康"的深刻内涵！

致天下之治者在人才，成天下之才者在教化。按照"发展是第一要务，人才是第一资源，创新是第一动力"的思路，医院在培养人才、发现人才、使用人才上，建立起了一套能上能下的科学机制，将大量人才外送学习进修，同时引进高精尖人才，形成了一个集专业与综合、老中青互促互补的人才梯次队伍。与此同时，引入竞争激励机制，以薪酬改革作为撬动发展的有力杠杆，激活了一池春水。

科研兴则医院兴，科研强则医院强。"两院"整合以来，医院以科教为引领，以人才为依托，科研教学水平不断提升，学科建设能力不断增强。以医院主要领导为学科领路人，"科教兴院"精神蔚然成风。国家知识产权专利、省级国家级继教项目、昆明理工大学非直属附属医院创建与建设、多个省级危重症抢救中心、诊断中心建设、省级国家级科研项目的攻坚克难，无不彰显曲靖妇幼人面对医学科学的严谨与坚韧。医院在曲靖市科技功勋奖、"珠源名医"、临床首席专家、省贴, SCI 论文、科研专著等都有了新的突破。

学科建设成效显著。试管婴儿技术业务获得重大突破，临床妊娠率比肩省内领先水平。云南省生殖遗传疾病分中心、儿科疾病学科分中心相继获批，儿童生长发育及营养与喂养科、医学遗传与产前诊断科、产后保健与盆底康复科、眼科、大外科、大内科等全新科室开科运营，介入中心、机器人手术和等离子加速器等全新技术业务稳步开展，"大专科、小综合、临床保健深度融合"的创新发展战略大力推进，医院在学科建设和业务拓展创新方面已领跑全省妇幼保健行业。

为更好地履行妇幼公共卫生管理职能，医院不断强化对辖区妇幼健康服务机构的指导和监督，确保全市各项妇幼健康工作提质增效，始终把保障母婴安全放在首位，将"两个死亡率"管控作为常态重要工作常抓不懈，按责任包保方式不断加力加压，举全院之力确保抢救绿色通道畅通，提高全市危重孕产妇、危重新生儿救治成功率，为辖区危重孕产妇和危重新生儿打造坚实的生命救治网，筑牢妇女儿童生命安全的坚固防线。

路有径，勤无涯，强力推进智慧医院建设。新建的 HIS、LIS、PACS 病历管理系统稳定运行，提高了管理效率；微信预约挂号、门诊一卡通自助就医和微信实时缴费、手机自助查询检查检验结果、病房电信网络终端服务等，改善了患者就医体验。

与此同时，医院着力于管理创新上的突破。按照"分科越来越细、专科越来越精"的要求，以"四大部"管理临床与保健，创建了集保健、预防、诊疗、康复于一体的全生命周期服务体系。同时全力推行"包保责任制"，压力实现了分摊，责任实现了共担，工作实现了推进，风险得到了成功防范。

"物必先腐，而后虫生"。为让法纪保护干部有温度，促进发展有力度，院党委全面落实"两个责任"，严格执行"一岗双责"，通过"主题党日＋"等，全面落实"两提升一防范一满意"，管理前置，以上医之道"治未病"，营造风清气正、团结干事、创业创新的良好氛围。

【字幕】

初心赋予温度

【解说】凡为医道，必先正己，然后正人。为全面提升医疗护理质量，医院以党建为抓手，文化为引领，唤醒广大医护工作者的"从医初心"。与《曲靖日报》联合举办的进医院、进学校、进社区、进企业"四进"活动有声有色，影响深远。并不失时机地表彰先进，诵唱经典，重温初心！

2018 年 8 月 19 日首届中国医师节，在南苑新区落成运营活动典礼上，当"曲靖市区域妇女儿童医疗中心"授牌时，谁曾想到，这一天来得如此突然与快速！尽管如此，曲靖妇幼人忙碌的身影并没有歇息，前行的脚步并没有放慢，与爱同行的信念更加坚定。

全身心投入事业的曲靖妇幼人，以大爱淡化苦辣辛酸，以大悲稀释职业缺憾。多少年没有帮女儿梳头扎辫，多少年忘了除夕团圆，多少年没有护送孩子上学，多少年忘了花前月下的心手相牵。当早七点出门、晚七点归家、七天无休假的"三七"

岁月成为日常,当别人的孩子是个宝、自己的孩子像棵草的锥心之痛弥漫,当连天累月的忙碌透支疲惫的身心,曲靖妇幼人以恒定的医疗温度给患者及其家属带去了温暖和希望。他们懂得,为医之道,除了精湛的医术,更需宅厚的仁心!导医台前的笑脸,接诊桌后的热情,拥抱失控患者的手臂,亲吻新生婴儿的嘴唇,无一不是曲靖妇幼人的大爱仁心。

庚子年春天,当新冠疫情肆虐,武汉告急、湖北告急之际,曲靖妇幼人请战逆行,更是"绝驰骛利名之心,专博施救援之志"的职业信仰的体现,是解救苍生、守护春天的时代精神的注释,以及敬畏生命、与爱同行的曲靖妇幼精神的纪实再现。

【院长同期采访】

多年来,医院致力打造独具特色的医院文化,打造曲靖妇幼保健院的魂。这种文化有三大基因:一是坚持党的领导;二是传承创新;三是凝心聚力、砥砺奋进、责任担当的曲靖妇幼精神。医院通过晨会学习、文艺演出、社区义诊、职业培训、演讲比赛、同唱一首歌等形式,让这种文化渗入医院的每一个细胞之中。这种文化让广大医务人员有了方向感、自豪感和归属感,激发了大家的主人翁意识,为医院加快发展、提高核心竞争力蓄积了强大的内动力。

【结尾解说】敬畏生命,救死扶伤,甘于奉献,大爱无疆!这是医护职业的写照,更是对曲靖妇幼人这个群体最朴实的褒扬!石蕴玉而山辉,人怀德则心仁。在关爱生命、呵护健康的神圣征途中,曲靖妇幼人不会因成绩而沾沾自喜,他们必定一如既往地在掌声中沉淀,在鲜花里自敛,在守望和付出中抵达自己和患者的内心,抵达"大医精诚"的境界;以敬畏之心铸就医道之魂,以满腔的热忱和高洁的操守谱写曲靖妇幼人新时代更为璀璨的篇章!

6 赞歌

（诗朗诵）

一

八月的风，托起天空的祥云。

八月的雨，濯洗大地的渍尘。

八月的珠源大地，天高云淡，水绿山青。

八月的曲靖市妇幼保健院，激情似火，喜迎院庆。

灼灼岁序，晨露似珠；韶光流转，盛世如约。

浩瀚长空，云蒸霞蔚；大美神州，珠源生辉。

蓦然回首，曲靖市妇幼保健院已在风雨历练和殷殷期盼中走过130年。

二

掬一捧涟漪，洗去岁月的尘埃，洗去时间的风霜与疲惫。

携一缕长风，越过时空的长廊，越过记忆的山峰和溪涧。

篠崎病院的背影，托起你的沧桑和久远，托起医疗的传奇与穹顶。

黄埔滩头的月光，照彻你的深邃与底蕴，照彻医者的苦乐和灵魂。

寥廓山下的脚步，丈量你的梦想和艰辛，丈量生命的高度和坚韧。

珠江源头的涛声，记录你的泪水和欢颜，记录仁爱的承诺与温馨。

从黄浦江畔到珠江源头，你以恒定的坚守和付出诠释什么叫悬壶不言，什么叫大医精诚！从东海之滨到云岭之巅，你以全部的热血与智慧回答什么叫救死扶伤，什么叫呵护生命！

这就是曲靖市妇幼保健院，珠江源畔妇幼福音的传播者；

这就是曲靖妇幼人，珠源大地八方父老的健康守护神！

三

忆往昔，岁月峥嵘，多少时光荏苒，多少青春激荡。

看今朝，凝心聚力，多少激情澎湃，多少梦想成真。

一路走来，我们从真诚抵达真诚，犹如荒塬里的甘露，滋润患者的心田。一路走来,我们以生命拯救生命,仿佛寒夜中的灯火,温暖家属的心灵。

输液架下,我们是从瞳孔到精神的那缕阳光,照亮黑暗中踽踽独行的身影。手术台上,我们是从肉身到灵魂的那声祷语,唤醒病痛里苦苦煎熬的生命。

党委领导下的院长负责制,为我们点亮了远航的灯盏,指明了浩浩航向和医疗初心。两院整合的宏伟蓝图,为我们找到了蝶变的方向和密码,找到了奏响医疗绝唱的最强音。

我们不会忘记,南苑新区开工奠基仪式的声声鼓点;不会忘记,29个优质护理服务病区评审通过的笑语欢声。

我们不会忘记,获评"三级甲等妇产儿童专科医院""三级甲等妇幼保健院"和"全国百家优秀爱婴医院"的欢喜与艰辛,不会忘记医院分娩人数突破万人、跻身全国百强前列时的举院欢腾。

我们不会忘记,医院正式成为昆明理工大学非直属附属医院时的群情激昂,也不会忘记南苑新区正式落成运营时的张张笑脸。

我们不会忘记,曲靖市首例试管婴儿成功降生时的振奋自豪,更不会忘记为春天请命、为山河无恙而舍命逆行时的铮铮誓言。

不会忘记,多少青春前赴后继,多少灵魂浴火重生!

不会忘记,百年披荆斩棘,百年恢宏华章,百年砥砺前行!

四

时光如水,岁月如歌。

昨日的磨砺,回馈了今天的喜悦。

昨日的耕耘,收获了今天的丰硕。

"增设备,引人才,攻坚克难谋发展",筑牢了医院发展的基石。

"强管理,促服务,特色兴院谱新篇",强化了医院服务的理念。

"九大中心、三大基地",成为医院腾飞不竭不尽的力量源泉。

"大专科、小综合、临床保健深度融合",已渗入曲靖妇幼人的灵魂。曲靖市妇幼保健院,已然站在全国同行的高端和前沿。

凭恒德做事,以良知行医,让我们找到了职业的温度和操守的原点;

视管理为艺术,以创新为习惯,让我们勇立潮头,肩扛使命。

五

医院的昨天,铭记在茫茫历史的扉页。

医院的明天，点亮浩浩征途的航灯。

医院的梦想，映照救死扶伤的本愿。

一百三十年坎坷峥嵘，记录我们的辉煌与荣辱。

一百三十年艰苦卓绝，凝聚我们的精神与气度。

一百三十年不懈求索，砥砺我们的信念与意志。

一百三十年薪火相传，展示我们的风采与品质。

一百三十年春华秋实，谱写我们的执着与传奇。

一百三十年风雨同舟，成就我们的伟大梦想和恢宏诗篇。

六

大爱无疆，因爱心而永恒。

大行德广，因视野而高远。

登高望远，方见山外更为壮美的风景。

矢志不渝，才能登临更为挺拔的峰顶。

在救死扶伤的神圣使命里，我们必将一如既往，迎难而上，勇毅前行。

人民至上，生命至上，在呵护生命的伟大征途中，我们必定脚踏坚实的大地，头顶高远的苍穹，无须扬鞭自奋蹄。

初心不改，使命不怠，我们必将为珠源大地的妇幼健康事业，为中华民族的伟大复兴，激发和凝聚更加磅礴的力量！

我们骄傲，我们是曲靖妇幼人！

我们为您虔诚咏唱，这百卅年轮的绝美赞歌！

为春天请命的人，一定放下了生死；

放下了生死的人，一定经历了生死；

经历了生死的人，才有足够的勇气；

在地狱的门前立马横刀，以命护命。

在死神的擂台拼死搏击，向死为生。

比如曾在南疆丛林中抢救战友的身影。

在自卫还击的硝烟中肩扛炮弹奔跑的灵魂。

在抗击"非曲"的前线穿越魔鬼的壁垒。

在庚子年的春天忍着腰伤，摁下手印。

在武汉优抚医院的病房争分夺秒，不休不眠。

为春天请命的人，来自春天的故里；

为春天请命的人，有比春天更大的慈悲；

比花朵更正的良善，比晨光更纯的温度；

比泪水更疼的柔软。为春天请命的人；

心里揣着寄语苍生、抚慰万物的函。

比如苍穹之下庄严举起的右手。

登机前决绝的挥别和起飞后救死的急切。

比如防护服中疲惫的肉身，护目镜里晶莹的泪体。

方舱之内的如沐春风，方舱之外的双手合十。

比如珞珈山上的樱花，珠江源旁的鸟鸣。

为春天请命的人，一面是天使；

一面是战神。他们有足够的笑脸和祈愿；
面对确诊或疑似的生命。也有足够的韧劲。
迎战比子弹更为恐怖的冠状毒魔；
和比锋刃更为冷血的蜚语与谎言。

比如诊室里一身素白倚墙而眠的安静；
比如安静之后磅礴的力量与坚毅的眼神；
比如那个午夜不灭的烛光，以及江城上空。
久久不停的歌声。比如眼含热泪的领头人，
和日夜守护在武汉优抚医院六楼七楼的曲靖妇幼人。

8 弦歌百卅　佑护珠源妇儿

悠悠百年，弦歌不辍。

诞生130年来，曲靖市妇幼保健院栉风沐雨，走过炮火硝烟，从东海之滨转战西南边陲。一代代妇幼人薪火相传，踔厉奋发，勇毅笃行，让医院成长为辐射西南诸省、护佑妇儿健康的业界翘楚。2023年12月，在全国妇幼保健机构绩效考核工作中，曲靖市妇幼保健院位列全国第24名，是云南唯一进入"国家级绩效考核"前50名的妇幼保健院，连续多年蝉联云南省第一名。

沪 上 薪 火

1893年，篠崎都香佐在上海创立上海篠崎病院，即曲靖市妇幼保健院的前身。从诞生之日起，医院在致力于临床诊疗服务的同时，在时有的妇科、儿科、内科、外科等十余个科室中开启了最初的医学探究，埋下了临床科研的种子。

1949年，历经炮火硝烟洗礼的篠崎医院投入中华人民共和国的怀抱。1953年，医院在全国范围内率先进行了无痛分娩技术的尝试和推广，随后的1959年，医院增设中医病房，成为全国最早尝试中西医结合治疗妇产科疾病的医院之一。随着实力的不断壮大，医院的科学研究和技术革新持续开展，医院的业务科技成色也更加丰富多彩。

1972年，医院从上海西迁至曲靖，更名为曲靖地区妇幼医院。"沪上百老（102人）"放弃都市的繁华，把心系边疆人民健康的初心化作春泥，呵护滇东大地妇儿的健康之花！

百 卅 风 华

进入曲靖后的妇幼医院，在改革创新和敢为人先中锋芒初露，逐渐铸就了在曲靖妇产科、儿科业界不可撼动的地位。

等身成绩，筑牢基石；星河流转，滚滚向前！

2013年年底，全新的曲靖市妇幼保健院正式合并成立。2018年8月19日，妇幼保健院南苑新区正式投入使用，医院开启了一院两区发展的新篇章。

一百三十年的厚积薄发，成就了医院新的发展高峰。

近年来，医院获批昆明理工大学非直属附属医院，相继被授予省级危重孕产妇抢救中心、省级危重新生儿抢救中心、曲靖市区域妇女儿童医疗中心等"9大中心"，获评省级临床重点专科5个、市级临床重点专科7个、市级医学中心建设项目10个；建成国家级住院医师规范化培训基地等"3大基地"，有省市级院士（专家）工作站4个，是云南省优生优育绩效管理专业委员会等17个省市级主任委员单位，有昆明理工大学硕士研究生导师13名。医院"以医疗服务为主体，人才培养、科学研究为侧翼，现代医院科学管理为尾翼"的"一体三翼"发展新格局逐步形成。

星河绵延

从建院之初的十余个科室，发展到如今的集妇幼保健、生殖健康与临床医疗、预防、科研、教学、计划生育服务为一体的公立三级甲等妇幼保健院和三级甲等儿童妇产专科医院。曲靖妇幼为什么能？

因为这个伟大的时代，也因为在曲靖妇幼健康发展长河中涌现出的那一颗又一颗耀眼的"星星"：

70年代，医院成功开展电熨治疗慢性宫颈炎，积极开展节前生育研究，取得较大突破；

80年代初，医院开展CD3宫颈癌治疗研究获重大突破；

80年代中后期，医院成功开展宫腔镜下不孕不育治疗研究。医院的制剂室，获"曲靖地区医疗单位第一制剂室"的称号。主任医师李春华获国务院特殊津贴和"为发展我国医疗卫生事业作出贡献"的崇高荣誉。

90年代，妇幼医院新生儿科成立，曲靖妇幼全新的科研临床领域惠及更多的新生婴儿，被评为云南省首家"全国爱婴医院"。

【同期】李春文：省级科技奖，讲述曲靖妇幼制剂的功效和受欢迎程度

【同期】仝慧萍：讲述医院妇科学科发展的历程和成效。

进入新时代，曲靖市首例试管婴儿、曲靖市最小新生儿开颅手术等多个医疗难题在曲靖市妇幼保健院逐一被攻克。

目前，医院拥有享受国务院特殊津贴专家、"全国三八红旗手"、全国白求恩式好医生、云南省政府特殊津贴专家、云南省名医专项支持计划专家、"珠源英才""曲靖首席专家"等高层次人才50余人。在他们的带动下，医院的临床科研和医疗水平不断取得新发展。先后获批省级科研课题21项，昆明理工大学、云南中医药大学联合专项课题26项，市级哲学社科类课题6项，市级以上科研成果39项，

拥有发明专利和新型使用专利 100 余项；干部职工在各级各类专业刊物上发表论文 600 余篇，其中，SCI 论文和核心期刊论文 130 余篇，公开出版学术专著 90 余部。

2023 年 6 月，医院的《云贵高原儿童发育性髋关节疾病的防治体系构建及临床应用》科研项目，荣获云南省人民政府颁发的云南省科学技术进步奖三等奖，实现了省级科技成果奖项新突破。

未 来 可 期

一百三十年，曲靖市妇幼保健院用学科建设和临床科研的一次次发展和一次次突破，铸就了攻克病痛的利刃和护佑健康的坚盾。

回望千山路，前行万里春！

过往的成绩和闪亮的数据，凝聚成曲靖妇幼人孜孜以求的温度与操守，再现出曲靖妇幼穿越百年、横跨东西的大医精诚！未来，曲靖妇幼人在关爱生命、呵护健康的神圣征途中，必将一如既往地在沉淀和自敛中蓬勃向前，在守望和付出中铸就悬壶济世精神的新高峰！

【同期声】余雄武（曲靖市妇幼医院党委书记）：医院的发展，离不开学科建设和临床科研的互促共进。这需要接续奋斗，更需要甘为人梯的精神。功成不必在我，功成必定有我。

【同期声】邓星梅（曲靖市妇幼保健院院长）：我们将以更加完善的政策措施，从经费保障到资源调集等各个方面鼓励临床科研的全面开展，为医院的长久发展奠定扎实的基础。

9 深情的告别

（音乐情景剧）

人物：母亲、女儿、孙女

时间：20世纪60年代

地点：东海之滨黄浦江畔

幕启：舞台一角，女儿上场，脚步迟缓，似有千斤重。

女儿：（独白）顺着这条路往前走，不远处就是我的家。可我不知道当我走进家门，我该怎样对我的母亲说，对我的女儿说？

女儿：（在原地徘徊）平时回家很容易，可今天回家很难！在母亲面前我是女儿，在女儿面前我是母亲，面对生我的一老我生的一少，我真的开不了这个口啊！

（继续在街道上徘徊，灯暗）

（舞台另一角灯光亮起，奶奶和孙女相对而坐）

外孙女：外婆，都几点了，爸爸妈妈怎么还不回来？

外婆：快12点了。他们工作忙，忙完就回来了。

外孙女：他们天天都是忙忙忙，我已经有好多天没见到他们了。

外婆：他们回来时，你已经睡着了。第二天早上他们走时，你还没有醒，所以就没有叫醒他们的小宝贝。

外孙女：外婆，今天他们回来，您一定要叫醒我，让我看看他们的脸。要不然，我都快记不得他们的模样了。

外婆：好好好！他们一回来我就叫醒你。明天还要上学，你该睡觉啦！

外孙女：（打个哈欠，伸伸懒腰）好的，外婆！

（灯暗）

（舞台另一角，灯光亮起，落在女儿头顶上）

女儿：（独白）我不能在大街上一直走到天亮。就算走到天亮，我还得回家。再说我也没有时间了，天亮前火车就要开，我必须得赶上。

女儿：（沉思片刻）不好对她们说，我就暂时不说，让时间来沉淀一切，母亲她会理解的，女儿也会理解的。

女儿：（看一眼远处）屋里的灯光熄灭了，女儿应该睡着了，回家！回家！

女儿：（朝家的方向大步走去）

（舞台另一角，昏暗的灯光下，外婆在收拾外孙女的东西，门外传来敲门声）

外婆：谁呀？

女儿：（在门外）妈妈，是我。

外婆：（打开门，埋怨说）怎么到这个时候才回来？赶快洗漱一下睡觉，一会儿天就亮了。

女儿：不！妈妈，我收拾一下东西，马上就要走。

外婆：走？到哪儿去？

女儿：出差（说着，收拾起东西来）。

外婆：要出差也要等天亮嘛，你急什么？

女儿：已买好了车票，天亮前发车。

外婆：走得那么急，那你不早点回来？

女儿：医院里有事，耽误了。（说着，把能拿到的东西都往包里装）。

外婆：（一把抢过）那是她爸爸的衣服，你怎么也要收？

女儿：他也要和我一起出差。

外婆：你们俩一起出差？这可是从来没有过的事啊！

女儿：这一次有些特殊。

外婆：去多长时间？

女儿：说不准，也许十多天，也许一个月。妈妈，我们走了，您照看好我的女儿，辛苦您了。

外婆：从生你养你就一直辛苦，到了现在，已不知道什么是辛苦了。

女儿：（拥抱了母亲一下）对不起，妈妈，是我们不好！（说着背起行囊打开门），妈，我走了。（义无反顾地走了出去，边走边流泪）

（舞台的两个角，母女俩展开了心灵的时空对话）

女儿：（泪流满面）妈妈，我对您老人家说谎了，但我没办法，请您原谅！

外婆：（怆然若失但又坦然）孩子，我知道你有事瞒着我。我是你的母亲，你应该告诉我，你们俩到底要去哪儿？

女儿：妈妈，我们要去一个很远很远的地方。

外婆：你们去那么远的地方干什么？

女儿：我们是医生，当然是去给患者看病！

外婆：看病？让她们到上海来嘛！

女儿：妈妈，上海对她们来说太远太远，她们来不了，只有我们去靠近她们。

外婆：好好好，你们去，去一段时间就快回来。

女儿：不！妈妈，医院要整体搬迁过去，我们到了那儿，就成为那儿的人啦！

外婆：什么？你让我怎样跟你的女儿说？

女儿：妈妈，什么都不用说，以后我会告诉她的。

（远处火车汽笛响起，背景屏幕显示60年代上海的剪影）

女儿：（回头看了一眼，独白）别了，我的上海，我的故乡，我的亲人，走到天涯海角，我都会想念你们的。

（舞台另一角，背景屏幕显示60年代的黄浦江）

外孙女：（内心呼唤）妈妈，你在哪儿啊！

（舞台另一角，背景屏幕显示磅礴乌蒙的连绵群山）

女儿：孩子，我在高原上，我在大山中！

外孙女：妈妈！

女儿：孩子

（母女俩向对方奔跑过去，在辽远的时空中交错而过，定格，剧终）

时间：当代

地点：曲靖市妇幼保健院

人物：甲（可男可女）、众（有男有女）

【幕启】音乐起。甲上。

甲　（唱）肩负使命上海来，

　　　　　悬壶济世百卅载。

　　　　　仁爱浸润红土地，

　　　　　生命之花处处开。

【众上】

众　（唱）二十大召开欢乐开怀，

　　　　　伟大思想引领新时代。

　　　　　高质量发展理念常在，

　　　　　三甲美名传扬省内外。

　　（白）传承创新，医爱同行，我们很骄傲，我们很自豪！（可分组）

甲　（唱）紧紧跟着共产党，

　　　　　守护生命守健康。

　　　　　党的领导是核心，

　　　　　听话感恩谱新章。

众　（念）把方向、管大局、作决策、促改革、保落实！（可分组）

　　（唱）政治建设强思想，

　　　　　组织建设作保障。

　　　　　人才建设强队伍，

　　　　　从严治党来护航。

甲　（念）能者上、平者让、庸者下、劣者汰！（可分组）

众　（唱）人才济济实力强，

　　　　　骨干人才要培养。

　　　　　青老相续不断代，

　　　　　高质发展有希望。

甲　（唱）兴滇人才做榜样，

　　　　　科教兴院来领航。

　　　　　集中力量下功夫，

　　　　　科研年年创辉煌。

众　（念）健全体系、集中力量、立见实效！（可分组）

甲　（唱）文化建设形式丰，

　　　　　多姿多彩进心中。

　　　　　党风廉政不放松，

　　　　　五清医院树新风。

众　（念）党风清廉、行风清新、院风清净、医风清洁、作风清朗！（可分组）

甲　（唱）医疗服务新体系，

　　　　　医患沟通零距离。

　　　　　优质服务真给力，

　　　　　贴心呵护入心里。

众　（念）舒心、顺心、暖心、放心、贴心！五心服务深入人心！（可分组）

甲　（唱）公立医院公益性，

　　　　　四进活动到基层。

　　　　　药品体检全免费，

　　　　　村寨传来称赞声。

众　（念）人民至上，生命至上！

甲　（唱）新冠疫情突席卷，

　　　　　全民齐打攻坚战。

　　　　　白衣天使任在肩，

　　　　　不惧不怕勇向前！

　　　（白）咱们院领导要带队驰援武汉！

众　　我也去，我也去，我们都要去！（可分组）

　　　　（唱）人心齐，泰山移，

　　　　　　　抗疫战场插党旗。

　　　　　　　风展党旗美如画，

　　　　　　　勠力同心创奇迹！

甲　　（唱）风雨过后见阳光，

　　　　　　　生命无恙享安康。

　　　　　　　又逢盛会添喜气，

　　　　　　　妇幼花开百里香。

众　　（念）心怀仁德，大爱无疆！

合　　（唱）宏伟蓝图指方向，

　　　　　　　时代号角已吹响。

　　　　　　　使命重任勇担当，

　　　　　　　百年妇幼续辉煌！